ゼロからわかる
救急・急変看護

成美堂出版

監修：佐々木勝教
帝京大学医学部救急医学講座　助手
1997年、福島県立医科大学医学部医学科卒業。横浜市立大学附属病院で臨床研修。1999年、横浜市立大学医学部麻酔科学講座入局。以後主に集中治療、および救急医療に専従。2009年より現職。救急医療とランニングをこよなく愛し、日々職務をこなしている。

STAFF
- 本文デザイン　　堀ノ内達也
- イラスト　　　　黒はむ　堀江利也
- 構成　　　　　　末村成生
- 編集・執筆　　　（株）オフィスバンズ

【注意】
- 薬剤の内容については、出版時において容認される標準的治療に適応するよう十分考慮しました。ただし、薬剤の使用に当たっては、個々の添付文章を参照し、適応・用途等を常にご確認願います。
- 本書は原則として2016年2月現在の情報に基づき編集しています。

はじめに

救急・急変対応の流れが一目でわかり、実践に役立つ症状別・外傷別マニュアル

　患者の急変時や救急外来での初期対応では、迅速で適切な対処が求められます。しかし、いざ実際の現場に直面すると、状況はその都度異なり咄嗟の判断は難しいもの。

　本書は、救急・急変の初期対応であわてないために、看護師が心得ておくべき対応の流れ（フローチャート）とポイントを、実践的な観点からまとめたものです。具体的な症状と外傷別で、やるべきことが一目でわかるように、各章は次のような構成になっています。

Chapter 1　救急・急変看護のキホン

　救急・急変時の看護師の役割と、救急医学の基本となる救急蘇生法について学びます。2015年に改訂された心肺蘇生ガイドラインで強調されたポイントなどもふまえています。

Chapter 2　一目でわかる！症状別対応フロー

　救急・急変時の初期対応を症状別にまとめています。具体的な症例を想定して、実際の医療現場で行われる対応の基本的な流れをチャート化し、それぞれのポイントを丁寧に説明しています。

Chapter 3　一目でわかる！外傷別対応フロー

　外傷患者の救急対応についても、フローチャートを使ってわかりやすくまとめました。外傷初期治療に共通するアルゴリズムをまず学び（「外傷初期看護の流れ」P.161）、次に各外傷の対応ポイントを把握することができます。

※各章の詳しい使い方は、「この本の使い方」（P.4）をご覧ください。

　「救急対応が必要な患者さんに出会った時、まずやるべきことは何？」

　医療現場でこんな戸惑いを覚えた経験のある方は多いことでしょう。そんな看護師のみなさんが、臨床経験を積み重ねてステップアップしていくために、本書を役立てていただければ幸いです。これから救急医療の道を志すみなさんの参考書としても、是非お役立てください。

　帝京大学医学部救急医学講座　助手　佐々木勝教

この本の使い方

Chapter 1　救急・急変看護のキホン

Chapter 2　一目でわかる！症状別対応フロー

STEP 1

「こんな症状の患者さんに遭遇した場合どうするべきか？」をテーマに、最初の2ページで全体の流れをつかみます。

どんな場合が緊急なのか？　緊急の場合にはどうしたらいいのか？　初期治療で状態が落ち着いたら次は何をするか？　といった流れを把握したら、それぞれの段階をより詳細に知るために、STEP 2 に進みます。

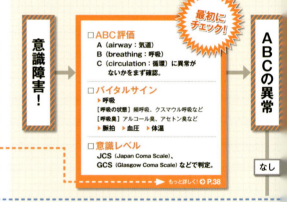

STEP 2

それぞれの詳細ページに進みます。

最初にチェック

急変患者に遭遇したときに、まずチェックすべきこと。重要度が高い順にチェックポイントを示します。

緊急度 判定ポイント

患者の状態をチェックして、緊急であるか否かを判断するためのポイント。同じABC評価でも、症状によって評価のポイントは異なります。

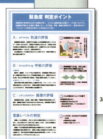

Chapter 3　一目でわかる！外傷別対応フロー

STEP 1

最初の2ページで、各外傷の Primary Survey と Secondary Survey のポイントをつかみます。より詳しく知るために、STEP 2 へ進みます。

外傷初期診療の共通アルゴリズムは、「外傷初期看護の流れ（P.161〜165）」をご覧ください。

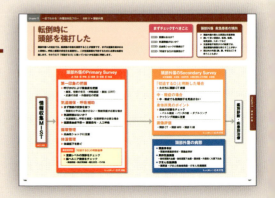

救急・急変看護の基礎知識と一次救命処置（BLS）・二次救命処置（ALS）の流れを説明します。
心肺蘇生法の知識と技術を身につけることは、救命処置の基礎となります。

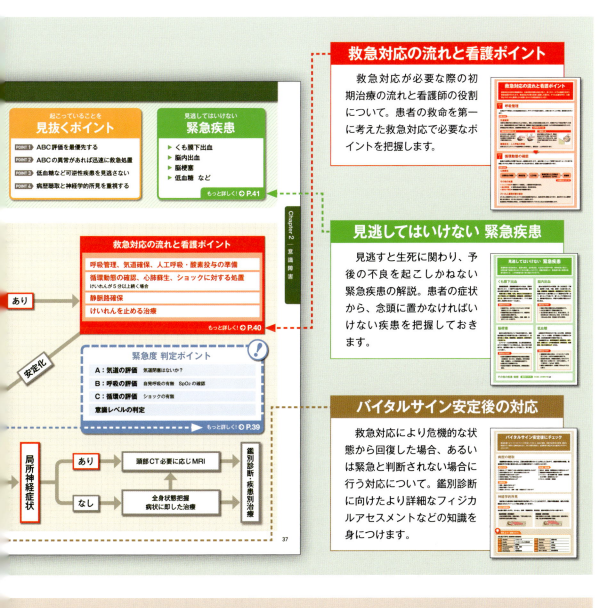

STEP 2　それぞれの詳細ページに進みます。

Primary Survey

外傷部位によって、ABCDEの評価・対応ポイントは異なります。それぞれの部位特有の注意点をしっかり把握しましょう。

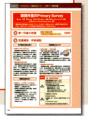

Secondary Survey

バイタルサイン安定後のSecondary Surveyでは、より詳細な身体所見や検査、治療が行われます。看護師として知っておくべき知識を身につけましょう。

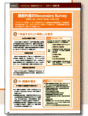

各外傷の基礎知識

外傷の病態に関する理解は、緊急時の適切な判断や治療補助に役立ちます。確かな知識に裏づけられた対応が、患者の命を救います。

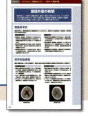

症状別・外傷別に一目でわかる
救急・急変看護

CONTENTS [目次]

- 03　はじめに
- 04　この本の使い方

Chapter 1
救急・急変看護のキホン

- 10　救急・急変時における看護師の役割
- 12　一次救命処置（Basic Life Support）
- 18　二次救命処置（Advanced Life Support）

Chapter 2
一目でわかる！症状別対応フロー

- 28　症例01　顔面が蒼白しており、血圧も著しく低下している　[ショック]
- 36　症例02　意識がはっきりせず、呼びかけても反応が少ない　[意識障害]
- 46　症例03　手足がつっぱり、てんかん様の発作を繰り返している　[けいれん]
- 54　症例04　一時的に気を失っていた患者の意識が戻った　[失神]
- 62　症例05　麻痺を起こした患者が搬送されてきた　[麻痺]
- 70　症例06　激しい頭痛を訴えている　[頭痛]
- 78　症例07　めまいが激しく、吐き気がすると訴えている　[めまい]
- 86　症例08　胸が締めつけられるような痛みがある　[胸痛]
- 94　症例09　呼吸がしにくい、息苦しいと訴えている　[呼吸困難]
- 102　症例10　動悸が続き、意識が朦朧としている　[動悸]
- 110　症例11　腹部を押さえて、刺すような痛みを訴えている　[腹痛]

118	症例12	吐血量が多く、顔が青ざめている　[吐血・下血]
126	症例13	繰り返し嘔吐している　[嘔吐]
134	症例14	40℃近い高熱が続いている　[発熱]
142	症例15	今までに経験のない、腰周辺の痛みを訴えている　[腰背部痛]
150	症例16	急性中毒の疑いがある　[中毒]

Chapter 3
一目でわかる！外傷別対応フロー

161		外傷初期看護の流れ
166	症例17	転倒時に頭部を強打した　[頭部外傷]
174	症例18	頭頸部を打ってぐったりしている　[脊椎・脊髄損傷]
182	症例19	胸を強く打ち、息苦しそうにしている　[胸部外傷]
190	症例20	腹部を強く締めつけ、内出血の疑いがある　[腹部外傷]
196	症例21	腰を強打し、ショックの徴候がある　[骨盤外傷]
202	症例22	足を骨折し、出血が続いている　[四肢外傷]
210	症例23	火傷を負い、息苦しそうである　[熱傷]

| 216 | さくいん |

救急・急変看護
これだけ！要点チェック

別冊「救急・急変看護 これだけ！ 要点チェック」を使えば、本書の要点を赤シートを使って確認できます。しっかり活用して、救急看護の基礎知識学習にお役立てください。

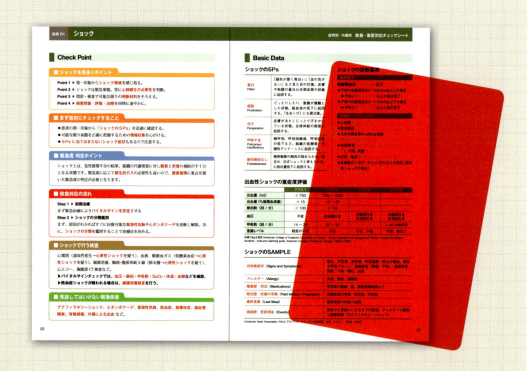

目次

02　一次救命処置	14　胸痛	26　外傷初期看護の流れ
03　二次救命処置	16　呼吸困難	28　頭部外傷
04　ショック	18　動悸	29　脊椎・脊髄損傷
06　意識障害	19　腹痛	30　胸部外傷
08　けいれん	20　吐血・下血	31　腹部外傷
09　失神	21　嘔吐	32　骨盤外傷
10　麻痺	22　発熱	33　四肢外傷
12　頭痛	23　腰背部痛	34　熱傷
13　めまい	24　中毒	

Chapter 1
救急・急変看護のキホン

- 010　救急・急変時における看護師の役割
- 012　一次救命処置（Basic Life Support）
- 018　二次救命処置（Advanced Life Support）

Chapter 1 救急・急変看護のキホン

救急・急変時における看護師の役割

■ 救急蘇生法とは

　患者の容態が急変した時、心肺停止などの緊急事態を回避して、まず命を守るために行われるのが救急蘇生法。

　救急対応の要請、迅速な胸骨圧迫と除細動による心肺蘇生（一次救命処置）、より高度で効果的な二次救命処置、心停止後ケアといった「救命の連鎖」によって、一人でも多くの患者の命を救い、社会復帰を目指します。

　救急医療に従事する看護師には、救急蘇生法の知識と手技を確かなものとして、医療現場で臨機応変に実践していくための多くの経験が必要とされます。

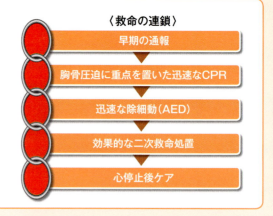

〈救命の連鎖〉
- 早期の通報
- 胸骨圧迫に重点を置いた迅速なCPR
- 迅速な除細動（AED）
- 効果的な二次救命処置
- 心停止後ケア

■ 救急・急変患者の受け入れ

　救急・急変患者の受け入れは、電話連絡・救急搬送・直接の来院など、様々なケースが考えられます。看護師は状況によって、緊急性の有無や受診科の判断、医師への取り次ぎなど、臨機応変で的確な対応が求められます。

　電話連絡によって患者を受け入れる場合、最初に対応する機会が多いのは看護師です。連絡経路としては、「本人・家族」「救急指令センター・救急隊」「他の医療施設」などが考えられます。

電話で聞き出すべき情報

基本情報	▶ 患者の氏名、年齢、性別 ▶ 依頼者の氏名、本人との関係、連絡先 ▶ 来院方法と所要時間
症状	▶ 発症時期 ▶ 発症から現在までの症状 ▶ 現在までに行った処置 ▶ 既往歴・薬歴・通院歴

連絡者	対応のポイント
本人・家族	● まず相手を落ち着かせる。
	● 話を整理して質問し、正確な病状を聞き出せるように努める。
	● 緊急の対応が必要かどうかの見極めを優先して話を聞き出し、来院すべきか救急車を要請すべきかの的確な指示を与える。
救急指令センター・救急隊	● 基本的には医師に電話を取り次ぐ。医師が不在の場合は、必要情報を聴取し、すぐに医師へ報告する。
	● 治療環境準備の重要な情報となるため、最大限情報収集する。
他の医療施設	● 医師の在席時には、電話を取り次ぐ。医師が不在の場合は、必要情報を聴取し、すぐに医師へ報告する。
	● 医療施設名と医師名も忘れずに確認する。

救急医療は時間との勝負です。まず患者の命をつなぎとめるために、
臨機応変な処置を常に考えなければなりません。
特に医師の到着前は、看護師の適切な判断が求められます。
初期対応で動揺しないように、確かな知識を身につけましょう。

Chapter 1 | 看護師の役割

救急外来でのトリアージ

救急外来におけるトリアージとは、症状の緊急度と重症度を判断して治療の優先順位を決めること。緊急度と重症度がともに高い場合が多いですが、緊急度を重視すべきケースもあります。

一刻を争う救急医療の現場では、刻々と変化する患者の容態を素早く見極め、命を救うために何を優先すべきかの判断力が問われます。一見軽症に見えても、緊急の処置が必要な患者が一定の割合で含まれていることも忘れないようにしましょう。

緊急時にまずチェック

全身の様子	▶不穏 ▶落ち着きのなさ ▶異常行動 ▶頭痛 ▶瞳孔 ▶耳 ▶鼻出血 ▶口腔内の出血、臭気、異物、嘔吐
呼吸	▶呼吸の様子 ▶呼吸音 ▶胸郭の形状
循環機能	▶血圧 ▶脈拍 ▶心拍

患者・家族への対応

円滑な診療を進めるためには、患者だけでなく家族への精神的サポートも大切です。常に相手への気遣いを忘れずに周囲を観察しながら、小さな変化も見落とさないように心がけましょう。

患者・家族への対応

容態の急変は、患者や家族に大きな衝撃と精神的負担を与えます。常に患者と家族の気持ちを意識し、精神的なサポートが必要です。医師がすぐ初療にあたれない場合は、その理由と到着予定時間、さらに患者の状態は医師に報告済みで、医師の指示の下で治療を進めていることを伝えましょう。患者・家族の不安感を少しでも減らすために、心を込めた声がけや、症状や経過の丁寧でわかりやすい説明を心がけます。

確かな状況説明

現場では、確実なこととはっきりしないことが混在しています。急変の原因など、推測レベルのことを決めつけて伝えるとトラブルの原因になることも。

現時点でわからない情報を問われたら、「今はわかりかねます」、「確認してからご説明します」などと対応すべきです。不明点をその場で解決しようとして間違った情報を伝えてしまうと、患者や家族だけでなく、スタッフの混乱をも招いてしまいます。

患者の衣類・所持品の管理

救急処置においては、患者に脱衣を促したり、場合によっては衣類を切断することもあります。その場合は、可能な限り本人か家族の了解を得るようにします。

携帯していた財布や時計などの貴重品を一時的に預かる場合は、その時々の状況に応じて家族に返還したり、持ち主がわかるようにして病院側で保管します。所持品は返還・保管などの状況をしっかり記録し、紛失防止とプライバシーの保護に努めます。

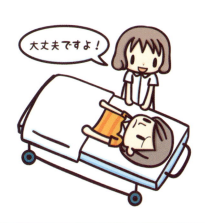

Chapter 1　救急・急変看護のキホン

一次救命処置
(Basic Life Support)

救急蘇生法としてまず行うのが一次救命処置。
適切なテンポと深さの胸骨圧迫に重点を置いた質の高いCPR（心肺蘇生法）と
除細動を行います。初期対応の早さと質が、救命と良好な予後に大きく影響します。

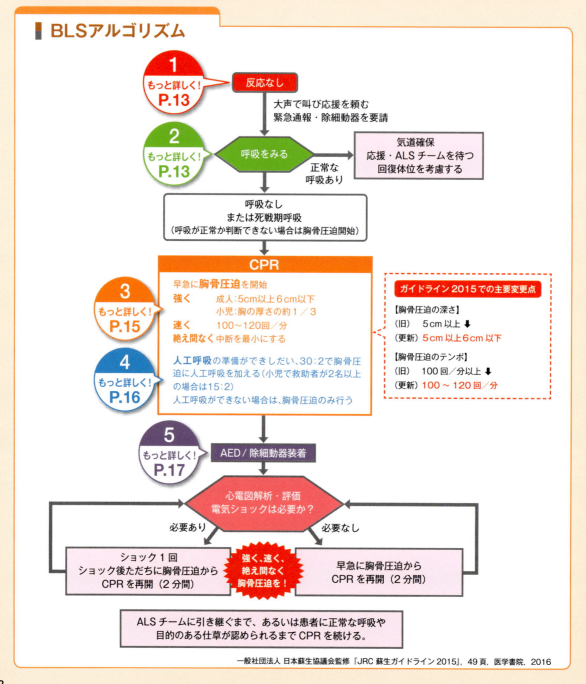

一般社団法人 日本蘇生協議会監修『JRC 蘇生ガイドライン2015』、49頁、医学書院、2016

1 患者の反応確認

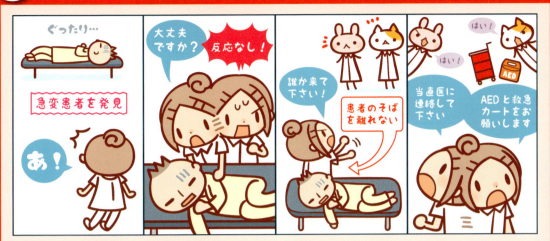

躊躇せずに患者のもとに駆け寄る

倒れていたり様子がおかしい患者を発見したら、躊躇せずに駆け寄ってまず意識を確認。両肩をたたきながら大きな声で呼びかけ反応を確かめ、速やかに周囲に援助を求めます。同時にAED、救急カート、吸引器などの必要物資の要請、当直医への連絡を。

 反応確認のポイント
- 周囲の安全をまず確認。
- 肩をやさしく叩きながら大声で呼びかける。
- 開眼、なんらかの返答、目的のある仕草が認められない場合は「反応なし」と判断。

 対応のポイント
- 躊躇せず迅速に行動。
- 応援要請時は患者のもとを離れない。
- 呼吸や脈拍の確認が難しい体位の場合は、頸部を保護しながら仰臥位にする。

2 呼吸の確認

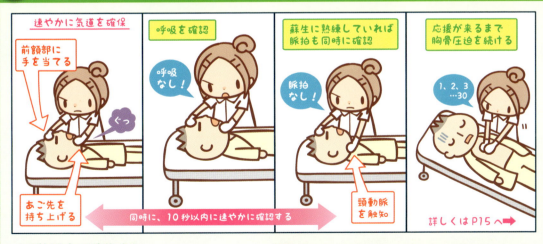

10秒以内で速やかに

気道を確保し、5～10秒以内に呼吸を確認。呼吸がない場合、死戦期呼吸が見られた場合は呼吸停止と判断します。蘇生に熟練している場合は、同時に頸動脈で脈拍も確認します。脈拍確認に手間どるようであれば、呼吸確認のみを行います。

 呼吸確認のポイント
- 呼びかけの反応で、気道が開通しているかを判断。
- 呼吸数・リズム・深さは正常か。
- 異常な呼吸音はないか。

2 呼吸の確認

気道確保

頭頸部に異常がなければ頭部後屈顎先挙上法、頸椎や脊髄の損傷が疑われ頭部後屈が困難な場合は下顎挙上法、挿管適応があれば気管挿管の準備をします。

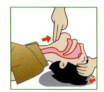

頭部後屈顎先挙上法
片手の人差し指と中指で顎先を持ち上げ、他方の手を前額部から前頭部に置いて頭部を後屈させる。

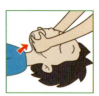

下顎挙上法
患者の頭側にかがみ込み、両手の親指を、両口角のやや下に置いて、他の両手各4本の指で下顎角をつかんで引き上げる。

呼吸の確認

気道確保しながら患者の胸と腹部の動きを見て、10秒以内で呼吸を確認します。反応および呼吸がない、あるいは死戦期呼吸（心停止が起こった直後に見られることがある、しゃくりあげるような途切れ途切れの呼吸）の場合は心停止と判断し、ただちに胸骨圧迫を開始します。

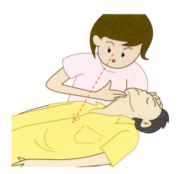

〈異常な呼吸〉

シーソー呼吸	肺が吸気時に収縮し、呼気時に膨張する。正常な呼吸運動とは逆になる。
努力性呼吸	肩を上下させたり、顎を突き出したりして、あえぎながらする呼吸。吸気時、肋間が陥没する。
起坐呼吸	身体を横にすると呼吸が苦しくなるため、座り込んで呼吸をした方が楽な場合を起坐呼吸という。

脈拍の確認

呼吸とともに、可能であれば脈拍の確認も行います。気道確保を維持しながら、成人と小児の場合は頸動脈を、乳児の場合は上腕動脈を触知します。5〜10秒触知して、脈拍を確認できない場合は心肺停止と判断します。

頸動脈の触知

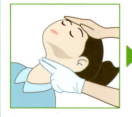 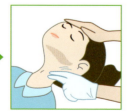

①気道確保で顎先を支えていた人差し指と中指を、咽頭隆起部分（のどぼとけ）に当てる。
②指先を外側にずらし、のどぼとけと筋肉の間のくぼみを軽く押さえ、脈拍の有無を確かめる。

乳児の場合

乳児の脈拍触知は上腕動脈で行う。イラストのように、上腕内側の中央部に2本の指を置いて触知する。

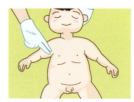

3 胸骨圧迫

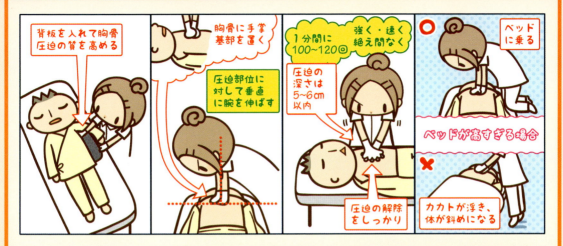

中断は最小限に、強く速く絶え間なく

心肺停止の判断後は、ただちに胸骨圧迫を開始します。患者はなるべく硬い床やストレッチャーの上で仰臥位に。ベッドで行う場合は、患者の上半身を支えて背板を入れます。

圧迫の方法

肘をまっすぐ伸ばし、胸骨の下半分（胸の真ん中が目安）に両手を重ねて置く。指先が胸部を圧迫しないように注意する。

↓

1分間に100〜120回の速さで、胸骨が5〜6cm沈むように患者の真上から強く圧迫する。

↓

一度圧迫したら、胸骨がもとの位置に戻るように力を抜いて圧迫を解除し、次の圧迫に移る。

胸骨圧迫のポイント

▶ 圧迫は1分間に100〜120回の速さで、強く速く押す。
▶ 圧迫の深さは成人の場合は5cm以上6cm以下、小児は約5cm、乳児は約4cm程度を目安とする。
▶ 圧迫の解除もしっかり行い、両手を胸壁から離さない。離すと圧迫点がずれたり、リズムが遅れたりする恐れがある。
▶ 胸骨圧迫の中断は最小限におさえ、10秒以内とする。

小児・乳児の場合

乳児の胸骨圧迫は、両乳首を結んだ線のやや下側を指2本を使って行う。また、乳児・小児ともに圧迫の強さにも注意が必要で、圧迫の深さは胸部の前後径の3分の1（小児で約5cm、乳児で約4cm）以上を目安として、力加減に配慮する。

ありがちなNG

肘が曲がっている	指が胸壁にあたっている	圧迫の角度が斜め	間違った部位を圧迫
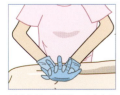	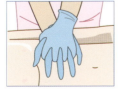	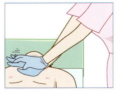	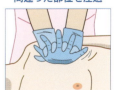
肘が曲がった状態では力を入れて圧迫しているつもりでも、効果的に伝わらない。	正しい位置で力を分散させず胸骨圧迫を行うために、指先を持ち上げて手指が胸壁に触れないようにする。	圧迫の角度が斜めだと、患者の身体が回転してしまい正しい圧迫ができない。	間違った部位を圧迫すると、効果が得られないだけでなく内臓損傷や肋骨骨折の恐れもある。

Chapter 1　救急・急変看護のキホン

④ 胸骨圧迫＋人工呼吸

1人で行う場合

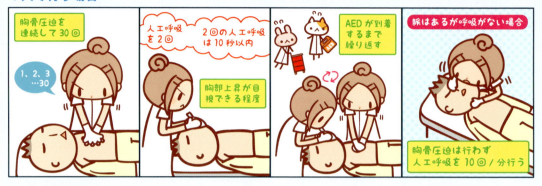

2人で行う場合

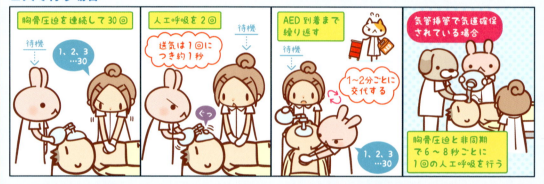

30：2で人工呼吸を加える

100〜120回/分の胸骨圧迫を30回行ってから、人工呼吸を2回行います。送気は1回につき1秒、患者の胸が上がるのが目視できる程度を目安とし、過度に送気しないよう注意します。

胸骨圧迫＋人工呼吸の反復は、AEDの到着、もしくは患者の意識が戻るまで継続しますが、人工呼吸ができない状況では、胸骨圧迫のみを行います。

胸骨圧迫を先に行う理由

過去の心肺蘇生ガイドライン（2005年以前）におけるBLSアルゴリズムでは、気道確保（A）→人工呼吸（B）→胸骨圧迫（C）の順でしたが、2010年以降は、胸骨圧迫（C）→気道確保（A）→人工呼吸（B）の順に変更されて現在にいたっています。

人工呼吸よりも胸骨圧迫を優先するようになった理由は、心肺蘇生における胸骨圧迫の遅れや中断が生存率を低下させることが、様々なデータによって証明されたためです。気道確保と人工呼吸に手間どることで胸骨圧迫の開始が遅れることがあってはならないという判断から、まず最初に胸骨圧迫を行うわけです。

人工呼吸のポイント

- 送気は1回1秒とする。
- 送気は、患者の胸部上昇が目視できる程度の強さで行う。
- 胸部圧迫の中断を長引かせないよう、人工呼吸は10秒以内で行う。
- 気道確保の保持ができているか、常に確認しておく。
- 2人の救助者がいる場合は、1〜2分ごとに役割を交代する。

乳児の場合

乳児の場合は、両手親指を使い、包み込むように指圧する。胸骨圧迫と人工呼吸の回数比は、大人の30：2の割合ではなく、15：2の割合で行う。

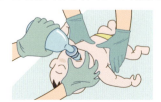

5 除細動（AED）

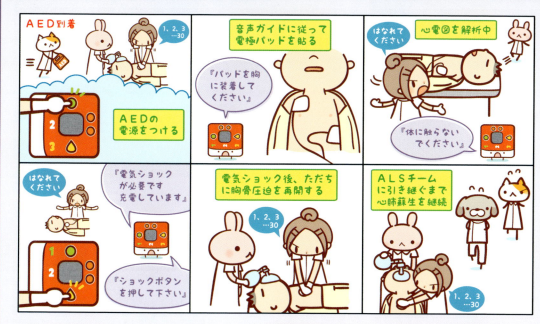

音声ガイドに従い、素早い対応を

　胸骨圧迫により、体外的に循環を維持することは可能ですが、心室細動や無脈性心室頻脈などを改善し、正常な洞調律に戻すには、AED（自動体外式除細動器）を用いての除細動が必要になります。基本的にAEDの操作は音声ガイドに従って行いますが、医療従事者は日頃から操作に習熟し、確かな専門知識をもつことが望まれます。

AEDのポイント

▶ 胸部が発汗などで湿っている時には拭き取る。
▶ ネックレスなどの貴金属類は取り外す。
▶ 電極パッド装着時も胸骨圧迫は継続し、中断を最小限におさえる。
▶ 電気ショック後は、ただちに胸骨圧迫を再開する。

AEDの手順

1　電源を入れる
電源ボタンを押せばいいタイプと、電源ボタンがなく蓋を開けるだけで自動的に電源が入るタイプがある。電源が入ったら、後は音声メッセージと点滅ランプに従う。

2　電極パッドを貼る
患者の衣類を脱がせた状態で、袋から取り出した電極パッドを皮膚に十分密着するように貼る。貼り付け位置は、電極パッドや袋に示されているので、その通りに正しい位置に貼り付ける。

3　心電図の解析
パッドを貼ると、「患者から離れてください」の音声メッセージが流れ、心電図が自動解析される。機種により解析ボタンを押さなければいけないものもある。必ず、患者に誰も触れていないことを確認する。

4　電気ショックを実行
電気ショックが必要なら「ショックが必要です」という音声メッセージが流れる。誰も患者に触れていないことを再確認してから、音声メッセージに従ってショックボタンを押す。「ショックは不要です」という音声メッセージが流れた場合は、速やかに胸骨圧迫＋人工呼吸を再開する。電気ショック後についても同様。

小児の場合

乳児・小児にAEDを使用する時には、小児用パッド（モード）を用いる（ただし乳児に関しては薬事未承認）が、小児用がない場合は成人用を用いる。AEDの使用手順は成人の場合と同様。

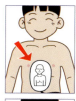
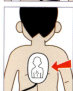

Chapter 1　救急・急変看護のキホン

二次救命処置
(Advanced Life Support)

一次救命処置で自己心拍再開が得られない場合は、二次救命処置（ALS）に進みます。
二次救命処置は薬剤や医療器具を用いたより高度な心肺蘇生法ですが、
BLS同様、絶え間なく効果的な胸骨圧迫が蘇生成功の条件となります。

■ 心停止アルゴリズムとは

　心停止アルゴリズムは、医療設備が整った環境において、医療従事者や救急隊員などが心停止患者に行う処置の手順の流れをまとめたものです。
　アルゴリズムの大きな流れをみると、心停止の認識から電気ショックまでの一次救命処置（BLS）、一次救命処置のみで自己心拍再開（ROSC）できなかった時に行われる二次救命処置（ALS）、自己心拍再開後のモニタリングと管理の3段階に大別することができます。

一次救命処置（BLS）
↓
二次救命処置（ALS）
↓
自己心拍再開（ROSC）後のモニタリングと管理

■ 最も大切なのは「質の高いCPR」

　右ページの心停止アルゴリズムをみると、中心部に二次救命処置で行う医療器具や薬剤を使った処置項目が並んでいますが、その前に「質の高い胸骨圧迫を継続しながら」と書かれています。
　二次救命処置においても、最も大切なのは質の高いCPRを絶え間なく続行することです。ALSの手技やその準備などに気をとられて、CPRの質が低下したり中断することは避けなければなりません。
　二次救命処置では、質の高いCPRを行いながら、並行して「静脈路・骨髄路を確保しての薬物療法」「気管挿管などの高度な気道確保」「治療可能な原因の検索」などを行います。

1　治療可能な原因の検索と是正

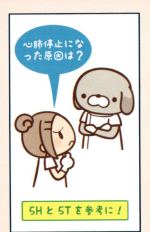

　二次救命処置では、質の高いCPRを実施しながら、治療可能な原因を検索します。心停止に至った状況、既往歴、身体所見、様々な検査などから、5H＆5Tを鑑別していきます。

治療可能な原因　5H＆5T

5H	5T
Hypovolemia：大量出血	Tension pneumothorax：緊張性気胸
Hypoxia：低酸素血症	Tamponade, cardiac：心タンポナーデ
Hydrogen ion：アシドーシス	Toxins：毒物
Hypo-/hyperkalemia：低／高カリウム血症	Thrombosis pulmonary：血栓症、肺動脈
Hypothermia：低体温	Thrombosis coronary：血栓症、冠動脈

心停止アルゴリズム

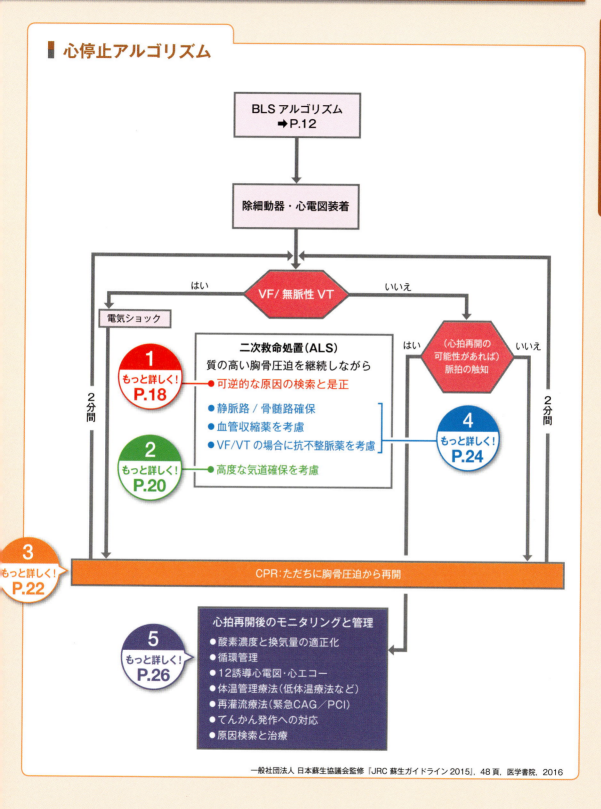

一般社団法人 日本蘇生協議会監修『JRC 蘇生ガイドライン2015』，48頁，医学書院，2016

Chapter 1 救急・急変看護のキホン

2 高度な気道確保

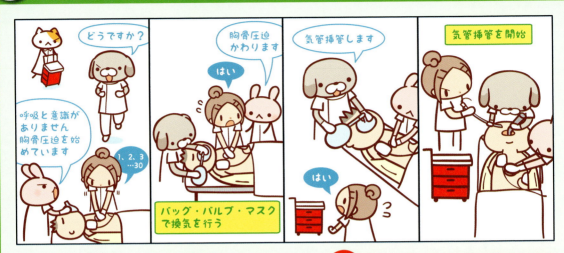

気道が狭窄または閉塞した際に、気道を開通させて換気を維持するために気道確保を行います。二次救命処置では、より高度な気道確保が求められ、気管挿管や声門上気道デバイス（コンビチューブ、ラリンゲアルマスクエアウェイ）などの器具を用います。

気管挿管は胸骨圧迫の中断なしで行うのが理想的ですが、やむを得ない状況では10秒以内の中断にとどめます。実施中は、胸郭の動きを見て呼吸状態をしっかり把握しましょう。

対応のポイント

- ▶ 手技に気をとられ、CPRの質を下げないよう注意。
- ▶ 気道確保による胸骨圧迫中断は10秒以内の最小限に留める。
- ▶ バッグ・バルブ・マスクでの換気が十分な場合、気管挿管は必ずしも必要ない。

気管挿管

気管挿管は最も確実な気道確保の方法ですが、バッグ・バルブ・マスクによる人工呼吸が十分であれば、気管挿管を最優先する必要はありません。

バッグ・バルブ・マスクでは換気不十分な場合、人的確保ができる場合、嘔吐がある場合などに気管挿管を実施します。経口挿管と経鼻挿管の2種類がありますが、一般的には経口挿管を行います。

始める前の準備

- ▶ 必要器具の準備（下表参照）。
- ▶ 心電図などのモニターを装着。
- ▶ 義歯があれば外す。
- ▶ 口腔内を吸引してから、バッグ・バルブ・マスクで十分な酸素投与。

●気管挿管に必要な器具

迅速な施術が求められるため、気管挿管に必要な器具と使用方法は必ず把握しておきます。喉頭鏡（こうとうきょう）、気管チューブ、スタイレット、バイトブロックなどは患者のサイズに合った必要器具を準備する必要があります。

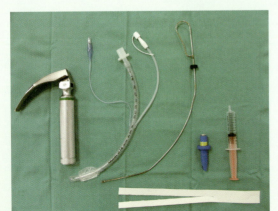

器具	事前準備
喉頭鏡（こうとうきょう）	ライトが点灯するか点検。
気管チューブ	滅菌水でカフ漏れを点検。
スタイレット	チューブ内に入れて、潤滑剤を塗布。
バイトブロック	—
その他（吸引器、潤滑剤、絆創膏、カフ用注射器）	—

●気管挿管の流れ

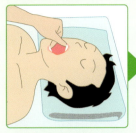
患者の頭の下に枕やバスタオルを入れ頭部を高くし（10～20cm）、指交差法で開口する。口腔・咽頭・喉頭ができるだけ一直線になることが望ましい。

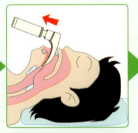
喉頭鏡を左手で握り患者の右口角から挿入、舌を左側に完全に寄せる。ブレードの先端を喉頭蓋谷に進めて、気管入口部にある声帯が見えれば、その状態を保つ。

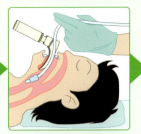
気管チューブを左手で持ち、潤滑剤を塗布しておいたカフを声帯を越える位置にまで挿入。カフが見えなくなるまで挿入し、スタイレットを静かに抜き去る。

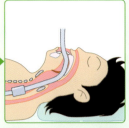
喉頭鏡を外して、カフ用注射器でカフ漏れがない程度の最小限の空気を注入。気管チューブをバイトブロックとともに絆創膏で固定し、医師の指示に従って人工呼吸器などに接続。

処置後の注意点

気管チューブ留置の確認

● 身体観察
・気管チューブが声帯を越えているか・胸の上下運動が左右対称か
・チューブが呼気相で湿るか

● 視診
・左右の前胸部・左右の腋窩中線・心窩部

● 器具を使った確認
呼気中のCO_2に通常色調の変化で反応する「呼気終末CO_2検知器」、挿管から数秒後にチューブが正しく留置されたことを確認できる「定量的波形表示呼気CO_2モニターカプノグラフィ」などの器具が推奨されています。

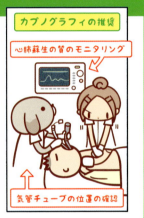
カプノグラフィの推奨
心肺蘇生の質のモニタリング
気管チューブの位置の確認

その他の高度な気道補助用具

● ラリンゲアルマスクエアウェイ

チューブの先端についているシリコンゴム製の小さなマスクを喉頭の入り口まで挿入してカフを膨らませると、声門を覆って気道を確保できる。心肺停止や呼吸停止の患者、嘔吐反射のない昏睡患者に対して使用する。

● コンビチューブ

声帯を視認することなく挿入することができ、気管よりも食道に入りやすい。チューブが食道に入るか気管に入るかで、チューブを使い分ける（A＝食道、F＝気管）。致死的合併症の可能性があるため、熟達者が使用する。

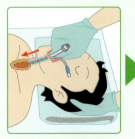
片手でチューブ基部を持ち、反対の手で頭部を後屈させて挿入。

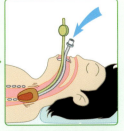
口蓋に押し付けながら挿入し、カフにエアを入れて膨らませる。

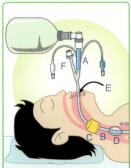

A＝気道閉塞チューブ
B＝側孔から気管へ換気を行う
C＝咽頭カフ
D＝食道／気管カフ
E＝歯のマーカー（マーカーが前歯の位置にくるまで挿入）
F＝気管チューブ

Chapter 1 救急・急変看護のキホン

③ 高度な気道確保器具を用いたCPR

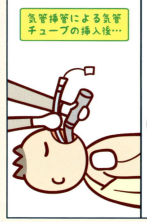
気管挿管による気管チューブの挿入後…

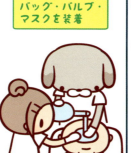
バッグ・バルブ・マスクを装着

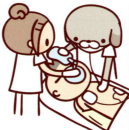
聴診器で挿管位置を確認
- チューブが声帯を越えているか
- 胸郭の動きが左右対称か
- 5点聴診
- 呼気終末 CO_2 の測定
- 酸素飽和度測定

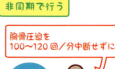
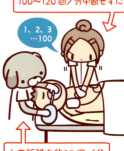
非同期で行う
胸骨圧迫を100〜120回/分中断せずに
1、2、3…100
人工呼吸を約10回/分

CPR に気管挿管などの高度な気道確保器具を加える際には、その有益性と胸骨圧迫中断による悪影響の比較検討が必要です。バッグ・バルブ・マスクによる換気が適切な場合には、CPRと除細動に患者が反応しなくなるか自己心拍が再開するまで、気管挿管を伸ばしてもかまいません。

気管挿管後は、胸骨圧迫と人工呼吸を非同期とし、連続した胸骨圧迫を行います。気管挿管後の人工呼吸では、換気の量と回数が過剰にならないように注意しましょう。

対応のポイント
- 胸骨圧迫（毎分100〜120回）と人工呼吸（毎分約10回）を非同期で継続。
- 胸骨圧迫の中断を最小限にする。
- 換気量は毎回1秒かけて、胸郭の挙上が認められる程度まで。

バッグ・バルブ・マスク

換気バッグにフェイスマスクがついたバッグ・バルブ・マスクは、陽圧換気法で最も一般的に用いられる換気法。使いこなすまでには十分な訓練が必要で、習熟した人間が2人で協力して換気を行うことが推奨されています。

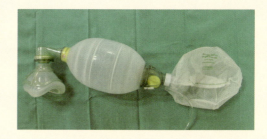

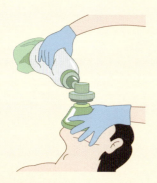
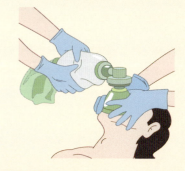

1人で行う場合
患者の頭側に位置をとり、片手の親指と人差し指でマスク上部を持ちながら、残った指で患者の下顎を引き上げる。十分な換気を行うために、マスクは必ず密着させる。マスクの中心線は鼻筋に合わせること。

2人で行う場合
患者の頭側の位置につく救助者は、患者の頭部を後屈して支え、マスクの縁を顔に完全に密着させる。もう1人は、患者の胸郭が上昇するまで、ゆっくりとバッグを押す。胸の上がりは2人で確認する。

● バッグ・バルブ・マスクを密着させる方法

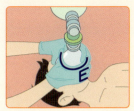

EC法
マスク使用時の一般的な方法。マスクの上部を人差し指と親指で円を描くようにしっかり押さえ（C字型）、小指・環指・中指で下顎を引き上げる（E字型）。

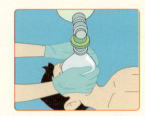

母指球固定法
両手の母指球から親指全体でマスクを押さえ、しっかり密着させる。この場合にも、小指・環指・中指・人差し指を下顎から順に並べ、気道確保の状態は維持する。

■ その他の酸素投与器具

1 酸素マスク

鼻と口を覆うマスクを顔面に密着させ、低流量の酸素を供給します。気管挿管を回避できる可能性がある患者や、すぐに気管挿管できないケースなどで使用されます。

● フェイスマスク
マスクを顔面に密着させ、ゴムバンドを両耳にかけてしっかり固定する。

- 酸素流量：6〜10L/分
- 酸素濃度：60%

● リザーバフェイスマスク
フェイスマスクにリザーババッグがついたもので、より高流量・高濃度の酸素投与が可能。

- 酸素流量：9〜15L/分
- 酸素濃度：90〜100%

2 ベンチュリーマスク

高流量吸入や低濃度から中濃度の酸素投与に向いたマスク。フェイスマスクの酸素チューブ側にベンチュリーが設けられていることで、吸入酸素濃度を正確に管理できます。二酸化炭素が蓄積している患者に使用します。

- 酸素流量：4〜12L/分
- 酸素濃度：24〜50%

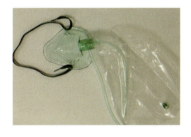

〈使い方〉マスクを顔面に密着させ、両端のゴムバンドを両耳にかけて固定する。

3 経鼻カニューラ

経鼻カニューラは、患者に自発呼吸がある場合に、呼吸補助として使用します。低流量システムで、患者の吸気時に酸素が空気に混ざるようになっており、44%濃度の酸素まで供給できます。両鼻腔に管を入れ、チューブを耳にかけて、頸部で固定して使います。

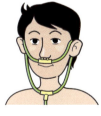

酸素流量	酸素濃度
1L/分	21〜24%
2L/分	25〜28%
3L/分	29〜32%
4L/分	33〜36%
5L/分	37〜40%
6L/分	41〜44%

Chapter 1 救急・急変看護のキホン

4 循環の評価と補助療法

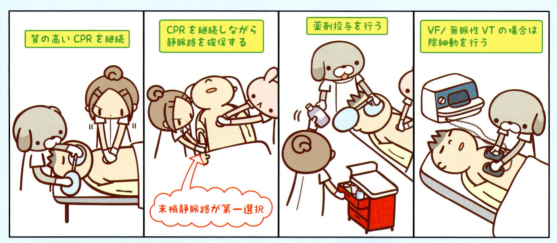

心肺蘇生において最も優先されるのは、質の高い胸骨圧迫と早期除細動の実施。CPRの質をモニタリングしながら心リズムをチェックし、心室細動（VF）／無脈性心室頻拍（無脈性VT）があれば除細動を行います。

さらに循環の補助療法として、静脈路・骨髄路を確保して薬物療法を行います。薬剤療法では、血管収縮薬としてアドレナリンの連続投与、VF／無脈性VTに対する抗不整脈薬としてアミオダロン、ニフェカラントなどを用います。循環補助の準備や手技が胸骨圧迫を大きく中断させたり除細動を遅らせることのないよう、迅速かつ適切な処置が求められます。

ポイント
- ▶ 質の高い胸骨圧迫を継続。
- ▶ VF／無脈性VTの場合は電気的除細動。
- ▶ 静脈路・骨髄路を素早く確保。
- ▶ 適切な薬剤投与で循環管理。

リズムチェックと電気ショック

マニュアル除細動器やAEDが到着したら、リズムチェック（心電図波形確認）と脈拍（必要に応じて）を確認し、心室細動（VF）／無脈性心室頻拍（無脈性VT）があれば電気的除細動を行います。

リズムチェックや電気ショックに伴う胸骨圧迫の中断は、可能な限り短縮されるよう心がけます。

静脈路・骨髄路の確保

●静脈路
蘇生のための薬剤投与経路としては、末梢静脈路を第一選択とします。穿刺部位は手と腕が多く、最も太い浅静脈のある前肘窩が理想的です。

静脈内投与のポイント
- ▶ 投与後は20mLの輸液剤を後押しすることで、中心静脈への到達が促進される。
- ▶ 投与側の腕を10〜20秒間持ち上げて、中心静脈への到達を促進する。

●骨髄路
静脈路の速やかな確保が難しい場合は、骨髄路を確保します。挿入部位は、脛骨内側が一般的。確保予定部位と周辺の皮膚を消毒してから行います。

骨髄内投与のポイント
- ▶ 静脈内投与が可能な薬剤・輸液であれば、骨髄内投与も可能。
- ▶ 通常は30〜60秒で骨髄路を確保できる。
- ▶ 骨髄路確保には、スタイレットつき骨髄内投与針の使用が望ましい。

静脈穿刺法

1. 穿刺部位により中枢側に駆血帯を巻く。
2. 穿刺部位を心臓より下にし、血管をたたき浮き出させる。
3. 穿刺部位をアルコール綿などで消毒。
4. 利き腕と逆の手で穿刺部位の末梢側の皮膚を引っ張り、静脈を固定する。
5. 皮膚と20度前後の角度をつけ、針の切り口を上にして穿刺する。
6. 少量の逆流が確認できたら、角度をやや浅くして留置針を2～3mm進め、外筒まで確実に挿入する。(右図)
7. 外筒まで血管に入ったら、全体を倒し気味にして外筒のみを進める。(右図)
8. 外筒に血流が充満したら、外筒の根本まで進める。(右図)
9. 外筒の先端部を押さえて出血しないようにして、内筒を抜き去ってから、輸液回路に接続する。(右図)
10. 固定用絆創膏でループを作って固定する。

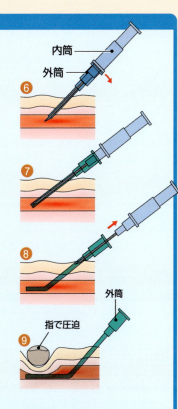

薬剤投与

　二次救命処置における薬物療法は、循環作動薬、抗不整脈薬、ステロイド薬、利尿薬など多様ですが、いずれにしても病態に応じて、循環動態の維持や臓器、組織機能保持を目的として投与されます。

　心停止時に用いられる血管収縮薬としての第一選択はアドレナリンです。通常は1回1mgを3～5分間隔で連続投与します。難治性のVF/無脈性VTには、アミオダロンなど抗不整脈薬を使用します。

心肺蘇生で使う主な薬品

薬剤名	適応	用法
アドレナリン	心停止の第一選択薬	3～5分ごとに1mg
アトロピン	症候性洞性徐脈の第一選択薬	3～5分ごとに0.5mg　総投与量3mgを超えないように使用
アミオダロン	ショック、CPR、血管収縮薬に反応しないVF/無脈性VT	再発性の致死的不整脈に対する初期急速投与として、300mgを10分かけて静注
リドカイン	VF/無脈性VTによる心停止におけるアミオダロンの代替薬	初回投与量：1～1.5mg/kg　治療不応性VFに対しては、さらに0.5～0.75mgを急速静注可。5～10分ごとに反復投与（最大3回または3mg/kg）

> **ガイドライン2015での主要変更点**
>
> 【バソプレシンの除外】心停止においてバソプレシンはアドレナリンと併用されていましたが（日本での心停止への使用は保険適用外）、標準用量のアドレナリンに代わる利点がないため心停止アルゴリズムから除外されました。

5 自己心拍再開（ROSC）後のモニタリングと管理

心拍再開（ROSC）後は、虚血後再灌流によって脳などの臓器に障害が起こりやすい状態です。そのため、呼吸や体温などのバイタルサインを安定させ、臓器や組織への必要十分な酸素と血流を促して臓器障害を防ぐことが重要です。

心停止アルゴリズムにおいては、心拍再開後の治療を一貫した方法で実施するよう統合・体系化が進められ、酸素濃度と換気量の適正化、循環管理、12誘導心電図・心エコー、体温管理療法（低体温療法など）、再灌流療法（緊急CAG／PCI）、てんかん発作への対応、原因検索と治療などを組み合わせて行います。

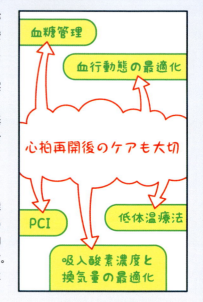

● 12誘導心電図・心エコー

心拍再開後にはできるだけ早く12誘導心電図を記録し、急性冠症候群や致死性不整脈の鑑別を行います。12誘導心電図はST上昇型心筋梗塞の判別に不可欠ですが、急性冠動脈閉塞による心停止では、ST上昇や左脚ブロックなどの典型的な所見を示さないケースもあるので注意が必要です。

心エコーは、心停止の原因となる心タンポナーデ、肺血栓塞栓症、急性冠症候群などの診断に有用なためROSC後に可能であれば実施します。

● 吸入酸素濃度と換気量の適正化

心拍再開後は低酸素症と高酸素症を回避します。そのためにも動脈血酸素飽和度または動脈血酸素分圧が確実に測定されるまで、吸入酸素濃度100％で人工呼吸を行います。

心拍再開後の昏睡患者では、動脈血二酸化炭素分圧を正常範囲内に保つように呼吸管理を行います。

● 循環管理

心拍再開後は血行動態が不安定で、血圧や血流の障害や不整脈が起こりやすい状態です。心停止後の状況は個人差が大きく一定の循環管理目標を推奨する十分なエビデンスはありませんが、平均血圧や収縮期血圧などの循環管理目標を目安として設定します。

● 体温管理療法（低体温療法など）

低体温療法とは、冷却ブランケットを使い深部体温を32～36℃程度に下げて、神経学的予後の改善を図る治療法。院外でのVFによる心停止から回復状態にある患者には、低体温療法を少なくとも24時間、32～36℃に冷却して行います。

また院内外を問わず、PEA、心静止による心停止から回復し、昏睡状態にある患者に対しても、同様に低体温療法は効果が期待できます。

心拍再開後の高体温は脳障害に起因することがあり、神経学的な回復を障害する可能性があります。心拍再開後は高体温を予防することが大切なので、積極的な体温管理が必要です。

● 再灌流療法

12誘導心電図においてST上昇や左脚ブロックを呈した院外心停止患者には、早期の冠動脈造影とプライマリーPCI（経皮的冠動脈インターベンション）を考慮します。これらの所見がなくとも、心筋虚血が疑われる患者の場合は、冠動脈造影とプライマリーPCIを行うことで社会復帰率を改善させることが期待されます。

● てんかん発作への対応

心拍再開後の患者にてんかん発作が生じた場合は治療を行います。発作予防をルーチンには行わず、発作に応じて抗けいれん薬を投与します。

Chapter 2

一目でわかる！
症状別対応フロー

28	症例01	顔面が蒼白しており、血圧も著しく低下している	[ショック]
36	症例02	意識がはっきりせず、呼びかけても反応が少ない	[意識障害]
46	症例03	手足がつっぱり、てんかん様の発作を繰り返している	[けいれん]
54	症例04	一時的に気を失っていた患者の意識が戻った	[失神]
62	症例05	麻痺を起こした患者が搬送されてきた	[麻痺]
70	症例06	激しい頭痛を訴えている	[頭痛]
78	症例07	めまいが激しく、吐き気がすると訴えている	[めまい]
86	症例08	胸が締めつけられるような痛みがある	[胸痛]
94	症例09	呼吸がしにくい、息苦しいと訴えている	[呼吸困難]
102	症例10	動悸が続き、意識が朦朧としている	[動悸]
110	症例11	腹部を押さえて、刺すような痛みを訴えている	[腹痛]
118	症例12	吐血量が多く、顔が青ざめている	[吐血・下血]
126	症例13	繰り返し嘔吐している	[嘔吐]
134	症例14	40℃近い高熱が続いている	[発熱]
142	症例15	今までに経験のない、腰周辺の痛みを訴えている	[腰背部痛]
150	症例16	急性中毒の疑いがある	[中毒]

Chapter 2 　一目でわかる！症状別対応フロー　｜　症例 01 ▶ ショック

顔面が蒼白しており、血圧も著しく低下している

ショックは、早期に適切な治療を行わないと悪循環に陥り死に至る緊急事態。
基本的な観察による早期発見と原因に応じた速やかな対応が求められます。
第一印象からショックの徴候を感じ取り、迅速に対応することが救命につながります。

ショックの疑い →

最初にチェック！

☐ **ABC評価**
気道確保、呼吸管理、循環管理の必要性は？バイタルサインを確認
▶ 血圧・脈拍・呼吸数・SpO_2・体温・血糖など
⇔「ショックの診断基準」

☐ **ショックの5Ps**
5つの徴候を1つでも感じた場合はショックを疑う。
▶ 蒼白（Pallor）
▶ 虚脱（Prostration）
▶ 冷汗（Perspiration）
▶ 呼吸不全（Pulmonary insufficiency）
▶ 脈拍触知なし（Pulselessness）

☐ **問診：SAMPLE**
重要事項を不足なく聴取する。
▶ 自他覚症状（Signs and Symptoms）
▶ アレルギー（Allergy）
▶ 服薬歴・状況（Medications）
▶ 既往歴（Past History）・妊娠の有無（Pregnancy）
▶ 最終食事（Last Meal）
▶ 現病歴・受診理由（Events）

もっと詳しく！ ▶ P.30

→ **ショックと判断**

応援を要請！

起こっていることを見抜くポイント

- **POINT 1** 第一印象からショック徴候を感じ取る
- **POINT 2** ショックは緊急事態。常に心肺蘇生の必要性を判断
- **POINT 3** 問診・検査で可能な限りの判断材料をそろえる
- **POINT 4** 病態把握・評価・治療を同時に速やかに

見逃してはいけない緊急疾患

- アナフィラキシーショック
- 心タンポナーデ
- 緊張性気胸
- 敗血症 など

もっと詳しく！ ▶ P.33

Chapter 2 | ショック

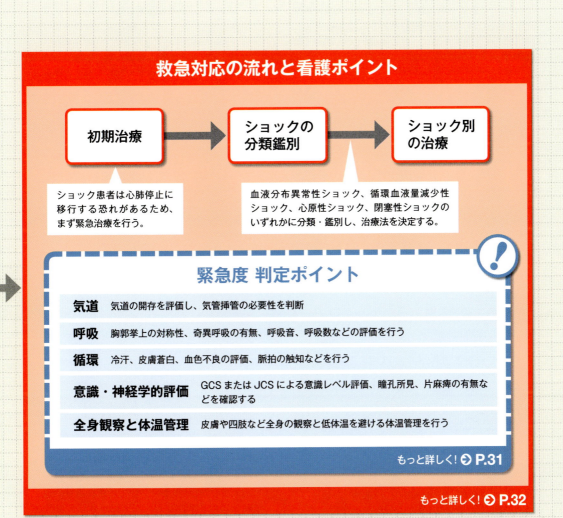

救急対応の流れと看護ポイント

初期治療 → ショックの分類鑑別 → ショック別の治療

ショック患者は心肺停止に移行する恐れがあるため、まず緊急治療を行う。

血液分布異常性ショック、循環血液量減少性ショック、心原性ショック、閉塞性ショックのいずれかに分類・鑑別し、治療法を決定する。

緊急度 判定ポイント

気道	気道の開存を評価し、気管挿管の必要性を判断
呼吸	胸郭挙上の対称性、奇異呼吸の有無、呼吸音、呼吸数などの評価を行う
循環	冷汗、皮膚蒼白、血色不良の評価、脈拍の触知などを行う
意識・神経学的評価	GCS または JCS による意識レベル評価、瞳孔所見、片麻痺の有無などを確認する
全身観察と体温管理	皮膚や四肢など全身の観察と低体温を避ける体温管理を行う

もっと詳しく！ ▶ P.31

もっと詳しく！ ▶ P.32

ショックのフィジカルアセスメント・検査・評価

もっと詳しく！ ▶ P.34

Chapter 2 一目でわかる！症状別対応フロー｜症例01 ▶ ショック

最初にチェック！

POINT
- 患者の第一印象から「ショックの5Ps」を迅速に確認する。
- 可能な限り病態を正確に把握するための情報収集を心がける。
- 5Psに当てはまらないショック症状もあるので注意する。

ABC評価

ショックは緊急事態

ショックは対処が遅れれば生死にかかわる緊急事態です。ショックの5Ps（右項目）とともに、気道確保（A）、呼吸管理（B）、循環管理（C）の必要がないか、素早く評価します。

バイタルサインの確認

さらに血圧・脈拍・呼吸数・SpO_2・体温・血糖など、バイタルサインをチェックします。
ショックの診断基準として重要な血圧低下は、ある程度時間がたってから出現する徴候です。初期段階では頻呼吸や頻脈が出現しやすいことを念頭に置きましょう。

ショックの診断基準

初療時には「ショックの診断基準」も一つの目安となります。臨床症状を優先しながら、診断・評価を進めます。

ショックの診断基準

血圧低下
収縮期血圧 90mmHg以下
- 平時の収縮期血圧が150mmHg以上の場合
  ➡ 平時より60mmHg以上の血圧低下
- 平時の収縮期血圧が110mmHg以下の場合
  ➡ 平時より20mmHg以上の血圧低下

小項目（※3項目以上を満たす）
- 心拍数 100／分以上
- 脈拍微弱
- 爪床毛細血管のrefilling遅延（圧迫解放後2秒以上）
- 意識障害（JCS2桁以上またはGCS10点以下）、不穏、興奮
- 乏尿・無尿（0.5mL／kg／時以下）
- 皮膚蒼白と冷汗、または39℃以上の発熱（感染性ショックの場合）

ショックの5Ps

ショックの徴候を感じ取る

ショックは急速に重篤な病態に陥るケースが多いため、ショックに陥る前に徴候を感知し、迅速に対応することが大切。まず患者にアプローチした際の第一印象から「ショックの5Ps」を確認し、1つでも引っかかるものがあればショックを疑います。

蒼白 Pallor	「顔色が悪く青白い」「血の気がない」など見た目の印象。皮膚や粘膜の蒼白は末梢血管の収縮に起因する。
虚脱 Prostration	ぐったりしたり、意識が朦朧とした状態。脳血流の低下に起因する。「生あくび」にも要注意。
冷汗 Perspiration	皮膚が冷たくじっとり汗をかいている状態。自律神経の緊張に起因する。
呼吸不全 Pulmonary insufficiency	頻呼吸、呼吸困難感、呼吸回数の低下など。組織の低酸素・代謝性アシドーシスに起因する。
脈拍触知なし Pulselessness	橈骨動脈の触知が認められない場合は、ほぼショックと考えられる。心拍出量低下に起因する。

問診：SAMPLE

重要事項を不足なく聴取

本人、付添者、救急隊員、その場に居合わせた人などから、患者について可能な限りの情報を集めます。SAMPLEで問診事項を整理します。

ショックのSAMPLE ➡ P.35

顔面が蒼白しており、血圧も著しく低下している

緊急度 判定ポイント

ショックとは、急性循環不全の結果、組織の代謝需要に対し酸素と栄養の補給が不十分となる状態です。緊急度に応じて蘇生的介入の必要性も高いので、酸素循環に重点を置いた緊急度の判定が必要となります。

気道

 上気道閉塞があれば迅速に気管挿管。

患者の発声状況、上気道の気流状況などから気道の開閉を評価します。特にアナフィラキシーショックが疑われる場合は、気管挿管などの気道確保が重要です。

上気道の狭窄音がある場合
異物や分泌物、吐物などがないか確認し、必要があれば吸引する。さらに用手的気道確保、エアウェイなどの器具を使った気道確保、気管挿管など、状況に応じた気道確保を行う。

上気道の狭窄症状がある場合
吸気性喘鳴など、アナフィラキシーショックを原因とする上気道狭窄が見られる場合は、酸素投与、静脈路確保の準備を迅速に行う。

呼吸

 視診と触診で、可能な限り多くの評価を迅速に行う。

胸郭の状態(左右差、軋音など)、奇異呼吸、呼吸音、呼吸数などを評価します。

胸郭運動に左右差がある場合
触診を行い、打診上鼓音や胸郭運動の左右差が認められる場合は、緊張性気胸の可能性を念頭に置きながら診断を進める。

頸静脈の怒張がある場合
換気の評価に合わせて、頸部の評価も行う。頸静脈の怒張がある場合は、閉塞性ショック、心原性ショックを疑う。

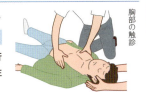
胸部の触診

循環

 収縮期血圧は代償機転が破綻するまで比較的保たれるので、計測数値に頼らず身体所見から評価することが大切。

冷汗、皮膚蒼白、血色不良、脈拍の触知(中枢側と末梢側の差、左右差も含む)、CRT (Capillary refilling time: 毛細血管再充満時間)などを評価します。

末梢動脈触知による収縮期血圧予測
末梢動脈は、それぞれ下記の数値まで触知可能といわれているので、脈拍の触知によって大まかに収縮期血圧の予測ができる。
▶ 橈骨動脈:80mmHg ▶ 大腿動脈:70mmHg ▶ 頸動脈:60mmHg

ショック症状を認めた場合
迅速に静脈路を確保するための準備・施行を行うとともに輸液蘇生を開始する。

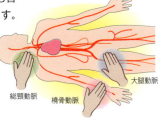
脈拍の位置と測り方

意識・神経学的評価

 意識レベル、神経学的評価は可能な限りの情報を集める。

GCSまたはJCSにより意識レベルを評価します。また、ショックにより脳灌流圧が低下すると様々な神経学的所見が得られるので、外傷に起因しない場合でも瞳孔、麻痺の有無などは必ず評価します。

全身観察と体温管理

できるだけ詳細な全身観察を心がけ、低体温を避ける。

脱衣により全身を観察し、紫斑や紅斑などの皮膚所見や四肢の変形や膨張がないかなど、可能な限りの全身評価を行います。また体温測定により、低体温を避けるように体温管理を行います。出血性ショックにより大量輸液を行う場合は、特に低体温に注意します。

Chapter 2 | ショック

救急対応の流れと看護ポイント

ショックは緊急事態であり、常に救急対応が必要とされる病態。常に迅速な判断と処置が必要とされます。救急対応としては、まず確実な心肺蘇生、その後にショックの分類鑑別を行って治療法を選択していきます。

STEP 1 初期治療

ショック患者は急速に心肺停止へ移行することがあるので、まず緊急治療によりバイタルサインを安定させます。救命処置を行う際は、まず応援を要請して人を集め、救急カート・除細動器・心電図モニターなど必要な準備を行い、意識・呼吸・循環を観察しながら進めていきます。

看護POINT

A 気道確保

ショックに伴った意識レベルの低下があれば、気道確保が必要となる。アナフィラキシーショックなど、状態によっては気管挿管を考慮する。

B 呼吸管理

ショック状態ではパルスオキシメータ（SpO2）の値が正常でも、ただちに十分量の酸素投与が必要となる。全例で高流量酸素投与を行う。

C 循環管理

静脈ルートを最低2本確保する必要があるので、輸液セットを細胞外液で2セット以上用意しておく。血液分布異常性ショック・循環血液量減少性ショック・閉塞性ショックでは、最初の輸液は全開で投与する。心原性ショックの場合は、心機能や肺のうっ血状況に応じて昇圧薬を併用し、輸液量および利尿剤の量を決める。

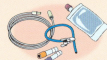

STEP 2 ショックの分類鑑別

ショックの原因検索を進めるにあたり、まず原因がわかればすぐに回復可能な緊急性気胸や心タンポナーデを診断し解除します。さらに、ショックの分類を鑑別することで治療法を決めます。心原性ショックの場合、治療の第一選択は昇圧薬（カテコラミン・強心剤）になります。血液分布異常性ショック、循環血液量減少性ショック、閉塞性ショックの場合はともに大量輸液が第一選択となります。

看護POINT

ショックの分類と初期治療

種類	概要と原因
心原性ショック	原発性心疾患に起因して心拍出量が低下することで起こる。 ● 心筋障害　・心筋梗塞・心筋症・心筋炎など ● 機械的異常　・僧帽弁閉鎖不全症・心室中隔欠損症・心室瘤など ● 不整脈　・各種不整脈
循環血液量減少性ショック	脱水や出血により体液量が減少することで起こる。 ・出血（出血性ショック）・血液以外の体液喪失など
血液分布異常性ショック	脳・心臓・腎などの主要臓器に適正な血液分布が行われないことで起こる。 ・細菌感染（敗血症性ショック） ・アナフィラキシーショック、脊髄損傷など
閉塞性ショック	血管の閉塞により心拍出量が低下するために起こる。 ・心タンポナーデ・緊張性気胸・血胸・肺塞栓など

顔面が蒼白しており、血圧も著しく低下している

見逃してはいけない 緊急疾患

ショックを起こした場合の急変対応は、迅速な心肺蘇生による救命処置が基本です。病態によっては異なるタイプのショックが合併することもあります。様々なショックの病態と処置法をしっかり把握しておきましょう。

アナフィラキシーショック

特定の抗原物質（アレルゲン）が体内に入り、急性のアレルギー反応を起こすことによるショック状態。くしゃみ、全身の浮腫、かゆみ、蕁麻疹に始まり、声帯浮腫による気道狭窄、呼吸困難、チアノーゼ、血圧低下などをきたす。重症ではショック状態に陥り、0.7～2%が致死する。食物、薬物、蜂毒などが原因として多い。

急変対応POINT
- ▶ アナフィラキシーショックが疑われる場合は、ただちに心肺蘇生を行う。
- ▶ 抗原曝露の回避、気道確保、酸素投与、太い静脈路確保と急速輸液が治療の基本。
- ▶ 第一選択薬はアドレナリン。

心タンポナーデ

心膜腔（心臓と心膜の間）に心嚢液や血液が溜まり、心臓を圧迫する。心拍出量が減ることで血圧低下、頻脈、呼吸困難、肝臓の浮腫、下肢のむくみ、指先のチアノーゼなどをきたす。

急激に心タンポナーデが起こった場合は、ショック状態になる。

急変対応POINT
- ▶ バイタルサインを把握し、病歴を確認。
- ▶ 心タンポナーデが疑われる場合には、心嚢穿刺や心膜切除術による心膜腔内の排液が必要となるため、その準備（心電図や血圧などのモニターなど）を開始する。

緊張性気胸

肺が破れ一方向弁の状態になることで、肺から漏れた空気が胸腔内に溜まり、内圧が異常に上昇した状態になる。

内圧上昇により呼吸不全や心不全が起きて、患者はショックに陥る。単純な気胸の症状に加え、血圧低下、頻脈、冷汗などのショック症状が著明になる。

急変対応POINT
- ▶ 中心静脈路確保の数時間後に急変した場合、緊張性気胸を真っ先に疑う。
- ▶ バイタルサインを確認し、聴診にて左右の呼吸音を確認する。
- ▶ 胸腔穿刺あるいは胸腔ドレナージを施して、胸腔内圧を下げる。

敗血症

感染症を起こした場所から血液中に病原体が入り込んで発症した全身性炎症反応症候群（SIRS）。十分な輸液を行っても低血圧が持続する重症敗血症を敗血症性ショックという。

放置したままでは高熱が出て、呼吸困難や意識障害などが生じ、急速に全身状態が悪化する。一刻も早い緊急治療が必要。

急変対応POINT
- ▶ 迅速に抗菌薬の投与を開始。投与前には必ず細菌培養検体を採取すること。
- ▶ 同時に様々な支持療法を行う。昇圧剤、補液、酸素投与などの他、呼吸不全・肝不全・腎不全に対しては人工呼吸管理、血液濾過透析や血漿交換などが必要になる場合もある。

その他の緊急疾患・病態

肺塞栓 ➡ P.99　脳血管障害 ➡ P.83　脊髄損傷 ➡ P.174　腹部大動脈瘤破裂 ➡ P.115

外傷による出血 など

Chapter 2 | ショック

Chapter 2 一目でわかる！症状別対応フロー ｜ 症例 01 ▶ ショック

ショックのフィジカルアセスメント・検査・評価

ショック患者の診療は一刻を争うものであり、病態把握・評価・治療を同時に進行させなくてはなりません。「ショックの 5Ps」を基本としたフィジカルアセスメントでショックの徴候をいち早くつかむことが、的確な診断と治療につながります。

ショック患者のフィジカルアセスメント・チェック表

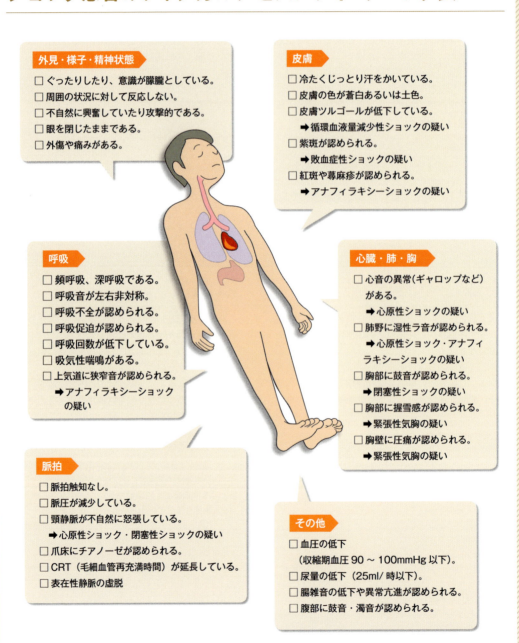

外見・様子・精神状態
- □ ぐったりしたり、意識が朦朧としている。
- □ 周囲の状況に対して反応しない。
- □ 不自然に興奮していたり攻撃的である。
- □ 眼を閉じたままである。
- □ 外傷や痛みがある。

皮膚
- □ 冷たくじっとり汗をかいている。
- □ 皮膚の色が蒼白あるいは土色。
- □ 皮膚ツルゴールが低下している。
  - ➡ 循環血液量減少性ショックの疑い
- □ 紫斑が認められる。
  - ➡ 敗血症性ショックの疑い
- □ 紅斑や蕁麻疹が認められる。
  - ➡ アナフィラキシーショックの疑い

呼吸
- □ 頻呼吸、深呼吸である。
- □ 呼吸音が左右非対称。
- □ 呼吸不全が認められる。
- □ 呼吸促迫が認められる。
- □ 呼吸回数が低下している。
- □ 吸気性喘鳴がある。
- □ 上気道に狭窄音が認められる。
  - ➡ アナフィラキシーショックの疑い

心臓・肺・胸
- □ 心音の異常（ギャロップなど）がある。
  - ➡ 心原性ショックの疑い
- □ 肺野に湿性ラ音が認められる。
  - ➡ 心原性ショック・アナフィラキシーショックの疑い
- □ 胸部に鼓音が認められる。
  - ➡ 閉塞性ショックの疑い
- □ 胸部に握雪感が認められる。
  - ➡ 緊張性気胸の疑い
- □ 胸壁に圧痛が認められる。
  - ➡ 緊張性気胸の疑い

脈拍
- □ 脈拍触知なし。
- □ 脈圧が減少している。
- □ 頸静脈が不自然に怒張している。
  - ➡ 心原性ショック・閉塞性ショックの疑い
- □ 爪床にチアノーゼが認められる。
- □ CRT（毛細血管再充満時間）が延長している。
- □ 表在性静脈の虚脱

その他
- □ 血圧の低下（収縮期血圧 90 〜 100mmHg 以下）。
- □ 尿量の低下（25ml/ 時以下）。
- □ 腸雑音の低下や異常亢進が認められる。
- □ 腹部に鼓音・濁音が認められる。

顔面が蒼白しており、血圧も著しく低下している

ショックの検査と評価

心原性ショックが疑われる場合

初期治療時には、まず心電図モニターとパルスオキシメータを装着してバイタルサインを測定します。心電図に虚血性変化がある場合、また動脈血ガス分析で低酸素血症、胸部単純X線検査で肺水腫がある場合は、心原性ショックが疑われます。心原性ショックの評価、重症度判断には、心不全評価を目的に考案されたForrester（フォレスター）分類が役立ちます。

〈Forrester分類と治療方針〉

		肺動脈楔入圧（mmHg）	
		18mmHg未満	18mmHg以上
心係数 (L/分 /m²)	2.2 以上	Subset Ⅰ	Subset Ⅱ
		評価：肺うっ血なし、末梢循環不全なし	評価：肺うっ血あり、末梢循環不全なし
		治療：基礎疾患の治療	治療：血管拡張薬・利尿薬
	2.2 未満	Subset Ⅲ	Subset Ⅳ
		評価：肺うっ血なし、末梢循環不全あり	評価：肺うっ血あり、末梢循環不全あり
		治療：輸液・強心薬	治療：輸液・強心薬・補助循環装置 （血管拡張薬・利尿薬）

敗血症性ショックが疑われる場合

高熱があったり、手足の末梢がポカポカ温かいなど、いわゆる「ショックの5Ps」に当てはまらない症状があったり、原因不明のショック状態の場合は敗血症性ショックを疑い、感染源を追究して、以下のような検査を行います。
細菌培養検査、胸部・腹部単純X線検査、超音波検査、胸腹部CT検査など。

出血性ショックの重症度評価

脈拍、血圧、呼吸数、意識レベルから出血性ショックの重症度を評価する方法として、American College of Surgeonsによる分類法が普及しています。

〈出血性ショックの重症度〉

	クラスⅠ	クラスⅡ	クラスⅢ	クラスⅣ
出血量（ml）	＜750	750～1500	1500～2000	
出血量（%循環血液量）	＜15	15～30	30～40	
脈拍数（回/分）	＜100	＞100	＞120	
血圧	不変	拡張期圧↑	収縮期圧↓ 拡張期圧↓	収縮期圧↓ 拡張期圧↓
呼吸数（回/分）	14～20	20～30	30～40	＞40か無呼吸
意識レベル	軽度の不安	不安	不安、不穏	不穏、無気力

体重70kgを想定（American College of Surgeons Committee on Trauma : Trauma Evaluation and Management（TEAM）: Program for Medical Students : Instructor teaching guide. American College of Surgeons, Chicago, 1999より改変）

Chapter 2｜ショック

覚えよう！定番DATA

ショックのSAMPLE

自他覚症状（Signs and Symptoms）	痛み、不安感、疲労感 呼吸困難・努力の増加、異常な呼吸パターン 意識変容（興奮・不安）・意識障害 発熱、下痢・嘔吐、出血
アレルギー（Allergy）	食物、薬剤、接触物
服薬歴・状況（Medications）	常用薬の種類・量、最終服薬時間など
既往歴・妊娠の有無（Past History / Pregnancy）	基礎疾患の有無、既往歴、手術歴
最終食事（Last Meal）	最終摂食の内容と時間
現病歴・受診理由（Events）	発症から受診にいたるまでの経過 アレルゲンの種類と接触時間（アナフィラキシーショック）

(American Heart Association. PALSプロバイダーマニュアル日本語版　東京　シナジー　2008　366P)

Chapter 2 一目でわかる！症状別対応フロー｜症例02 ▶ 意識障害

意識がはっきりせず、呼びかけても反応が少ない

意識障害の原因疾患は、頭蓋内疾患に限らず多岐にわたります。急性期には、まずABC（気道・呼吸・循環）の安定化を優先しバイタルサインを安定させ、可逆性疾患を除外してから、診断・治療を進めていきます。

意識障害！ → **最初にチェック！**

□ ABC評価
- A（airway：気道）
- B（breathing：呼吸）
- C（circulation：循環）に異常がないかをまず確認。

□ バイタルサイン
- ▶ 呼吸
  - ［呼吸の状態］頻呼吸、クスマウル呼吸など
  - ［呼吸臭］アルコール臭、アセトン臭など
- ▶ 脈拍 ▶ 血圧 ▶ 体温

□ 意識レベル
JCS（Japan Coma Scale）、GCS（Glasgow Coma Scale）などで判定。

もっと詳しく！ ▶ P.38

→ **ABCの異常** → なし →

バイタルサイン安定後にチェック

［病歴の聴取］
- ▶ 発症の状況
- ▶ 随伴症状
- ▶ 既往歴・薬剤歴

［神経学的所見］
- ▶ 四肢の運動機能
- ▶ 瞳孔の状態と眼位

［検査］
- ▶ 血糖値
- ▶ 血液ガス分析
- ▶ 頭部CT・MRI

もっと詳しく！ ▶ P.42

起こっていることを見抜くポイント

- **POINT 1** ABC評価を最優先する
- **POINT 2** ABCの異常があれば迅速に救急処置
- **POINT 3** 低血糖など可逆性疾患を見逃さない
- **POINT 4** 病歴聴取と神経学的所見を重視する

見逃してはいけない緊急疾患

- くも膜下出血
- 脳内出血
- 脳梗塞
- 低血糖 など

もっと詳しく！ → P.41

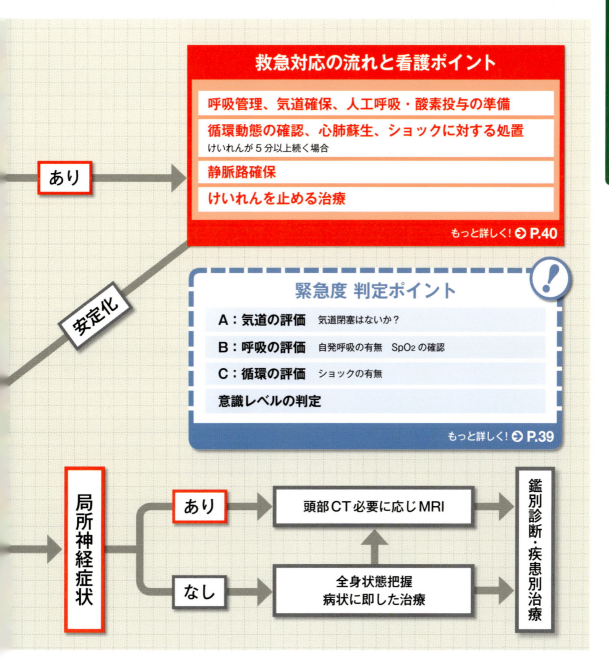

救急対応の流れと看護ポイント

- 呼吸管理、気道確保、人工呼吸・酸素投与の準備
- 循環動態の確認、心肺蘇生、ショックに対する処置
  けいれんが5分以上続く場合
- 静脈路確保
- けいれんを止める治療

もっと詳しく！ → P.40

緊急度 判定ポイント

- A：気道の評価　気道閉塞はないか？
- B：呼吸の評価　自発呼吸の有無　SpO₂の確認
- C：循環の評価　ショックの有無
- 意識レベルの判定

もっと詳しく！ → P.39

あり → 呼吸管理等へ
安定化 → 緊急度判定へ

局所神経症状
- あり → 頭部CT必要に応じMRI → 鑑別診断・疾患別治療
- なし → 全身状態把握 病状に即した治療 → 鑑別診断・疾患別治療

Chapter 2 | 意識障害

最初にチェック！

POINT
- まず気道・呼吸・循環を評価し、異常があれば救命処置を優先する。
- バイタルサインや身体所見から、できるだけ多くの情報を得るよう心がける。
- 状況に応じた方法で、意識レベルを的確に把握する。

ABC評価

まずABCに異常がないかを確認

意識障害では、A：airway（気道）、B：breathing（呼吸）、C：circulation（循環）に異常があると短時間で致死的となることがあります。

まずABCを評価し、異常があれば原因を除去して状態を安定させます。意識障害におけるABCの評価ポイントは、次ページを参照してください。

意識レベル

緊急時の意識レベル評価は、患者の状態から判断して可能なことから試みます。緊急度に応じて臨機応変に行いましょう。

患者に声かけ

まず患者に声をかけて反応をみます。反応がない場合はただちに医師に報告して救急対応を。

スケールによる判定

さらに、スケールによる判定を行います。意識レベルのスケールには、JCS（Japan Coma Scale）、GCS（Glasgow Coma Scale）、ECS（Emergency Coma Scale）などがあります。症状によって使い分けたりJCSとGCSを併記したりなど、それぞれの医療現場のルールに基づき判定を行います。

JCS・GCS・ECS ➡ P.44〜45

バイタルサインの観察

呼吸と循環が安定してから、呼吸・脈拍・血圧・体温などのバイタルサインを把握します。身体所見も合わせて、少しずつ鑑別診断を行いつつ観察します。

呼吸の状態、呼吸臭をチェック

- **頻呼吸** ➡ 発熱・感染症、ショック、呼吸不全、低酸素症、代謝性アシドーシスや呼吸性アルカローシスをきたす疾患など
- **呼吸の減弱** ➡ 中枢性疾患、薬物中毒など
- **クスマウル呼吸でアセトン臭** ➡ 糖尿病性昏睡など
- **アンモニア臭** ➡ 尿毒性昏睡など
- **アルコール臭** ➡ アルコール中毒

脈拍をチェック

- **頻脈** ➡ 発熱・感染症、ショック、低血糖、発作性頻拍、心不全など。
- **徐脈** ➡ Adams-Stokes（アダムスストークス）症候群などの徐拍性不整脈、甲状腺機能低下症など。

頸動脈の触知では、指を咽頭隆起部分（のどぼとけ）に当て、外側にずらして拍動を確認する。

血圧異常をチェック

脳卒中や髄膜炎など緊急度の高い頭蓋内疾患があると、収縮期血圧が高くなる傾向があります。

高血圧を伴う意識障害で、特に顔面や上肢の麻痺を伴う場合は、頭蓋内疾患が疑われます。

体温異常をチェック

- **40℃以上の高体温** ➡ 感染症や熱中症など。
- **32℃以下の低体温** ➡ 低血糖、アルコールや薬物中毒など。

意識がはっきりせず、呼びかけても反応が少ない

緊急度 判定ポイント

意識障害の急性期は生命の危険性が高く、ただちに救急処置が必要なケースが多いものです。意識障害が疑われる患者に遭遇したら、まず気道・呼吸・循環の評価を行い、異常があればバイタルサインの安定化を図ることが先決となります。

A：airway 気道の評価

意識障害の患者は、舌根沈下や吐物による気道閉塞を起こしているケースが多くみられます。舌根沈下は認められないか、口腔内に吐物や血液などの異物がないかを確認します。舌根沈下によるいびきは意識障害の症候の一つなので、注意が必要です。

また異物がなくても嘔吐をきたすことが多いので、気道の状態には常に注意が必要です。

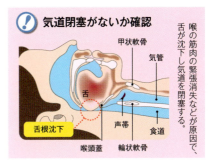

気道閉塞がないか確認

喉の筋肉の緊張消失などが原因で、舌が沈下し気道を閉塞する。

B：breathing 呼吸の評価

●頻呼吸

脳卒中、髄膜炎、ショックなどの疾患では、末梢組織に可能なだけ多くの酸素を送り込もうとして呼吸数が増加します。原因がわからず20回/分以上の呼吸が続く場合は、早急に医師に報告してください。

●脳卒中とチェーンストークス呼吸

視床や視床下部に病変が発生した脳卒中では、チェーンストークス呼吸を認めることがあります。呼吸の状態や呼吸臭で疾患を推測することもできるので、呼吸の評価は大変重要です。

呼吸回数が20回/分以上続く場合は早めに医師に伝える
チェーンストークス呼吸に注意

1回換気量が次第に増加し、その後1回換気量が減少する呼吸を繰り返す。

C：circulation 循環の評価

脈拍触知の有無、左右差、徐脈・頻脈・不整脈の有無を評価します。通常、頸動脈で触知できるのはおよそ60mmHg、橈骨動脈で触知できるのはおよそ80mmHgといわれています。

こんな場合はショックを疑う
- 橈骨動脈が触れない
- 収縮期血圧 90mmHg 以下
  （高血圧患者の場合、いつもの血圧より30mmHg 低下）

意識レベルの判定

意識レベルの評価は、JCS と GCS の併記が望ましいとされています。JCS は覚えやすく日本で広く普及しており、GCS は客観性に優れているなどそれぞれの特性があります。

意識レベルは発症以後の経時的変化を確認することも大切で、軽度の意識障害も過小評価せずに、普段との違いを家族などから聞くことも重要です。特に乳幼児や高齢者の場合は評価が難しいので、いつもと違う点をチェックするようにしましょう。

- JCS3桁、GCS8点以下は気道確保を考慮
- 経時的変化も確認
- 普段との違いもチェック

救急対応の流れと看護ポイント

救急対応が必要な意識障害は、全身状態が重篤な場合が多く、多くのケースで心肺蘇生を伴う救命処置が行われます。救急対応が必要な患者に遭遇した場合は、すぐに応援を呼び、心肺停止やけいれん重積などの状態に合わせた救急処置を行います。

STEP 1　呼吸管理

舌根沈下や異物による気道閉塞を起こしやすいので気道を確保し、必要に応じて人工呼吸、酸素投与を行います。

看護POINT

気道確保

口腔内に異物があれば吸引などにより除去し、嘔吐した場合は誤嚥に注意します。舌根沈下などで気道が塞がった場合は、頭部後屈顎先挙上法や下顎挙上法（頭頸部に炎症や外傷が疑われる場合）などの用手的気道確保を行います。挿管適応がある場合は、気管挿管の準備をします。　気管挿管 ➡ P.20

頭部後屈顎先挙上法
片方の手の人差指と中指で顎先を持ち上げ、他方の手を前額部から前頭部に置いて頭部を後屈させる。

下顎挙上法
患者の頭側にかがみ込んで、親指を両口角のやや下に置き、他の4指で下顎角をつかんで引き上げる。炎症や外傷で頭部を後屈できない場合に行う。

酸素投与・人工呼吸の準備

必要に応じてエアウェイや気管挿管などの準備をし、酸素投与・人工呼吸を行います。

STEP 2　循環動態の確認

患者が心肺停止の状態であれば、心肺蘇生を行います。血圧が低くショック状態であればショックに対する処置、けいれんが続いていればけいれんを止めるなど、状態に合わせた治療を行います。

看護POINT

心肺蘇生

心肺停止の判断 ▶ 胸骨圧迫 ▶ 人工呼吸 ▶ 胸骨圧迫と人工呼吸の組み合わせ（CPR） ▶ 除細動

心肺蘇生術 ➡ P.15

その他の処置

- ▶ショック状態 ➡ 静脈ラインを確保し、大量輸液や昇圧薬の投与。
- ▶脳血管障害 ➡ 著明な高血圧の場合は、降圧剤の投与。
- ▶重篤な不整脈 ➡ 除細動器や抗不整脈薬の投与。

けいれん重積状態の場合

けいれんを放置することによって二次的な脳損傷が加わると、治療は非常に困難になります。患者がけいれん重積状態にある場合は、けいれんを止めることを優先します。
気道確保と呼吸管理と同時に、まず静脈路の確保を行ってけいれんを止める治療を開始します。

意識がはっきりせず、呼びかけても反応が少ない

見逃してはいけない 緊急疾患

意識障害の原因疾患は、頭蓋内病変、全身性疾患、外因性の外傷や中毒、精神疾患と幅広く、初期治療で病態を明らかにするのは難しいものです。頭蓋内病変など、緊急度の高い病態の徴候を認めたら、二次性損傷を防ぐ取り組みが大切です。

くも膜下出血

脳動脈瘤破裂、脳動静脈奇形からの出血、頭部外傷などにより、くも膜下に出血が起きた状態。遺伝的な素因も影響するといわれる。==突然の激しい頭痛、吐気、嘔吐などの他、血腫の大きさや部位により意識障害、運動麻痺、感覚障害が起こる。==脳卒中の中でも致命率が高く、すぐに意識消失し突然死に至るケースも多い。

急変対応POINT
- 重症例では、ただちにマスクによる100%酸素投与とモニターを開始する。
- 再破裂予防に細心の注意を払いつつ、神経学的重症度を迅速に評価する。
- 末梢静脈路を確保して採血し、鎮痛、鎮静、血圧コントロールを行う。

脳内出血

脳内の血管が何らかの原因（多くは高血圧）で破れ、脳実質（大脳、小脳、脳幹）に出血を生じる。==頭痛、意識障害、運動麻痺、感覚障害などを呈する。==血腫が大きいと脳浮腫によって頭蓋内圧が高くなり、脳ヘルニアを起こす。脳ヘルニアが重度になると、脳幹部が圧迫され、呼吸や心機能が損なわれて死に至る。

急変対応POINT
- 気道と呼吸に問題があれば気道確保を行う。
- ただちに頭部CTで診断を確定する。
- 血圧管理を厳格に行う。降圧目標は、①収縮期血圧130mmHg 未満、②平均血圧130mmHg 未満、③前値の20%の降圧。

脳梗塞

脳内の血管が詰まることで血流が遮断され、脳組織が酸素欠乏や栄養不足に陥って壊死を起こす。==突然の激しい頭痛、意識障害、運動麻痺、感覚障害などを呈する。==

①アテローム血栓性脳梗塞、②心原性脳塞栓症、③ラクナ梗塞の3つに分類される。特に①②の大梗塞では、脳浮腫から脳ヘルニアを起こし、死に至ることも多い。

急変対応POINT
- 高度の意識障害や誤嚥合併がある場合は昏睡位（右側臥位）をとらせ、吐物除去、用手的気道確保、気管挿管、人工呼吸管理を適宜行う。
- 必要に応じて酸素投与する。
- 高血圧の処置は一部の例を除き、診断確定後に譲る。

低血糖

血糖値が正常域を外れて低くなる状態。糖尿病治療薬、アルコール摂取、抗不整脈などの薬剤など外因性、反応性低血糖の内因性で起こる。

低血糖症状には、==自律神経症状（顔面蒼白、冷汗、動悸、振戦など）と中枢神経症状（神経症候、意識障害、時に片麻痺など）==がある。

急変対応POINT
- 意識障害を認める時は、バイタルサインが安定してから、ただちに血糖値を測定する。
- 低血糖の場合は、静脈路を確保し50%ブドウ糖液40ml（小児は10〜20%を使用し、ブドウ糖0.5〜1g/kg）を静注。
- 頻回に血糖値を調べ、血糖値100mg/dl 以上に保つ。

その他の疾患・病態

髄膜炎 ➡ P.75　肝性脳症、急性薬物中毒 など

Chapter 2　一目でわかる！症状別対応フロー｜症例 02 ▶ 意識障害

バイタルサイン安定後にチェック

救急処置によりバイタルサインが安定してきたら、病歴の聴取、神経学的所見の評価、適切な検査を行い診断と治療を進めます。特に病歴の聴取は、意識障害の原因を知る重要な手がかりとなります。

病歴の聴取

意識障害の患者本人からは、正確な病歴を聞けないことがほとんどなので、病歴の聴取は家族、救急隊員やその場に居合わせた人から情報を得るケースが多くなります。

発症の状況
- □ 発症はいつ？ 突然か？ あるいは数日前から症状があったのか？
- □ 症状の変動はないか？（新たな麻痺などはないか）
- □ 生活環境での変化はなかったか？
- □ 発症後の意識レベルの変化はないか？
- □ 急変時に薬剤の関与はないか？

既往歴・薬剤歴
- □ 脳卒中・糖尿病・睡眠障害などの既往はないか？
- □ 意識消失や神経症状の既往はないか？
- □ インスリン・経口血糖降下薬・睡眠薬・抗凝固薬などの常用・薬剤歴はないか？
- □ 飲酒量・喫煙量

随伴症状
- □ 発熱・頭痛などはないか？
- □ 頭痛が増悪してないか？
- □ 巣症状（けいれん・麻痺・失認・失語症など）はないか？

神経学的所見

急変時から経時的に神経学的所見を評価していくことが大切です。四肢の運動機能、瞳孔の状態、眼位などをスクリーニング的に評価していきます。

四肢の運動機能
左右差に着目しながら、けいれん、麻痺、深部腱反射、異常反射、姿勢の異常などがないか調べます。

除皮質固縮（異常屈折）
上肢の肘関節が屈曲、前腕が回外、下肢を伸展させる。大脳半球の広域な障害で発生。

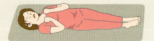

除脳固縮（異常伸展）
四肢の関節がともに伸展。足関節は底屈、前腕が回内。中脳、橋上部の両側性障害で発生。

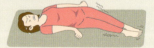

覚えよう！定番DATA

AIUEOTIPS（意識障害の鑑別診断）

A	Alcohol	アルコール	O	Overdose	薬物中毒
I	Insulin	インスリンによる低血糖	T	Trauma	外傷
U	Uremia	尿毒症	I	Infection	感染症
E	Encephalopathy Endocrine Electrolytes	脳症・脳炎 内分泌 電解質異常	P	Psychosis	精神的
			S	SAH / Stroke	脳血管障害

意識がはっきりせず、呼びかけても反応が少ない

> 瞳孔の状態と眼位

瞳孔の大きさ、左右差、偏位、対光反射の有無などがないか調べます。

瞳孔

間脳の障害
縮瞳、対光反射（＋）

中脳の障害
中間位、散瞳、対光反射（－）

動眼神経の障害
散瞳、対光反射（－）

橋の障害
著明な縮瞳、対光反射（＋）

眼位

片方のみ偏位
動眼神経障害：外下方に偏位
外転神経障害：内側に偏位

共同偏視
両眼が一方をにらむように偏位する。大脳の障害では病巣側、脳幹の障害では病巣と反対側に偏位する。

下方共同偏視
両眼が下方か内下方に偏位する。視床、視床下部領域の障害が考えられる。

斜偏視
一方が内下方、他方が外上側に偏位する。内下方を向いた側の橋腕の障害と考えられる。

検査

血糖値の測定
低血糖や低酸素血症などによる意識障害は、迅速な対処によって後遺症なく改善しますが、対処が遅れると重篤な後遺症が残ります。バイタルサインが落ち着いたら、頭部CTの前に血糖値を測定します。
低血糖の場合は、50%糖液の静注を行います。

血液ガス分析
低酸素血症、高炭酸ガス血症や酸塩基平衡障害などの疾患がないか調べます。

頭部CT・MRI
バイタルサインが落ち着き、低血糖を否定した後に頭蓋内病変の検索のために行います。必要に応じてMRIを行うこともあります。

その他
血液検査、尿薬物検査、心電図、胸部X線検査などを行います。

意識レベル判定スケール

覚えよう！定番DATA

JCS（Japan Coma Scale）ジャパン・コーマ・スケール（3-3-9度方式）

JCSは簡便でわかりやすく、日本で広く普及しています。覚醒しているかどうかを大きく3段階（I・II・III）に分け、各段階をさらに3つに分けているので、3-3-9度方式とも呼ばれています。簡便で使いやすい反面、細かい評価には向いていません。

I 刺激なしでも覚醒している	
だいたい意識清明だが、いまひとつはっきりしない。	1
時間や場所、人物がわからない（見当識障害）。	2
自分の名前・生年月日が言えない。	3
II 刺激すれば覚醒する	
ふつうの呼びかけで、容易に開眼する。	10
大声、身体の揺さぶりで開眼する。	20
痛み刺激を加え、呼びかけを繰り返すとかろうじて開眼する。	30
III 刺激しても覚醒しない	
痛み刺激に対し、払いのけるような動作をする。	100
痛み刺激に対し、手足を動かしたり顔をしかめたりする。	200
痛み刺激に反応しない。	300

必要に応じ、患者の状態を付加する。
R（restlessness）：不穏
I（incontinence）：失禁
A（akinestic mutism, apallic state）：自発性喪失

〈使い方〉I・II・IIIそれぞれの点数を合計し、「不穏（R）」「失禁（I）」「自発性喪失（A）」いずれかの状態があれば付け加える。点数が高いほど重症となる。

〈記載例〉23、100-R、20-IA

ECS（Emergency Coma Scale）エマージェンシー・コーマ・スケール

JCSをより客観性の高いものに改良したのがECSです。覚醒しているかどうかで大きく3段階に分ける点ではJCSと同じですが、子分類を詳細にしたことで、より細かい評価が可能です。

1桁　覚醒している（自発的な開眼、発語、または合目的な動作がみられる）

1　見当識あり。
2　見当識なし。

2桁　覚醒できる（刺激による開眼、発語、または従命がみられる）

10　呼びかけにより。
20　痛み刺激により。

3桁　覚醒しない（痛み刺激でも開眼、発語、および従命がなく運動反射のみがみられる）

100L　痛みの部位に四肢を持っていく、払いのける。
100W　引っ込める（腋を開けて）または顔をしかめる。
200F　屈曲する（腋を締めて）。
200E　伸展する。
300　動きがまったくない。

L：Localize（局所）、W：Withdraw（逃避）、F：Flexing（屈曲）、E：Extension（伸展）を表す

〈使い方〉1～3桁それぞれの点数を合計する。局所に反応する場合はL、逃避反射がある場合はW、異常屈曲がある場合はF、異常伸展がある場合はEが加わる。点数が高いほど重症となる。

〈記載例〉22、112L

意識がはっきりせず、呼びかけても反応が少ない

意識レベルの判定は、一般的に JCS（Japan Coma Scale）、GCS（Glasgow Coma Scale）を使います。近年では JCS を改良した ECS（Emergency Coma Scale）も用いられています。

GCS（Glasgow Coma Scale）グラスゴー・コーマ・スケール

GCS は世界に広く普及しており、「意識がなくても体を動かせている」などの客観的で細かい評価が可能です。開眼（E）、言語反応（V）、運動反応（M）の3つの側面から判定を行います。

E　開眼（eye opening）	
自発的に開眼する。	4
呼びかけによって開眼する。	3
痛み刺激によって開眼する。	2
まったく開眼しない。	1
V　言語反応（best verbal response）	
見当識が良好である（時間、場所、人物などがわかる）。	5
会話が混乱し、錯乱状態である。	4
言葉が混乱し、不適当な単語を発する。	3
発声はあるが理解不能である。	2
発声しない。	1
M　運動反応（best motor response）	
指示に従うことができる。	6
痛み刺激を認識し、痛い場所に手を持っていくことができる。	5
痛み刺激を認識し、手足を引っ込めることができる（逃避反射）。	4
四肢の除皮質固縮（異常屈折）がある。	3
四肢の除脳固縮（異常伸展）がある。	2
まったく動かない。	1

15点：正常　14点：軽症　9～13点：中等症　3～8点：重症

〈使い方〉開眼（E）、言語反応（V）、運動反応（M）の各スコアを項目別に記載し、合計点を出す。点数が低いほど重症となる。
〈記載例〉GCS8（E3V2M3）

乳児の意識レベル判定法（坂本, 1978）

乳児の意識レベル評価スケールとして、坂本法があります。使い方は JCS と同様です。

Ⅰ　刺激なしでも覚醒している	
正常。	0
あやすと笑うが、声を出して笑わない。	1
あやしても笑わないが視線は合う。	2
母親と視線が合わない。	3
Ⅱ　刺激すれば覚醒する（傾眠傾向）	
飲み物を見せると飲もうとする、または乳首を見せれば欲しがって吸う。	10
呼びかけると、開眼して目を向ける。	20
呼びかけを繰り返すと、かろうじて開眼する。	30
Ⅲ　刺激しても覚醒しない	
痛み刺激に対し、払いのけるような動作をする。	100
痛み刺激に対し、手足を動かしたり顔をしかめたりする。	200
痛み刺激に反応しない。	300

Chapter 2　意識障害

Chapter 2　一目でわかる！症状別対応フロー｜症例03 ▶ けいれん

手足がつっぱり、てんかん様の発作を繰り返している

けいれんで最も注意が必要なのは、全身のけいれんが持続（5分以上）するけいれん重積です。てんかん発作などのけいれんを起こしている場合、迅速に原因を究明してけいれんを止め、けいれん重積への移行を食い止めることが大切です。

最初にチェック！

けいれんの疑い →

- ☐ **気道・呼吸・循環の異常は？**
  - ▶ 気道は開通しているか？ ➡ 外傷・窒息など
  - ▶ 呼吸は抑制されていないか？
    ➡ 呼吸障害・中毒など
  - ▶ 循環に異常はないか？ ➡ 不整脈・心停止など

- ☐ **意識の状態は？**
  - ▶ けいれん発作時や発作後に意識障害を伴うことが多い。

- ☐ **発作の様子・症状は？**
  - ▶ 発作の部位、起こり方、頻度や時間、随伴症状など、発作についての情報をできるだけ集める。

- ☐ **本当にけいれんか？**
  - けいれんと間違えやすい病態としっかり区別する。
    - ●失神？　　●過呼吸症候群？
    - ●テタニー？　●振戦？
  - 失神 ➡ P.54

もっと詳しく！ ➡ P.48

→ **けいれんの継続は？**

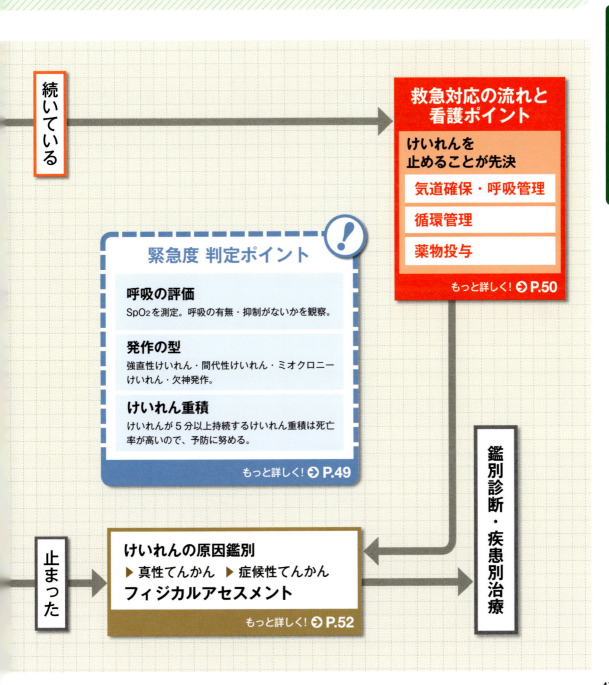

Chapter 2 一目でわかる！症状別対応フロー ｜ 症例03 ▶ けいれん

最初にチェック！

POINT
- 呼吸の状態や脈拍、チアノーゼの有無、循環の様子、失禁などを確認。
- けいれん部位の観察や問診など、鑑別に役立つ情報をできるだけ集める。
- 発作前後の意識状態をまわりの人に尋ね、低血糖症や薬物中毒と見分ける。

気道・呼吸・循環の異常は？

特に呼吸状態を確認

● **気道** 外傷の有無を確認し、下顎を持ち上げるように気道を開き、口を開けて唾液や血液、分泌物で気道が塞がれていないか、舌根沈下によって窒息が起きていないかを確認。歯を食いしばっている場合は無理に開口しないように。

● **呼吸** 無呼吸状態や、呼吸抑制状態にあるかどうかを確認。けいれん発作時は低酸素脳症を引き起こす可能性があるため、血中の酸素濃度を確認します。チアノーゼが出現している場合は低酸素状態だと判断できます。

● **循環** 脈拍や手指の冷汗、蒼白の有無を確認。脈拍を触知できない場合は心室細動による脳への血流低下が考えられます。さらに心電図測定、血圧測定を行い、不整脈や心停止などの循環障害の有無や程度を確認します。血糖チェックも行い、低血糖状態か否かを見極めます。

口唇チアノーゼ

意識の状態は？

意識消失があったか確認

周囲の人に、発作が起こる前、起きた後、また治まった後の意識状態と行動について尋ねます。てんかんの大発作の場合、意識消失とともにけいれんが始まります。けいれんは数分で治まりますが、その後も数分間にわたって意識障害（昏睡、朦朧状態）が続き、10分ほどで正常に戻ります。落ち着いて様子を確認しましょう。

意識レベルの確認

JCSやGCSで意識レベルを確認します。

JCS・GCS ➡ P.44〜45

発作の様子・症状は？

けいれんの状態を把握する

● けいれんチェックリスト

- □ 到着・搬送時のけいれんの状態と持続時間
- □ 全身のけいれんか、部分のけいれんか
- □ けいれんの部位の変化（どこから始まり、どのように変わっていったか）
- □ 初回の発作か、過去に発作を起こしたことがあるか
- □ 発作前、発作中、発作後の記憶や意識障害の有無と程度
- □ 頭部の外傷や手術痕の確認
- □ アルコール依存や心臓疾患、糖尿病、薬物中毒などの併存疾患と既往歴、家族歴
- □ 尿や便の失禁の有無
- □ 顔貌や眼の症状（瞳孔不同、対光反射、眼球偏位など）
- □ 発熱、不整脈、四肢の反射、妊娠の有無など

本当にけいれんか？

失神や心房細動と混同されやすい

意識障害を伴う時、失神または脳への血流低下との判別が肝心です。失神では発作からの回復後に、意識がすぐに正常に戻りますが、しばらく意識障害が続き、尿や便の失禁がある場合にはてんかん発作によるけいれんを疑います。また、脳への血流低下は心室細動によることが多いので、発作中の脈拍の触知で判断します。

けいれんの定義 けいれんは様々な疾患によって発生する。脳の病変による脳性疾患、他の疾患が引き起こす脳への障害による脳外性疾患、その他のケースがある。

失神 ➡ P.54

手足がつっぱり、てんかん様の発作を繰り返している

緊急度 判定ポイント

けいれんだけで命を落とすケースはまれですが、窒息や呼吸抑制、低血糖、循環障害が伴う場合は大変危険です。また発作の型やけいれんする部位によって原因が推測できる場合があるので観察が重要です。

呼吸の評価

呼吸状態を確認することが大切です。無呼吸の場合や口唇チアノーゼが生じている場合は、咬舌や舌根沈下、唾液や血液などによる気道の詰まりが生じている可能性があります。呼吸や意識がある場合でも、呼吸に困難を感じ、胸に圧迫感を覚えたり、手足や口のまわりがしびれたりすることがあります。

 ●まずは自発呼吸を確認　●無呼吸・低酸素血症に注意

発作の型

けいれんには、いくつかの型があります。たとえばてんかんの大発作では、全身強直性けいれんが起きた後、30秒から1分程度の間隔で繰り返す間代性けいれんが起こります。代表的な型を覚えておきましょう。

強直性けいれん
全身の筋肉が強直、眼球が上転した状態になるのが特徴。四肢をつっぱり、立っていた場合は転倒したり、無呼吸状態に陥りチアノーゼを生じることがあります。けいれん発作は数秒〜30秒ほど続きます。

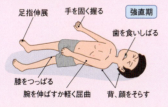

間代性けいれん
全身の筋肉が収縮・弛緩を繰り返す状態。当初はガクガクと短い周期で繰り返し、次第に収縮までの間が長くなって、1分足らずで治まり、数分間の昏睡期を経て、徐々に回復していくことがほとんどです。

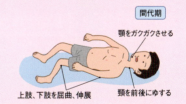

ミオクロニーけいれん
手足や顔面、首、時には全身の筋肉が瞬間的に激しくピクピクと収縮・弛緩を繰り返す状態。ものを手から取り落としたり、壁に頭を打ちつけたりといった、危険な自傷につながることもあります。

欠神発作
数秒から数十秒の短い時間、意識を失い、身体の動作が停止する発作。小児期に多い定型欠神は思春期には症状がなくなることが多いですが、てんかん発作に伴って非定型欠神が生じることがあります。

けいれん重積

けいれんの多くは数分以内に回復に向かいますが、時には5分以上にわたって全身のけいれんが続くことがあります。これを「けいれん重積」といい、神経を損傷し、非可逆性の脳障害や死亡につながるケースも少なくありません。原因としては、低酸素脳症や脳血管障害、脳腫瘍、アルコール中毒、薬物中毒などが考えられます。小児では感染症などでも生じることがあります。

 ●5分以上続くけいれんは危険　●けいれん重積では、迅速な処置が必要

救急対応の流れと看護ポイント

全身のけいれんが持続するけいれん重積は生命の危険を伴い、神経損傷をきたす恐れもあるため、けいれん発作が起きた場合は速やかに止める必要があります。バイタルサインの安定化とともに、発作に備えた静脈路確保や薬剤投与の準備が大切です。

STEP 1 気道確保・呼吸管理

分泌物の吸引などで気道を確保したうえ、状態に応じて補助呼吸や酸素投与を行います。

看護POINT

安楽な体位を保持
唾液や血液などが気道を詰まらせていたら吸引し、気道が確保できたら顔を横に向けた状態でベッドに寝かせます。身体も側臥位にするのが基本です。特に胸や腹部を締めつける衣類などは緩めます。

酸素投与
自発呼吸が十分でない場合には、バッグ・バルブ・マスクなどで補助呼吸を行います。口をきつく閉じている時は、鼻からエアウェイを挿管して空気を通します。高度な意識障害では気管挿管を行います。

STEP 2 循環管理

脈拍や経皮的動脈血流酸素飽和度（SpO₂）を測定、モニタリングします。可能なら、心電図や血圧測定、血糖チェックも行います。点滴による薬物投与に備えて、静脈路を確保しておきます。

看護POINT

循環管理
呼吸抑制への対応とともに、循環の抑制に備えてパルスオキシメータ、血圧計、心電図モニターなどの準備も進めます。同時に冷汗、蒼白、チアノーゼなどショックに伴う症状が出ていないかもしっかり観察します。

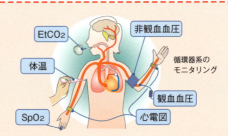

循環器系のモニタリング

静脈路確保
けいれんの治療では点滴で薬物投与する場合が多いので、すぐに点滴が行えるように準備します。基本的には腕の皮下の末梢静脈内にチューブのついた針を射し込み、そのまま留置しておきます。

STEP 3 薬物投与

けいれんを速やかに止めるため、抗けいれん薬を投与。即効性があるジアゼパムを第一選択とします。

看護POINT

薬物投与時の注意点
抗けいれん薬による呼吸抑制や心伝導障害などの副作用を考慮し、十分なモニタリングと副作用が起きた際の酸素投与や気管挿管などの準備が必要です。

けいれん重積の場合
一刻を争うので、成人で抗けいれん薬が効きにくい場合、人工呼吸管理とともにプロポフォール（鎮静薬）やチアミラール（麻酔薬）を投与します。

手足がつっぱり、てんかん様の発作を繰り返している

見逃してはいけない 緊急疾患

けいれんは、てんかんや脳血管障害などの頭蓋内病変他、様々な病変で起こります。けいれんが長引けば、死亡率が高まり重篤な後遺症をきたすので、迅速な原因究明が求められます。そのためにはけいれん発作の病態把握が必要です。

低酸素脳症

脳への酸素供給が不足した状態。酸素不足により注意力障害、判断力低下、協調運動障害などが出現し、3〜4分続くと意識障害、けいれんなどをきたし、急速に脳が損傷する。
==心筋梗塞、心停止、各種ショック、窒息などが原因で、循環不全または呼吸不全を招き発症==する。認知や感情や運動に重大な障害を残すことが多い。

急変対応POINT
- ただちに呼吸・循環を確保し、脳への酸素供給を促す。
- 電解質や代謝を監視しながら、鎮静薬によるけいれんコントロールと脳浮腫改善治療を行う。
- 心肺蘇生後、高血糖や高体温になると脳損傷を悪化させるので注意する。

低血糖

血糖値が正常域を外れて低くなる状態。糖尿病治療薬、アルコール摂取、抗不整脈などの薬剤など外因性、反応性低血糖の内因性で起こる。
低血糖症状には、==自律神経症状（顔面蒼白、冷汗、動悸、振戦など）と中枢神経症状（神経症候、意識障害、時に片麻痺など）==がある。

急変対応POINT
- 意識障害を認める時は、バイタルサインが安定してから、ただちに血糖値を測定する。
- 低血糖の場合は、静脈路を確保し50%ブドウ糖液40ml（小児は10〜20%を使用し、ブドウ糖0.5〜1g/kg）を静注。
- 頻回に血糖値を調べ、血糖値100mg/dl以上に保つ。

脳内出血

脳内の血管が何らかの原因（多くは高血圧）で破れ、脳実質（大脳、小脳、脳幹）に出血を生じる。==頭痛、意識障害、運動麻痺、感覚障害などを呈する。==血腫が大きいと脳浮腫によって頭蓋内圧が高くなり、脳ヘルニアを起こす。脳ヘルニアが重度になると、脳幹部が圧迫され、呼吸や心機能が損なわれて死に至る。

急変対応POINT
- 気道と呼吸に問題があれば気道確保を行う。
- ただちに頭部CTで診断を確定する。
- 血圧管理を厳格に行う。降圧目標は、①収縮期血圧130mmHg未満、②平均血圧130mmHg未満、③前値の20%の降圧。

脳梗塞

脳内の血管が詰まることで血流が遮断され、脳組織が酸素欠乏や栄養不足に陥って壊死を起こす。==突然の激しい頭痛、意識障害、運動麻痺、感覚障害などを呈する。==①アテローム血栓性脳梗塞、②心原性脳塞栓症、③ラクナ梗塞の3つに分類される。特に①②の大梗塞では、脳浮腫から脳ヘルニアを起こし、死に至ることも多い。

急変対応POINT
- 高度の意識障害や誤嚥合併がある場合は昏睡位（右側臥位）をとらせ、吐物除去、用手的気道確保、気管挿管、人工呼吸管理を適宜行う。
- 必要に応じて酸素投与する。
- 高血圧の処置は一部の例を除き、診断確定後に譲る。

その他の緊急疾患・病態

くも膜下出血 ➡ P.41　髄膜炎 ➡ P.75　肝性脳症、破傷風 など

けいれんの原因鑑別・フィジカルアセスメント

けいれんは、てんかんや様々な疾患の症状として起こるもの。したがって、けいれんの治療はその原因を知ることから始まります。フィジカルアセスメントから発作を分類していくことによって、けいれんの原因を鑑別していきます。

けいれんの原因鑑別

真性てんかん発作	症候性てんかん発作
けいれんの原因となる疾患がない発作を真性てんかん発作と呼びます。真性てんかん発作が疑われる場合は、臨床的に症状からてんかん発作を分類します。てんかん発作の分類は、国際抗てんかん連盟の分類（下表）に従います。	けいれんの原因となる疾患がある発作を症候性てんかん発作と呼びます。 症候性てんかん発作には様々な原因疾患があり、随伴症状や問診、身体所見、検査などから鑑別していきます。また、年齢によっても原因疾患をある程度絞り込むことができます。

フィジカルアセスメント

発作の種類と程度

患者本人に問診する他、発作時に目撃した人、家族などに質問をして、発作の種類と程度を詳しく調べます。

発作が全身的か部分的か、強直性か間代性か、経過に従ってけいれんの状態や部位が変わったか、持続時間はどうだったか、初回発作か否かなどについて、十分な情報を集めます。

現病歴、既往歴

現在かかえている疾患と既往歴も、本人および周囲の人に尋ねておきます。

特に、発熱や外傷、中耳炎や副鼻腔炎などの感染症、糖尿病などの既往歴や、前兆となるような症状に注意します。外傷や手術の経験、アルコールや薬物の摂取の有無や量、家族の疾患、既往歴についても確認します。

意識消失の有無

発作中および前後の意識の状態を調べます。本人、目撃者、家族などから、およその時間経過も含めて発作時の様子を詳しく話してもらいます。

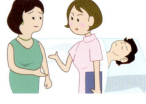

発作の現場にいた場合には、意識状態の変化を観察し、回復までの時間を計測します。また意識障害の程度も、失見当識から昏睡に至るまでのどの程度かも確認しておきます。

随伴症状の有無と身体所見

けいれんに伴う様々な症状を確認し、全身を観察します。たとえば、発熱、頭痛、嘔吐、運動麻痺、瞳孔不同、項部硬直などがあれば脳の疾患が疑われ、開口障害やひきつり笑いなどは破傷風が疑われます。

その他、外傷の有無、妊娠、顔貌の異常、皮膚症状、眼球偏位、失禁の有無などの様々な所見が手がかりになります。

 覚えよう！定番DATA

てんかん発作の分類（国際抗てんかん連盟、1989）

部分発作
- 単純部分発作
- 複雑部分発作
- 二次的な全般発作に発展する部分発作

全般発作
- 非けいれん性：欠神発作 ● けいれん性：ミオクロニー発作、強直-間代発作、脱力発作
- 分類不能の発作

手足がつっぱり、てんかん様の発作を繰り返している

けいれんの原因疾患

症候性てんかん発作の場合には、随伴症状と身体所見により、けいれんの原因になっている疾患がある程度推測できます。下表には、主な随伴症状や身体所見と対応する疾患の例を掲げます。

疾患	主な随伴症状・身体所見
低酸素脳症	チアノーゼ
低血糖	〈自律神経症状〉顔面蒼白、冷汗、動悸、振戦など 〈中枢神経症状〉神経症候、意識障害、片麻痺など
破傷風	開口障害、顔面ひきつり、舌がもつれる、転びやすい
肝不全	見当識障害、羽ばたき振戦、黄疸
脳炎、髄膜炎、破傷風、熱中症	発熱
髄膜炎、くも膜下出血	項部硬直
脳血管障害、脳腫瘍	頭痛、嘔吐、運動麻痺、瞳孔不同
尿毒症	乏尿、無尿、浮腫
高血糖、糖尿病	多尿、口の渇き、異常に深い呼吸
一酸化炭素中毒	口唇が鮮やかな紅色
低カルシウム血症、副甲状腺機能低下、過呼吸症候群	クボステック徴候（口まわりの筋肉収縮）、トルソー徴候や助産婦手位（上腕や手関節の屈曲）

年齢別による主な原因疾患

けいれんの原因となる疾患は、年齢層によっても傾向が異なります。患者の年齢に沿って、主な原因疾患を整理して覚えておくと、原因の推定に役立ちます。

年齢の区分	主な原因疾患
乳児期（0〜2歳）	出生時脳障害、先天性疾患、熱性けいれん、乳児下痢症、低カルシウム血症、低血糖、フェニルケトン尿症、ビタミンB_6欠乏症、頭蓋内感染
小児期（2〜10歳）	出生時脳障害、頭部外傷、感染症、頭蓋内感染、真性てんかん、低カルシウム血症、低血糖
思春期（10〜20歳）	真性てんかん、出生時脳障害、頭部外傷、頭蓋内感染
青年期（20〜35歳）	頭部外傷、脳腫瘍、真性てんかん、頭蓋内感染、アルコール中毒、薬物中毒
中年期（35〜60歳）	脳腫瘍、頭部外傷、脳血管障害、アルコール中毒、薬物中毒、代謝障害
老年期（60歳以上）	脳血管障害、脳腫瘍、頭部外傷、脳の変性、代謝障害

Chapter 2 — 一目でわかる！症状別対応フロー ｜ 症例04 ▶ 失神

一時的に気を失っていた患者の意識が戻った

失神の多くは良性の神経反射性失神や起立性低血圧で、予後は良好な場合が多いもの。しかし、心原性失神では原因となる心疾患などによる死亡率が優位に高くなります。失神を主訴とする患者に対しては、まず心原性失神を疑います。

最初にチェック！

失神の疑い →

☐ **バイタルサイン**
- ▶ 不整脈は？
  徐脈性不整脈・頻脈性不整脈のいずれもが失神の原因となる。
- ▶ ショック状態は？
  ショック状態による脳血流の低下が失神の原因となる。
- ▶ 頻呼吸は？
  心原性失神、パニック障害や過換気症候群による失神発作の可能性がある。

☐ **年齢、外傷の確認**
- ▶ 心疾患のリスクは？

☐ **本当に失神か？**
他の症状を患者が「失神」と表現することも考えられるので、まず他の症状を除外する。
- ● 意識障害？　● てんかん？
- ● めまい？　● けいれん？

　めまい ➡ P.78　　けいれん ➡ P.46

☐ **問診**
失神前後の症状、心疾患の既往など、できるだけ情報を集める。
- ▶ 心疾患の既往は？
- ▶ 特定の誘因はある？
- ▶ 医薬品の服用歴は？

もっと詳しく！ ➡ P.56

→ **心原性失神か？あるいは脳血管障害・大量出血はないか？**

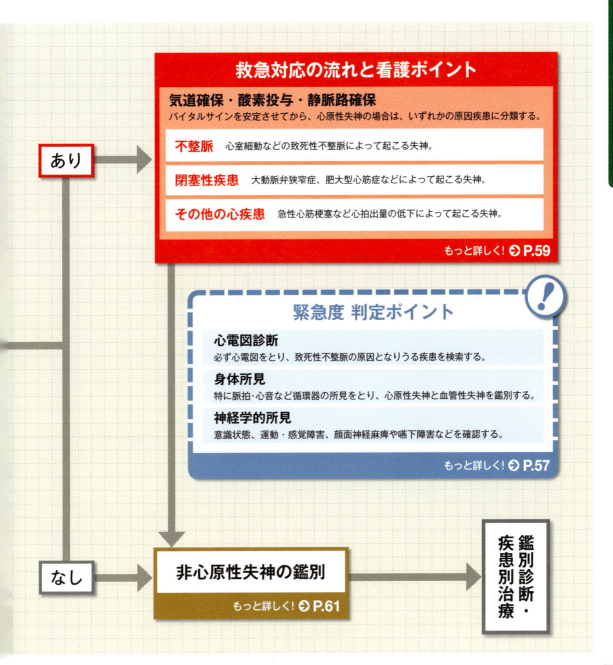

起こっていることを見抜くポイント

- **POINT 1** まず心疾患（心原性失神）を疑う
- **POINT 2** 心疾患の既往がある高齢者は特に注意
- **POINT 3** 外傷を負っていないかにも着目する
- **POINT 4** 脳血管障害、大量出血を伴う場合も緊急を要する

見逃してはいけない緊急疾患

- ▶ 徐脈性・頻脈性不整脈
- ▶ くも膜下出血
- ▶ 脳内出血
- ▶ 大動脈解離　など

もっと詳しく！ ▶ P.60

救急対応の流れと看護ポイント

気道確保・酸素投与・静脈路確保
バイタルサインを安定させてから、心原性失神の場合は、いずれかの原因疾患に分類する。

- **不整脈**　心室細動などの致死性不整脈によって起こる失神。
- **閉塞性疾患**　大動脈弁狭窄症、肥大型心筋症などによって起こる失神。
- **その他の心疾患**　急性心筋梗塞など心拍出量の低下によって起こる失神。

もっと詳しく！ ▶ P.59

緊急度 判定ポイント

心電図診断
必ず心電図をとり、致死性不整脈の原因となりうる疾患を検索する。

身体所見
特に脈拍・心音など循環器の所見をとり、心原性失神と血管性失神を鑑別する。

神経学的所見
意識状態、運動・感覚障害、顔面神経麻痺や嚥下障害などを確認する。

もっと詳しく！ ▶ P.57

あり → / **なし** → 非心原性失神の鑑別　もっと詳しく！ ▶ P.61 → 鑑別診断・疾患別治療

Chapter 2 ｜ 失神

Chapter 2　一目でわかる！症状別対応フロー｜症例04 ▶ 失神

最初にチェック！

POINT
- 心電図は必ずとり、まず心原性失神（心疾患）を疑う。
- まれに脳血管障害の一時的症状として失神をきたすことがある。
- 大量出血を伴う起立性低血圧による失神も救急対応が必要。

バイタルサイン

心原性失神の可能性を念頭に

● 不整脈は？
徐脈性不整脈、頻脈性不整脈のいずれもが失神の原因となります。「失神時の状況」「病歴、家族歴、服薬などの臨床背景」「各種心電図や心エコー検査」などによって鑑別を行います。

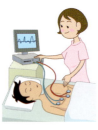

● ショック状態は？
ショック状態における脳血流の低下によって失神が起こる場合があります。「ぐったりしている」「意識が朦朧としている」など、注意深く全身状態を観察する必要があります。

ショックのフィジカルアセスメント ➡ P.34

● 頻呼吸は？
心不全を伴う心原性失神、パニック障害や過換気症候群による失神では頻呼吸を伴うので鑑別が必要です。頻呼吸は特別な所見とはならないながらも、心原性失神の可能性を示します。

年齢、外傷の確認

心疾患のリスクを確認

● 年齢の確認
失神を主訴とする患者に接する場合は、年齢確認が大切です。高齢患者の場合、バイタルサインなどの異常所見がなくても、心疾患の既往があれば心原性失神のリスクを想定します。

● 外傷の有無の確認
失神した患者は、転倒して外傷を負いがちです。特に頭部や胸部など通常は無意識に守ろうとする部位に外傷を負っている場合は、急激な意識消失による重篤な疾患の可能性が高くなります。

問診

心疾患の既往があるか？

発作時の様子を本人から得られない場合が多く、家族や付添者、救急隊員などからできるだけ情報を得るように努力します。

症状	☐ 発症時の様子（突然かゆっくりか、特定の誘因はあったかなど）
	☐ 何をしていてどんな体位（臥位、坐位、立位など）だったか？
	☐ 回復時の様子（意識混濁、嘔吐、疲労感など）
	☐ 外傷や痛みはないか？
	☐ 随伴症状の有無（めまい、吐気、既視感、蒼白、発汗など）
	☐ 失神していた時間
病歴	☐ 心疾患の治療歴はあるか？
	☐ 服用中の薬剤はあるか？
	☐ 突然死の家族歴はあるか？

本当に失神か？

失神以外の症状を除外する

失神という言葉は、「意識障害」「てんかん」「めまい」「けいれん」など様々な状態を総称して使われる傾向があります。判別は難しい面もありますが、救急対応の前にはできるだけ他の症状を除外します。

失神の定義　突然起きた意識消失発作によって姿勢が保持できなくなる一過性の意識障害で、発作後は意識の回復がみられる。

めまい ➡ P.78　　けいれん ➡ P.46

一時的に気を失っていた患者の意識が戻った

緊急度 判定ポイント

失神で最も危険なのは心原性失神。失神した患者に対しては、まず心疾患を疑います。脳血管障害（くも膜下出血など）が原因の失神や、大量出血を伴う起立性低血圧も緊急度が高い失神です。

心電図診断

心原性失神の鑑別のため、12誘導心電図、必要に応じてホルター心電図をとります。

⚠ 徐脈性不整脈

洞不全症候群（SSS）

心臓からの血流量低下によって、主要臓器の循環障害が起こる。アダムス・ストークス症候群など重篤なケースでは、突然死の危険がある。

〈波形の特徴〉

● 洞不全症候群Ⅰ群：特定原因のない持続性洞徐脈で、50回／分以下の徐脈をきたす以外の異常はなし。

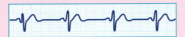

● 洞不全症候群Ⅱ群：P波・QRS波がともに減り、PP間隔が通常の2倍（ないし整数倍）に延長する、洞停止あるいは洞房ブロックの状態。

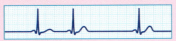

● 洞不全症候群Ⅲ群：徐脈と頻脈が繰り返して出現する、徐脈頻脈症候群。

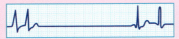

Ⅱ度房室ブロック（モビッツⅡ型）

徐脈により心拍出量が低下し、失神やうっ血性心不全が発生する。

〈波形の特徴〉房室伝導時のPQ間隔は正常だが、突然心室への伝導が途絶しQRS波が脱落する。

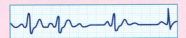

Ⅲ度房室ブロック

心房から心室への伝導がまったく途絶える著しい徐脈。

〈波形の特徴〉心房と心室が無関係に興奮し、それぞれの周期でP波とQRS波のリズムを刻む。

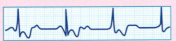

⚠ 頻脈性不整脈

心室性頻拍

100～250回／分の頻度で連続する頻脈。放置すると心室細動に移行する恐れがあるため緊急処置が必要。

〈波形の特徴〉先行するP波を欠き、幅広く変形した心室波形（QRS幅が0.12秒以上）が連続して出現。

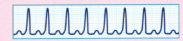

発作性上室頻拍（PSVT）

発作的に脈拍が速くなり（100～250回／分）しばらく続いた後、突然停止する頻脈。

〈波形の特徴〉RR間隔が規則正しく、QRSの幅も同じか類似したものになる。

QT延長症候群

発作的に心筋が興奮し、失神の原因となるトルサード・ド・ポアンツを起こしやすい。

〈波形の特徴〉QT幅が長くなる以外は特に異常がない。

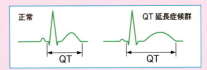

正常　　　　　　QT延長症候群

WPW症候群

頻拍の発作により脈拍が200～300回／分に達することがある。心臓突然死の原因の一つ。

〈波形の特徴〉デルタ波の出現、PR間隔の短縮、QRS間隔の延長、ST-T変化などが特徴。

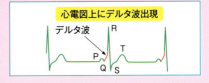

心電図上にデルタ波出現

緊急度 判定ポイント

身体所見

外傷や舌咬傷があるかどうか、脈拍や心音などの循環器系を中心に確認します。

外傷
頭部などに外傷がある場合、外傷が失神の原因なのか、失神後に転倒したための外傷なのか判断できないケースがあります。明らかな証拠がない場合は、何らかの疾患・原因により外傷が起きたと仮定します。

 頭部外傷 ➡ 頸椎損傷を疑う

舌咬傷
舌咬傷がある場合は、てんかん発作の可能性がかなり高くなります。特に舌の側面に咬傷があれば、全身けいれんの疑いが強くなります。失神により前方に転倒した場合は、舌の前方に咬傷が認められることがあります。

 舌咬傷がある ➡ てんかんを疑う

脈拍
頸動脈では収縮期雑音があるかどうかを評価し、末梢の脈拍では減弱がないか確認します。

- 収縮期雑音がある。かつ脈の立ち上がりが遅く脈拍が小さい
  ➡ 大動脈弁狭窄症を疑う
- 収縮期に頸動脈雑音がある
  ➡ 頸動脈狭窄を疑う
- 末梢の脈拍に左右差がある
  ➡ 急性大動脈解離・腹部大動脈瘤を疑う

心音・心雑音
心音や心雑音による所見も、気質性心疾患の診断材料となります。

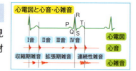

- II音減弱
  ➡ 大動脈弁狭窄症を疑う
- III音（若年以外）、IV音 ➡ 心不全を疑う
- ピッチの高い、収縮中期駆出性雑音
  ➡ 大動脈弁狭窄症を疑う
- 体位によって心雑音が変動
  ➡ 心臓粘液腫を疑う

神経学的所見

意識レベル ➡ P.44、四肢の運動機能 ➡ P.42、瞳孔の状態と眼位 ➡ P.43、感覚障害、顔面神経麻痺、嚥下障害などがないかを確認します。

Check! 危険な疾患を見逃さない方法

失神患者の危険な疾患を見逃さないための簡単なチェック方法として、OESILリスクスコアとサンフランシスコ失神ルール（CHESS）があります。それぞれ簡略な方法なので、目安として使用します。

OESIL リスクスコア
4つのリスクファクターをチェックし、該当する項目数によって死亡率を計算します。

リスクファクター
1. 65歳以上
2. 心血管疾患の既往
3. 前駆症状のない失神
4. 心電図の異常

死亡率	
該当項目なし	0%
1項目該当	0.8%
2項目該当	19.6%
3項目該当	34.7%
4項目該当	57.1%

サンフランシスコ失神ルール（CHESS）
危険な失神による入院適応を示したもので、5項目のうち1つでも当てはまれば入院適応となります。

リスクファクター
1. うっ血性心不全の既往 （**C**ongestive heart failure history）
2. ヘマトクリット値 < 30% （**H**ematocrit < 30%）
3. 心電図異常（洞調率以外、もしくは新たな変化） （**E**lectrocardiogram abnormal）
4. 息切れ （**S**hortness of breath）
5. 来院時収縮期血圧 < 90mmHg （**S**ystolic blood pressure < 90 mmHg）

一時的に気を失っていた患者の意識が戻った

救急対応の流れと看護ポイント

緊急度の高い失神の場合は、まずバイタルサインを安定させてから、原因疾患の検索を進めます。フィジカルアセスメント、身体所見、病歴聴取に加えて必要な検査の準備を行います。

STEP 1 気道、呼吸、循環の安定化

心原性失神は他の失神に比べて死亡率が有意に高く、見落としてはならない症状です。初療時において特に失神の原因が不明の場合は、心原性失神の鑑別を念頭に対応します。救急対応の際は、まずバイタルサインの確認をします。気道、呼吸、循環のいずれかに異常がある場合は、気道確保・酸素投与・静脈路確保を考慮します。

一次救命処置 ➡ P.12

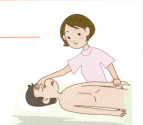

STEP 2 失神の原因鑑別

緊急度が高く見逃してはならない失神は、心原性失神です。心原性失神が疑われる場合は、その原因疾患を見極めるため、不整脈・心疾患・閉塞性疾患（流失路の閉塞をきたす疾患）に分類し、診断へと進みます。その他、脳血管障害による失神、大量出血を伴う起立性低血圧も危険度が高い失神です。

看護POINT

危険度の高い失神

分類		原因	検査と診断
心原性失神	不整脈	徐脈性不整脈、頻脈性不整脈→P.60など致死的不整脈によって起こる失神。	〈検査〉12誘導心電図、ホルター心電図、心エコー、単純X線、血液など。〈診断ポイント〉病歴、身体所見、12誘導心電図により診断する。高齢者（65歳以上）、うっ血性心不全の徴候、心血管疾患の既往、心電図異常、胸痛を伴った失神などに該当する場合は危険度が高い。
	閉塞性疾患	大動脈弁狭窄症、肥大型心筋症など、血流の一時遮断によって起こる失神。	
	その他の心疾患	急性冠症候群、心筋梗塞など、心拍出量の低下によって起こる失神。	
脳血管性失神		くも膜下出血、脳出血、脳梗塞など、脳血管障害の一時的症状として起こる失神。	〈検査〉頭部CT、MRIなど。〈診断ポイント〉めまい、複視、嘔気などの虚血症状を伴う場合が多い。
出血性疾患による失神		外傷、消化管出血、腹部大動脈瘤破裂などの大量出血で起こった失神。	〈検査〉血液、血圧、大動脈造影CTなど。〈診断ポイント〉（1）仰臥位・坐位から立位への体位変換後3分以内に収縮期血圧が20mmHg以上低下。（2）収縮期血圧の絶対値が90mmHg未満に低下。（3）拡張期血圧の10mmHg以上の低下。（1）～（3）いずれかが認められれば起立性低血圧と診断される。
薬物による失神		降圧薬、抗不整脈薬、向精神薬、抗うつ薬、カルシウム拮抗薬、利尿薬などの服用によるものが多い。	服薬の確認、既往歴の確認

見逃してはいけない 緊急疾患

失神で特に見逃してはならない疾患は、致死性不整脈など心原性の失神によるものや、くも膜下出血や脳出血などの脳血管障害です。脳血管障害そのものが失神を起こすことはまれですが、常に鑑別は必要です。

徐脈性・頻脈性不整脈

平常時における脈拍数が正常値（およそ 60～100 回/分）より遅くなるものを徐脈といい、速くなるものを頻脈という。

〈 危険な徐脈性不整脈 〉
- 洞不全症候群
- 房室ブロック

迷走神経反射、高カリウム血症、心疾患、薬剤（β遮断薬、抗不整脈薬、カルシウム拮抗薬）などが原因。

〈 危険な頻脈性不整脈 〉
- 心室性頻拍
- 心室細動
- 心房細動
- 心房粗動

高血圧、心疾患、甲状腺疾患、電解質異常などが原因。
いずれの不整脈も心拍出量が減少し、めまい、立ちくらみ、息切れ、動悸、意識喪失などをきたす。血栓により脳梗塞や心筋梗塞を起こしたり、心停止を招いて突然死することもある。

急変対応POINT

〈 頻脈性不整脈 〉
- ▶ バイタルサインを確認しつつ病歴聴取やモニタリングを開始。適宜、酸素投与を行う。
- ▶ 生理食塩水や乳酸リンゲル液など輸液ラインの確保。
- ▶ 除細動器を準備し、同期電気ショックを施行する。

〈 徐脈性不整脈 〉
- ▶ バイタルサインの確認後、まず酸素を投与。
- ▶ 静脈ラインを確保して、モニタリングを開始。
- ▶ 薬物治療に反応がない時はただちに経胸壁ペーシングを使用できるよう準備する。
- ▶ 治療と併行して病歴聴取する。

くも膜下出血

脳動脈瘤破裂、脳動静脈奇形からの出血、頭部外傷などにより、くも膜下に出血が起きた状態。遺伝的な素因も影響するといわれる。
突然の激しい頭痛、吐気、嘔吐などの他、血腫の大きさや部位により意識障害、運動麻痺、感覚障害が起こる。脳卒中の中でも致命率が高く、すぐに意識消失し突然死に至るケースも多い。

急変対応POINT

- ▶ 重症例では、ただちにマスクによる100％酸素投与とモニターを開始する。
- ▶ 再破裂予防に細心の注意を払いつつ、神経学的重症度を迅速に評価する。
- ▶ 末梢静脈路を確保して採血し、鎮痛、鎮静、血圧コントロールを行う。

脳内出血

脳内の血管が何らかの原因（多くは高血圧）で破れ、脳実質（大脳、小脳、脳幹）に出血を生じる。頭痛、意識障害、運動麻痺、感覚障害などを呈する。血腫が大きいと脳浮腫によって頭蓋内圧が高くなり、脳ヘルニアを起こす。脳ヘルニアが重度になると、脳幹部が圧迫され、呼吸や心機能が損なわれて死に至る。

急変対応POINT

- ▶ 気道と呼吸に問題があれば気道確保を行う。
- ▶ ただちに頭部CTで診断を確定する。
- ▶ 血圧管理を厳格に行う。降圧目標は、①収縮期血圧 130mmHg 未満、②平均血圧 130mmHg 未満、③前値の20％の降圧。

その他の緊急疾患・病態

急性大動脈解離 ➡ P.147　弁膜疾患、心筋症、肺高血圧症、外傷による出血 など

非心原性失神の鑑別

心原性失神、脳血管障害（神経学的失神）、大量出血を伴う失神（低容量性失神）などの緊急を要する失神の頻度は低いので、これらの失神を否定できた場合には、次に非心原性失神の鑑別を行います。

	特徴	アセスメント	原因疾患
神経反射性失神	副交感神経が優位な状態で脳血流が低下することによる失神。立位で発症しやすく、数分で治まることが多い。	●頭部回旋 ●ひげ剃り後 ●重いものを持ち上げた ●疼痛 ●高血圧など	●心疾患 ●高血圧 ●頭頸部の悪性腫瘍 ●血管迷走神経反射など
起立性失神	立位において脳血管を維持させようとして起こる自律神経障害。脳血流低下により、目のかすみ、ふらつき、視野狭窄などを伴う。利尿剤などの薬剤が原因となることもある。	●収縮期血圧20mmHg以上の低下 ●立位時の目のかすみ、ふらつき、視野狭窄など	●起立性低血圧 ●自律神経機能の低下など
精神科失神	パニック障害や不安定失調による失神は、低二酸化炭素血症による脳血管けいれんで起こる。急性のストレスが原因で、血管迷走神経反射により失神を起こすこともある。	●若年に多い ●過呼吸 ●不安など	●パニック障害 ●うつ病 ●不安性失調
薬物性失神	降圧薬、抗不整脈薬、向精神薬、抗うつ薬、βブロッカー、Caブロッカー、利尿剤などによるものが多い。アルコールや麻薬・覚醒剤などの薬物乱用や、一酸化炭素や有機リン製剤など毒劇物中毒の初期症状で失神を起こすこともある。	●薬物の使用 ●毒物の使用 ●アルコール摂取など	●薬物中毒 ●過量内服 ●アルコール中毒

 覚えよう！定番DATA

失神症状聴取のOPQRST

Onset（発症様式）	突然バタっと倒れたか、ゆっくり崩れるように倒れたか？
Position（体位）	立っていたか、座っていたか、横になっていたか？
Quality（性状）	回復時の症状は？ ・意識混濁→脳梗塞、てんかん発作など ・嘔吐・吐気・疲労→迷走神経反射
Radiation（放散痛）	外傷による痛みはないか？
Symptom（随伴症状）/ Situation（状況）	随伴症状の有無 ・吐気・顔面蒼白・発汗・立ちくらみ、めまい、ふらつき、視野狭窄など 失神直前の状況 ・風呂上がり、食後、咳、排便・排尿、立ち上がった瞬間など
Timing（タイミング）/ Time course（時間経過）	いつ失神し、どれくらい時間が経過したか？

Chapter 2 　一目でわかる！症状別対応フロー　｜　症例 05 ▶ 麻痺

麻痺を起こした患者が搬送されてきた

麻痺で緊急を要する病態は、くも膜下出血などの脳血管障害や、
低血糖による発作、大動脈解離などです。
まずこれらの生命にかかわる病態を推定して緊急対応を進めます。

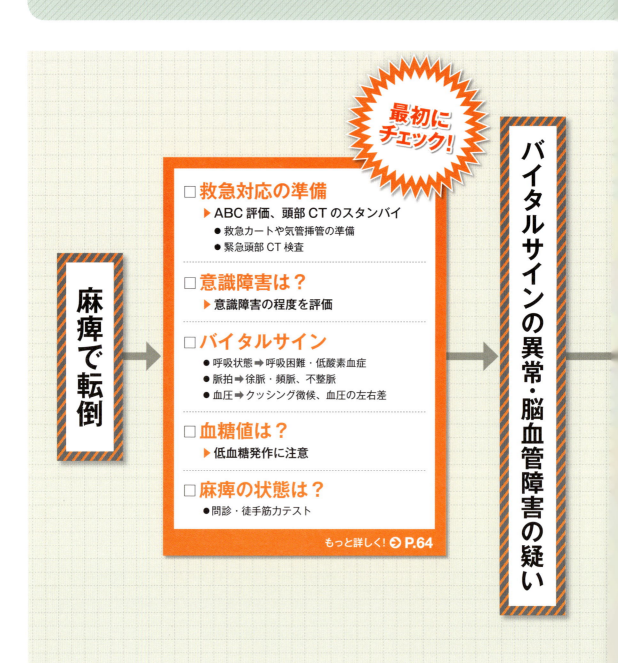

麻痺で転倒

最初にチェック！

- □ **救急対応の準備**
  - ▶ ABC 評価、頭部 CT のスタンバイ
    - 救急カートや気管挿管の準備
    - 緊急頭部 CT 検査

- □ **意識障害は？**
  - ▶ 意識障害の程度を評価

- □ **バイタルサイン**
  - 呼吸状態 ➡ 呼吸困難・低酸素血症
  - 脈拍 ➡ 徐脈・頻脈、不整脈
  - 血圧 ➡ クッシング徴候、血圧の左右差

- □ **血糖値は？**
  - ▶ 低血糖発作に注意

- □ **麻痺の状態は？**
  - 問診・徒手筋力テスト

もっと詳しく！ ➡ P.64

バイタルサインの異常・脳血管障害の疑い

起こっていることを見抜くポイント

- **POINT 1** 意識障害を合併していないか。
- **POINT 2** 呼吸・循環の異常を把握。
- **POINT 3** 麻痺の種類と程度を把握。
- **POINT 4** 主に神経所見から病変部位を推測。

見逃してはいけない緊急疾患

- ▶ 脳梗塞
- ▶ 脳内出血
- ▶ くも膜下出血
- ▶ 低血糖　など

もっと詳しく! ➡ P.67

【はい】

救急対応の流れと看護ポイント

バイタルサインの安定
▶ 気道確保 ▶ 呼吸管理 ▶ 循環管理

緊急頭部CT検査
▶ 脳出血がある場合 ▶ 脳出血がない場合

その他の緊急を要する病態
▶ 単純ヘルペス脳炎 ▶ 大動脈解離 ▶ 頸髄損傷

もっと詳しく! ➡ P.66

緊急度 判定ポイント

呼吸、循環の状態
▶ チェーンストークス呼吸 ➡ 頭蓋内の損傷　▶ 血圧の左右差 ➡ 大動脈解離

麻痺の原因・部位の推定
▶ 麻痺の障害部位と原因疾患　・上位運動ニューロン障害・下位運動ニューロン障害
　・神経筋接合部の障害・筋肉の疾患
▶ 麻痺の分類と病変部位　・単麻痺・片麻痺・対麻痺・四肢麻痺

もっと詳しく! ➡ P.65

【なし】

麻痺のフィジカルアセスメント・検査

▶ 問診
▶ フィジカルアセスメント

〈片麻痺の評価〉
- バレー徴候
- フーバー徴候
- 第5手指徴候

〈顔面麻痺の評価〉
- 動眼神経麻痺
- ホルネル症候群
- カーテン症候群

▶ 主な検査　・血液検査　・画像検査

もっと詳しく! ➡ P.68

→ 鑑別診断・疾患別治療

Chapter 2 ｜ 麻痺

最初にチェック！

POINT
- 意識状態とバイタルサインをチェック。
- 脳血管障害を想定し緊急頭部CTの手配を行う。
- 麻痺の状態、程度を問診、テストで確認。

救急対応の準備

ABC評価、頭部CTのスタンバイ

搬送の連絡があった場合、救急隊などから状況を聴取し、患者の大まかな状態をつかんでおきます。転倒した場合は頭部外傷なども念頭に置き、手早くABC評価ができる態勢を整えます。救急カートや気管挿管の準備、脳血管障害を想定した緊急頭部CT検査の手配などを行います。

意識障害は？

意識障害の程度を評価

患者の名前を呼び反応を確かめます。呼びかけに適切に返事ができない場合や反応をしない場合には、目が開くかどうかを確認します。大声で呼びかけたり揺さぶったりしても開眼しない時は、身体を動かしたり、痛み刺激を加えたりして運動反応を確認します。余裕があれば、JCSやGCSなどの基準で障害レベルを評価します。

JCS・GCS ➡ P.44〜45

バイタルサイン

呼吸状態をチェック

呼吸困難がないかを確認します。気道に詰まりがあれば吸引などの処置を行い、窒息の危険があれば気管挿管の準備をします。また採血を行い、血中のガス濃度を測定して、低酸素血症などを引き起こしていないかを確認します。

脈拍をチェック

脈拍を測定し、徐脈（60回/分以下）、頻脈（150回/分以上）などの危険な兆候がないか、触知の有無、左右差などをチェック。心電図をとり、脳塞栓につながりやすい心房細動の有無を確認します。脈拍がない場合は心肺蘇生を行います。

血圧をチェック

収縮期血圧上昇（180mmHg以上の高血圧）と強い徐脈が起こるクッシング徴候がみられる場合、意識障害と頭蓋内圧の急激な上昇による出血に注意します。血圧に左右差があれば、急性大動脈解離を疑います。

血糖値は？

低血糖発作に注意

脳血管障害が疑われる場合、必ず血糖値を測定します。低血糖発作時には、片麻痺や言語障害、意識障害などの脳卒中を示唆する症状を呈することが少なくないからです。

患者が麻痺を起こしている場合、簡易測定器などで迅速に血糖値を把握し、低血糖発作の可能性があるか把握することが大切です。

麻痺の状態は？

可能な範囲で麻痺をチェック

本人や周囲の人々から病歴や発症の際の様子をできるだけ詳しく聞き出します。また筋力の状態を実際にテストして確認します。様々な方法があるなかで、迅速に行えて客観的な判断がしやすいのが徒手筋力テストです。患者には個々の筋を収縮させた状態で保持させるようにして、検査者が筋を伸長する方向に力を加えて検査します。

徒手筋力テスト ➡ P.149

緊急度 判定ポイント

緊急を要する場合は、呼吸・循環の状態をまず把握します。さらに、麻痺の症状から原因疾患を推定できれば、緊急度をより正しく判定でき、その後の適切な鑑別・治療につながります。そのためにも、麻痺の分類や原因疾患を系統的に把握しておくことが大切です。

呼吸、循環の状態

緊急対応が必要な動悸では意識障害を伴うことが多く、特に呼吸と循環の状態把握が大切です。呼吸困難や過度な高血圧・低血圧など、バイタルサインの異常からある程度病態を推定します。

- 原因不明の頻呼吸に注意
- チェーンストークス呼吸 ➡ 頭蓋内の損傷
- 血圧の左右差 ➡ 大動脈解離

麻痺の原因・部位の推定

麻痺の原因は、神経解剖学的な障害部位の分類や麻痺の状態による分類から推測していきます。

麻痺の障害部位と原因疾患

障害部位	概要	疾患
上位運動ニューロン障害	大脳皮質から脳幹、脊髄、脊髄前角細胞までの神経経路に障害がある。筋が痙直しているが、萎縮または線維束攣縮がない。また感覚が時々変化し、筋伸展反射は亢進する。バビンスキー反射が見られる。	●脳血管障害 ●頭部外傷 ●脳腫瘍 ●多発性硬化症 ●ミエロパチー ●運動ニューロン疾患 ●ポリオ など
下位運動ニューロン障害	脊髄前角細胞から末梢部で筋につながる神経経路に障害がある。筋力が低下し、萎縮または線維束攣縮がある。感覚の変化があり、筋伸展反射は減弱または消失している。	●多発ニューロパチー ●ギラン・バレー症候群 ●糖尿病 ●アルコールによる多発性神経炎 ●絞扼性神経障害 ●外傷 ●フグ中毒 など
神経筋接合の障害	筋力は正常または低下し、萎縮または線維束攣縮がない。筋伸展反射は正常または減弱している。眼瞼下垂、複視がある。	●重症筋無力症 ●ランバート・イートン症候群 ●有機リン中毒 など
筋肉の疾患	筋力は正常で線維束攣縮がない。筋伸展反射は正常または減弱している。筋硬直が見られる。四肢の近位筋に左右対称な筋力低下が見られることもある。	●多発性肺炎 ●多発筋炎 ●筋ジストロフィー症 ●甲状腺疾患 ●周期性四肢麻痺 など

麻痺の分類と病変部位

	状態	病変部位と疾患
単麻痺	四肢のうち1肢だけの運動麻痺。	筋萎縮がなければ、脳血管障害（出血や梗塞）や腫瘍などの上位運動ニューロン障害、筋萎縮があれば、下位運動ニューロン障害を疑う。
片麻痺	上下肢の片側だけの運動麻痺。	内包付近の脳血管障害（出血や梗塞）が最も多い。大脳皮質、大脳白質、脳幹の障害の場合もある。外傷によって生じることもある。また、低血糖によって一時的に引き起こされる場合もある。
対麻痺	両方の下肢の運動麻痺。	脊髄障害が最も多い。痙性の場合は上位運動ニューロン障害、弛緩性の場合は下位運動ニューロン障害を疑う。また、突発性の場合は脊髄損傷や脊髄血管障害、慢性の場合は脳性麻痺、脊髄腫瘍、椎間板ヘルニア、慢性脊髄硬膜外腫瘍、脊髄空洞症、筋萎縮性側索硬化症が疑われる。なお、ギラン・バレー症候群、感染性脊髄炎、多発性硬化症、急性散在性脳脊髄炎などもこのタイプの麻痺を引き起こす。
四肢麻痺	両方の上下肢の運動麻痺。	脳幹や頸髄の病変（外傷、腫瘍、炎症、椎間板ヘルニア、後縦靱帯骨化症、頸椎管狭窄症、多発性硬化症など）が多い。大脳、末梢神経、神経筋接合部の病変の場合もある。完全に麻痺している場合はギラン・バレー症候群、頸髄病変が代謝性なら周期性四肢麻痺が疑われる。

救急対応の流れと看護ポイント

まずバイタルサインを安定させてから、緊急の頭部CT検査を行います。麻痺を呈する病態で緊急を要する脳血管障害、大動脈解離、ギラン・バレー症候群、単純ヘルペス脳炎などを想定しながら対応していきます。

STEP 1 バイタルサインの安定

意識障害を伴う場合は、麻痺の原因究明より蘇生処置が先決。バイタルサインを安定させることが重要です。

看護POINT

気道確保・呼吸管理

特に意識障害が進んでいる場合は、迅速なABC評価が大切です。まず適切な気道確保を行いますが、高血圧を伴う場合は気道確保の前に降圧薬・鎮静薬が必要なので、医師の指示を仰ぎます。

気道が確保できたら酸素マスクによる酸素投与、換気が不十分な場合は人工呼吸を行います。脳血管障害が疑われる場合は、常に出血や破裂の可能性を考慮することが大切です。

気管挿管の準備

咽頭反射消失などの症状がある場合は、気管挿管による気道確保の必要性が高まります。検査時の呼吸困難も考慮し、気管挿管の準備をしておきます。

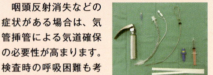

循環管理

血圧が低くショックの徴候があれば、静脈ラインを確保し、大量輸液や昇圧薬の投与を行います。出血性脳血管障害による過度の高血圧では、点滴による降圧療法も考慮します。

低血糖の場合

血糖値が低い場合は、低血糖発作に陥らないように早急にブドウ糖投与を行います。

STEP 2 緊急頭部CT検査

麻痺が認められる多くの症例、特に脳血管障害が疑われる場合は、頭部CT検査が必須。CT検査では、出血の有無と部位を特定します。

看護POINT

脳出血がある場合

CT検査で脳出血が認められた場合、血管の破裂部位が画像に白く映ります。脳内出血かくも膜下出血を特定し、治療に入ります。

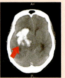

脳出血がない場合

脳出血がない場合は、脳梗塞を疑います。梗塞部位は画像に黒く映ります。急性期は、皮髄境界消失、レンズ核の不明瞭化、脳溝の消失がみられます。

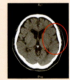

急性期脳梗塞の特徴がみられるCT像

その他の緊急を要する病態

単純ヘルペス脳炎	単純ヘルペスウイルス1型（HSV-1）によって引き起こされる脳炎。両側頭葉（海馬を含む）が出血壊死することもある。進行は比較的急速。
大動脈解離	3層構造の大動脈の中膜に、血流が入り、各層が解離してしまう疾患。麻痺症状は下肢に現れる。
頸髄損傷	外圧力によって頸椎が損傷を受け、その時内部の頸髄も損傷を受けた病態。

麻痺を起こした患者が搬送されてきた

見逃してはいけない 緊急疾患

麻痺を起こした患者でまず考えなくてはならない緊急疾患は、脳内出血・くも膜下出血・脳梗塞などの脳血管障害です。呼吸不全を呈するギラン・バレー症候群や急性大動脈解離などでもまれに片麻痺が起こるので、注意が必要です。

脳梗塞

脳内の血管が詰まることで血流が遮断され、脳組織が酸素欠乏や栄養不足に陥って壊死を起こす。**突然の激しい頭痛、意識障害、運動麻痺、感覚障害などを呈する。**診断には神経学的所見が重要だが、典型的な所見は片麻痺である。①アテローム血栓性脳梗塞、②心原性脳塞栓症、③ラクナ梗塞の3つに分類される。特に①②の大梗塞では、脳浮腫から脳ヘルニアを起こし、死に至ることも多い。

急変対応POINT
- 高度の意識障害や誤嚥合併がある場合は昏睡位（右側臥位）をとらせ、吐物除去、用手的気道確保、気管挿管、人工呼吸管理を適宜行う。
- 必要に応じて酸素投与する。
- 高血圧の処置は一部の例を除き、診断確定後に譲る。

脳内出血

脳内の血管が何らかの原因（多くは高血圧）で破れ、脳実質（大脳、小脳、脳幹）に出血を生じる。**頭痛、意識障害、運動麻痺、感覚障害などを呈する。**血腫が大きいと脳浮腫によって頭蓋内圧が高くなり、脳ヘルニアを起こす。脳ヘルニアが重度になると、脳幹部が圧迫され、呼吸や心機能が損なわれて死に至る。

急変対応POINT
- 気道と呼吸に問題があれば気道確保を行う。
- ただちに頭部CTで診断を確定する。
- 血圧管理を厳格に行う。降圧目標は、①収縮期血圧130mmHg未満、②平均血圧130mmHg未満、③前値の20%の降圧。

くも膜下出血

脳動脈瘤破裂、脳動静脈奇形からの出血、頭部外傷などにより、くも膜下に出血が起きた状態。遺伝的な素因も影響するといわれる。
突然の激しい頭痛、吐気、嘔吐などの他、血腫の大きさや部位により意識障害、運動麻痺、感覚障害が起こる。脳卒中の中でも致命率が高く、すぐに意識消失し突然死に至るケースも多い。

急変対応POINT
- 重症例では、ただちにマスクによる100%酸素投与とモニターを開始する。
- 再破裂予防に細心の注意を払いつつ、神経学的重症度を迅速に評価する。
- 末梢静脈路を確保して採血し、鎮痛、鎮静、血圧コントロールを行う。

低血糖

血糖値が正常域を外れて低くなる状態。糖尿病治療薬、アルコール摂取、抗不整脈などの薬剤など外因性、反応性低血糖の内因性で起こる。
低血糖症状には、**自律神経症状（顔面蒼白、冷汗、動悸、振戦など）と中枢神経症状（神経症候、意識障害、時に片麻痺など）**がある。

急変対応POINT
- 意識障害を認める時は、バイタルサインが安定してから、ただちに血糖値を測定する。
- 低血糖の場合は、静脈路を確保し50%ブドウ糖液40mL（小児は10〜20%を使用し、ブドウ糖0.5〜1g/kg）を静注。
- 頻回に血糖値を調べ、血糖値100mg/dL以上に保つ。

その他の疾患・病態

急性大動脈解離 → P.147　　脊髄損傷 → P.174　　単純ヘルペス脳炎　など

麻痺のフィジカルアセスメント・検査

麻痺の原因としては、大脳や神経の障害、また筋肉の損傷などが考えられます。バイタルサインが安定したら、詳細な問診やフィジカルアセスメント、検査を行って鑑別診断へと進めます。

問診

発生時の様子
- □ 突然の発症か、段階的な発症か
- □ 発症時の状況
- □ 外傷の有無

麻痺の性状
- □ 単麻痺、片麻痺、対麻痺、四肢麻痺の評価
- □ 麻痺の障害部位（上位運動ニューロン障害・下位運動ニューロン障害・神経筋接合部の障害・筋肉の疾患）
- □ 眼瞼下垂など顔面麻痺の評価

随伴症状
- □ 意識障害、頭痛、めまい、けいれん、発熱、嘔吐などはないか
- □ 構音障害や失語の症状はないか

既往歴など
- □ 高血圧、糖尿病、脂質異常症、心疾患、不整脈、脳血管障害など既往の有無
- □ 飲酒、喫煙などの生活歴
- □ 病前の日常生活動作（ADL）
- □ 家族の脳卒中既往歴
- □ 薬剤歴（糖尿病薬、抗血小板薬、抗凝固薬など）

フィジカルアセスメント

片麻痺の評価

バレー徴候

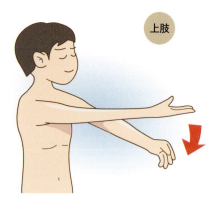

上肢 / 下肢

【手順】
1. 手のひらを上に向けた状態で両腕を前方に水平に出すように指示。
2. 目を閉じて①の状態を維持する。

【徴候】
障害がある側の腕は内側を向き、次第に落ちてくる。

【手順】
1. 腹這いの状態で足を伸ばし、股関節部が135度になるように開く。
2. ①の状態をしばらく維持する。

【徴候】
障害のある側の足が、自然に落下してくる。

フーバー徴候

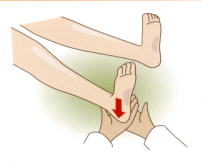

【手順】
① 患者の両踵を検者の手のひらの上に乗せる。
② 片足ずつ上に上げる。

【徴候】
障害のある側の足を上げた時に健康な足側の踵に力が加わり、検者の手のひらを強く圧迫する。

第5手指徴候

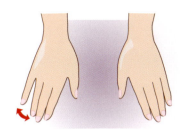

【手順】
① 手のひらを下にして、腕と手を水平に前方に伸ばすように出す。

【徴候】
片麻痺がある側の腕の第5手指が外側に離れる。

顔面麻痺の評価

動眼神経麻痺

眼瞼下垂が認められます。また、外眼筋麻痺、対光反射の消失、調節反射の消失などが起こります。随伴症状として、散瞳、患側眼球の軽度の外下方偏位、内・上・下転障害が見られます。

ホルネル症候群

眼瞼下垂、眼裂狭小、縮瞳が認められ、まれには、虹彩異色症なども現れます。随伴症状としては、顔面半側の発汗低下など。

カーテン症候群

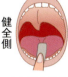

「あぁーっ」と発声させて、軟口蓋や咽頭の観察をします。障害があると、健全な側の軟口蓋に挙上が見られますが、咽頭後壁の筋が麻痺している場合には、障害側の後壁が健全側に引っ張られる徴候が現れます。

主な検査

血液検査	血算、生化学、凝固能検査を行います。血液の諸検査によって、糖尿病、膠原病などの自己免疫疾患、電解質異常、感染症、炎症性疾患など、麻痺症状を呈する疾患の関与を評価します。
画像検査	〈頭部CT検査〉 脳血管障害を疑う際に、出血か梗塞かの診断に必須の検査です。 〈脳MRI検査〉 より正確な脳梗塞の診断ができますが、バイタルサインの安定が検査の前提となります。 〈胸部単純X線検査〉 誤嚥の可能性がある時などに撮影します。気管挿管やNGチューブ挿入の必要がある際は、それらの処置が終わってから検査を行います。

Chapter 2 | 一目でわかる！症状別対応フロー | 症例06 ▶ 頭痛

激しい頭痛を訴えている

頭痛は日常的に訴えられることが多い症状で、その原因は心因的な軽いものから、生命にかかわる脳疾患まで実に様々。頭痛を訴える患者の救急処置では、最も重症のくも膜下出血をまず疑い、優先順位をつけて致死的疾患を見落とさないことが大切です。

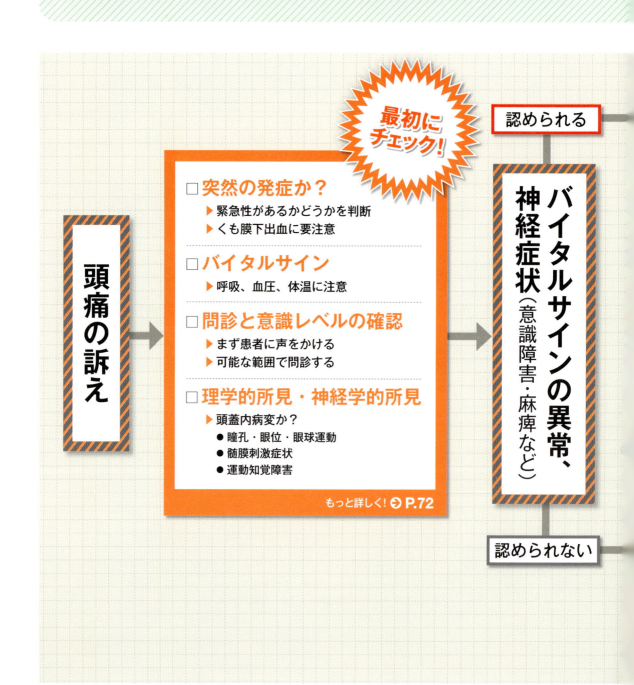

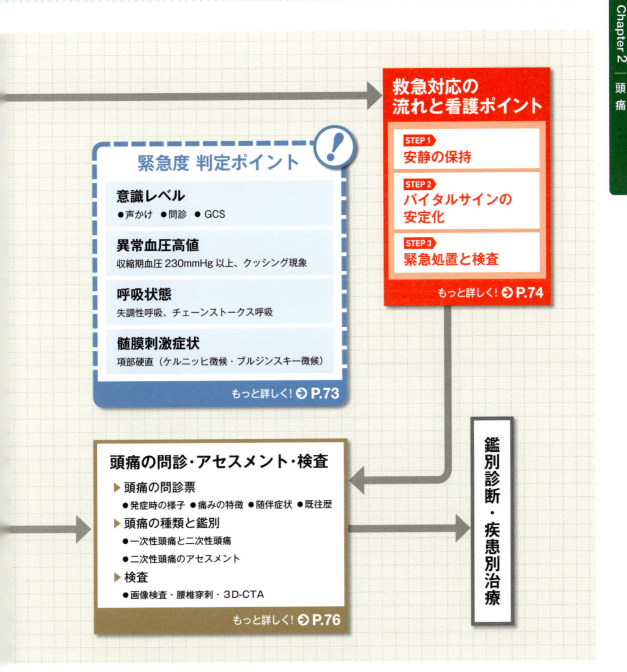

最初にチェック！

POINT
- まず問診で発症時の状態と既往歴（生活習慣を含む）情報を収集します。
- バイタルサインを手早く測定して、異常があれば即刻ドクターコール。
- 患者の全身をチェック。頭痛の原因は頭部にあるとは限りません。

突然の発症か？

緊急性があるかどうかを判断

急性発症の頭痛の原因には生命予後に影響する器質性疾患が多く存在します。高血圧や発熱などのバイタルサインの異常、意識障害や麻痺、嘔吐などの神経学的異常所見を認めた時は重症化を見越した迅速な対応が望まれます。

くも膜下出血に要注意

とくに、「後頭部を殴られたような、これまでに経験したことのない突然の痛み」という訴えや、脈圧の拡大（クッシング（Cushing）現象）、けいれん、項部硬直、ケルニッヒ（Kernig）徴候などを認めたら、くも膜下出血の疑いがあります。

バイタルサイン

呼吸、血圧、体温に注意

- **血圧をチェック** 頭蓋内圧が亢進すると脳血流量を保つ自動調節能が働き、1回拍出量を増加させるため血圧が上昇します。ただし、痛みやストレスでも一時的な血圧上昇は見られるので、患者の様子をしっかり観察しましょう。
- **体温をチェック** 発熱がみられたら感染症（髄膜炎、脳炎など）を検索します。視野障害、項部硬直、ケルニッヒ（Kernig）徴候など、全身状態から得られる情報にも注意してください。
- **呼吸をチェック** 中枢性呼吸障害による高度意識障害に注意。患者の意識レベルが低い場合は、浅い呼吸や深い呼吸、無呼吸など、不規則な呼吸に要注意です。また、気道閉塞を避けるため、舌根沈下があれば側臥位から気道確保まで至急に対処します。
- **心拍をチェック** 頭蓋内圧亢進に対抗する高血圧に伴う徐脈傾向に注意します。

問診と意識レベルの確認

まず患者に声をかけて反応を確認

「お名前は？」など一般情報で患者の意識レベルを確認します。その状態に応じて可能な限り問診から情報を得るよう努力しましょう。患者に意識がない場合は付添者からの情報も収集します。

- □ いつ痛み始めたか？
- □ 急に痛くなったのか？
- □ どの部分が痛むか？（目の奥、額、耳の上など）
- □ どんな痛みか？（ズキズキ、締め付けられる感じなど）
- □ 以前にも同じ痛みがあったか？
- □ よく頭痛が起こる方か？
- □ 来院手段は？（徒歩、車など）

理学的所見・神経学的所見

頭蓋内病変か？

- **瞳孔・眼位・眼球運動**
  視野・視力障害をチェック。瞳孔径の左右差、対光反射の有無、共同偏視・眼振の有無、散瞳・縮瞳、羞明など。急性緑内障による頭痛は放置すると失明の危険。
- **髄膜刺激症状**
  重篤な頭蓋内出血をチェック。項部硬直、ケルニッヒ（Kernig）徴候、局部に限局した疼痛、悪心・嘔吐など。
- **運動知覚障害**
  障害部位と障害の程度をチェック。

項部硬直、ケルニッヒ徴候 ➡ P.73

激しい頭痛を訴えている

緊急度 判定ポイント

頭痛で緊急度・重症度の高い疾患は、くも膜下出血、頭蓋内出血、大動脈解離や急性脳梗塞などです。まずは最も危険度の高いくも膜下出血を念頭に置き、意識レベルやバイタルサインから緊急疾患の徴候を見落とさないように心がけましょう。

意識レベル

まず声かけにより反応を確認。さらに、名前、性別、年齢など、簡単な質問に答えてもらうことで意識レベルを測ることができます。頭蓋内出血など重篤な疾患が疑われる場合はGCS(グラスゴー・コーマ・スケール)を詳細にとっておきましょう。　GCS ➡ P.45

- 声かけや簡単な質問で迅速に意識レベルを確認
- 状態によってはGCSをチェック

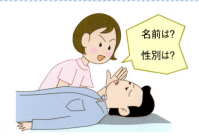
名前は？ 性別は？
質問しながら意識レベルを確認

異常血圧高値

収縮期血圧230mmHg以上の血圧高値は即刻治療を要します。血圧上昇に伴う徐脈傾向から脈圧の拡大(クッシング(Cushing)現象)が見られた場合は、くも膜下出血などによる頭蓋内圧亢進を疑います。速やかにドクターコールしましょう。

- 収縮期血圧230mmHg以上は要注意
- クッシング現象はくも膜下出血を疑う

呼吸状態

失調性呼吸、チェーンストークス呼吸、ため息呼吸など、中枢性呼吸障害に特徴的な呼吸状態は危険信号。舌根沈下や低換気を認めたら速やかに気道を確保します。パルスオキシメータなどでモニタリングします。

- 舌根沈下・低換気 ➡ 早急に気道確保

髄膜刺激症状

発熱、項部硬直、麻痺、羞明、めまいなどに注意しましょう。また中枢性過高熱(胸から上は高熱ながら四肢はひんやりしている)は視床下部の体温中枢の障害によるもので、頭蓋内圧亢進を招きます。

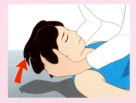
項部硬直
項部に手を当てて頭を前屈させるように持ち上げると、項部の筋肉が緊張して抵抗が生じる。

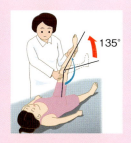
ケルニッヒ(Kernig)徴候
仰臥位で90度に曲げた足を伸展していく際、135度以上伸展できず苦痛を伴う。

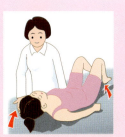
ブルジンスキー(Brudzinski)徴候
仰臥位(両下肢を伸展)で頭部を前屈させた際に、股関節・膝関節が屈曲し、疼痛を伴う。

救急対応の流れと看護ポイント

頭痛に遭遇することはさほど珍しいことではありません。その原因は頭部に限局するものは少なく、患者の全身状態に気を配る必要があります。軽症に見えても頭蓋内に重篤な病態が潜んでいることもあり、対応を間違えると生命にかかわる重大な問題を起こしかねません。

STEP 1 安静の保持

頭部の屈曲や伸展がない限り仰臥位で安静を保持します（15～30°頭高位）。くも膜下出血などの重篤な疾患が疑われる場合は、移動時も含めて絶対安静とします。悪心・嘔吐があれば側臥位にして吐物を処理し誤嚥を予防します。側臥位は気道閉塞を招く舌根沈下に対しても効果があります。

看護POINT

脳動脈瘤破裂や頭蓋内圧亢進を避けるため、診断がつくまでは軽度頭高位を維持。大規模な外出血や内出血がある場合は虚血に注意して状況に応じて対応します。

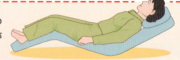

15～30°の頭位挙上にし、移動時は振動をあたえず、患者さんを力ませないように！

STEP 2 バイタルサインの安定化

心拍、血圧、呼吸、体温など、バイタルサインを安定化することで、真の病態が導き出されます。また、状態を安定させれば患者も落ち着き（場合によって鎮静剤の使用も考慮します）、治療に協力的になります。

患者の意識レベルが低い場合（GCS 8以下）には積極的な気道確保も必要になるでしょう。

看護POINT

- 呼吸回数、心拍数、発汗などをチェック
- 意識レベルの低下 ➡ 気道確保の考慮

STEP 3 緊急処置と検査

呼吸障害の場合

呼吸に問題がある場合、パルスオキシメータや心電計を装着して低酸素状態をモニタリングします。酸素飽和度が低下した場合の対応では、カニューレによる酸素投与、バッグ・バルブ・マスクによる補助呼吸、さらには気管挿管のうえ人工呼吸も行われます。

けいれんを伴う場合

けいれんは再出血を招く恐れがあります。抗けいれん薬を使用します。

高血圧の場合

高血圧で注意しなければならないのは、くも膜下出血や脳出血の再破裂・再出血。移動時も含めて絶対安静を維持します。画像検査は頭部CTや三次元-CTアンギオグラフィ（3D-CTA）など。降圧薬が処方されます。

画像診断で判断できない場合

画像診断では明確に診断がつかない場合は腰椎穿刺などで髄液を調べます。血性髄液を認めればくも膜下出血の確定診断となります。

一次性頭痛の緊急処置

まずは鎮静を図り、アセトアミノフェンやNSAIDsなど一般的な鎮痛薬を処方します。

看護POINT

- 検査時には患者のそばに付き添い、不安の軽減に努める
- 検査前後に変化がないか、患者の状態をしっかり観察する

見逃してはいけない 緊急疾患

重症度の高い二次性頭痛（症候性頭痛）には、くも膜下出血、脳内出血、脳梗塞といった脳血管障害や、髄膜炎、脳腫瘍などがあります。救急対応では、まず重症度の高い疾患を見逃さず、患者の状態を最適に維持して専門治療へとつなげます。

くも膜下出血

脳動脈瘤破裂、脳動静脈奇形からの出血、頭部外傷などにより、くも膜下に出血が起きた状態。遺伝的な素因も影響するといわれる。
突然の激しい頭痛、吐気、嘔吐などの他、血腫の大きさや部位により意識障害、運動麻痺、感覚障害が起こる。脳卒中の中でも致命率が高く、すぐに意識消失し突然死に至るケースも多い。

急変対応POINT
- 重症例では、ただちにマスクによる100%酸素投与とモニターを開始する。
- 再破裂予防に細心の注意を払いつつ、神経学的重症度を迅速に評価する。
- 末梢静脈路を確保して採血し、鎮痛、鎮静、血圧コントロールを行う。

脳内出血

脳内の血管が何らかの原因（多くは高血圧）で破れ、脳実質（大脳、小脳、脳幹）に出血を生じる。頭痛、意識障害、運動麻痺、感覚障害などを呈する。血腫が大きいと脳浮腫によって頭蓋内圧が高くなり、脳ヘルニアを起こす。脳ヘルニアが重度になると、脳幹部が圧迫され、呼吸や心機能が損なわれて死に至る。

急変対応POINT
- 気道と呼吸に問題があれば気道確保を行う。
- ただちに頭部CTで診断を確定する。
- 血圧管理を厳格に行う。降圧目標は、①収縮期血圧130mmHg未満、②平均血圧130mmHg未満、③前値の20%の降圧。

脳梗塞

脳内の血管が詰まることで血流が遮断され、脳組織が酸素欠乏や栄養不足に陥って壊死を起こす。突然の激しい頭痛、意識障害、運動麻痺、感覚障害などを呈する。
①アテローム血栓性脳梗塞、②心原性脳塞栓症、③ラクナ梗塞の3つに分類される。特に①②の大梗塞では、脳浮腫から脳ヘルニアを起こし、死に至ることも多い。

急変対応POINT
- 高度の意識障害や誤嚥合併がある場合は昏睡位（右側臥位）をとらせ、吐物除去、用手的気道確保、気管挿管、人工呼吸管理を適宜行う。
- 必要に応じて酸素投与する。
- 高血圧の処置は一部の例を除き、診断確定後に譲る。

髄膜炎

細菌やウイルスが血管内に侵入して髄膜に到達し、炎症を起こす。乳幼児に発症が多い。発熱、頭痛、嘔吐で始まり24時間以内に髄膜刺激症状（頸の前屈で痛みを生じる）が現れ、けいれんを伴うこともある。
乳児では泣き声がかん高くなり、大泉門（前頭部にある頭蓋骨の隙間）が膨らむ。

急変対応POINT
- バイタルサインを確認し、敗血症からショックや呼吸障害を伴っている場合は、救急処置をただちに開始。
- 同時に、専門医へのコンサルテーションを想定し、抗菌薬・抗ウイルス薬・ステロイド薬の投与を開始する。

その他の疾患・病態

脳腫瘍 ➡ P.83　慢性硬膜下血腫、特発性頭蓋内圧亢進症 など

頭痛の問診・アセスメント・検査

頭痛を訴える患者に対しては、たとえ軽症に見えても慎重かつ十分な問診を心がけます。その訴えの裏付けとなるのがフィジカルアセスメントで得られた情報です。視診・触診・聴診・打診といった直接患者に触れる行為は、患者と医療者の信頼関係に強く影響します。

頭痛の問診票

問診にあたっては、まずごく簡単な一般質問に答えてもらい、意識レベルを確認します。自分の名前や年齢、性別のほか、当日の日付、来院の目的など、リラックスできるよう落ち着いて尋ねましょう。意識レベルが確認できたら、具体的なアセスメント内容に入ります。

発症時の様子

☐ 痛み始めたのはいつですか？

☐ その時何をしていましたか？
- 寝ていた ・本を読んでいた ・歩いていた
- 走っていた ・重い物を持ち上げた
- テレビを見ていた ・急に立ち上がった
- その他（　　　　　　）

☐ 突然激しく痛くなりましたか？
- いきなり痛くなった ・数秒で痛みが激しくなった

☐ 少しずつ痛みが強くなりましたか？
- 数分のうちに痛みが強くなった
- ずっと痛くて今が一番痛い
- 時々軽くなるがすぐ痛くなる

☐ 頭を強く打っていませんか？
- 仰向けに倒れた？ ・柱にぶつかった？
- 重いものが落ちてきた

☐ 痛みはずっと続いていますか？
- ずっと同じ痛さ ・時々軽くなる
- だんだん強くなる ・その他（　　　）

☐ 頭のどこが痛みますか？
- 目の奥 ・額 ・耳の上 ・後頭部 ・首の後ろ
- その他（　　　　　　　　　）

痛みの特徴

☐ その痛みを言葉で表すと？
- ☐ ズキズキする ☐ ガンガンする
- ☐ 頭が締めつけられる ☐ 割れるようだ
- ☐ 何かで殴られたようだ ☐ その他（　　　）

☐ 最高を10として最初の痛さはどれくらいでしたか？

☐ 今の痛さはどれくらいですか？

☐ これまでにこういう痛みを経験したことがありますか？

☐ 動作(姿勢)により痛みが強くなりますか？

☐ 動作(姿勢)により痛みが軽くなりますか？

随伴症状

☐ 発症してからこれまでに起こった症状は？
- 吐気 ・嘔吐 ・めまい ・発汗 ・ふらつき
- 発熱 ・けいれん ・涙が出る ・光がまぶしい
- かすんで見える ・言葉が出ない ・肩がこる
- (手・足)がしびれる ・力が入らない
- その他

既往歴

☐ よく頭痛がする方ですか？

☐ これまでに以下の病気で医師の治療を受けたことがありますか？
- 脳卒中 ・高血圧 ・副鼻腔炎
- 膠原病 ・悪性腫瘍
- 緑内障 ・外科手術

☐ いつも飲んでいる薬はありますか？

☐ ご家族に以下の病気にかかった方はいませんか？
- 脳卒中 ・高血圧 ・副鼻腔炎 ・膠原病
- 悪性腫瘍 ・緑内障 ・外科手術

激しい頭痛を訴えている

頭痛の種類と鑑別

一次性頭痛と二次性頭痛

　頭痛には大きく分けて「機能性」と「器質性」があります。機能性頭痛は一次性頭痛とも呼ばれますが、明確な原因がわからず画像検査その他の検査でもはっきりした異常が認められないものです。慢性の頭痛はほとんどこのタイプで、良性の転帰をとり、対症療法が主流です。一方、器質性頭痛は二次性頭痛とも呼ばれ、何らかの疾患が頭痛の原因として認められるものです。最も重いものは「くも膜下出血」「脳出血」「脳大動脈解離」「髄膜炎」など生命にかかわる疾患で、迅速な鑑別と対処が必要です。

　一次性か二次性かを鑑別するには画像診断や髄液検査が確実ですが、一刻を争う事態ではそれらを待っているわけにはいきません。

二次性頭痛のアセスメント

1. 突然発症（痛みのピークまで短時間。5分以内は要注意）
2. どんどん痛みが強くなる
3. これまでで最悪の痛み
4. 悪心を伴う
5. いつもと違う
6. 回数が増えて痛みも強くなった
7. 50歳になって初めて感じた
8. 四肢の脱力や意識障害がある
9. 発熱、項部硬直、髄膜刺激症状がある

上記のどれかに該当したら、重篤性を考慮します。さらに

以上のように、問診やアセスメントで得られた情報で危険な頭痛を見つけ出す訓練をしておきましょう。

検査

画像検査

● 頭部CT

　発症後24時間以内なら、くも膜下出血の診断率90%以上とされます。急性期の画像検査では第一選択です。迅速な対応（秒単位）ができ、精度も高く便利な診断機器ですが、放射線被ばくも高いため、妊婦や小児の患者では注意が必要です。最新鋭機（320列以上）では撮像時間が大幅に短縮され、放射線被ばくも低減されています。造影剤も安全性の高いものが開発されています。

● MRI

　放射線被ばくもなく、安全な診断機器といえます。軟部組織をとらえやすく、様々な撮像方法（T1強調、T2強調、FLAIRなど）があるので、観察対象に合わせやすいという利点があります。ただし、撮像に時間がかかり（数十分単位）、非常に狭い空間に長時間身体を拘束されることは、頭痛を持った患者には辛い検査かもしれません。

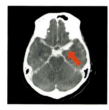
頭部CTで撮影した「くも膜下出血」

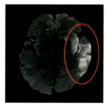
MRIで撮影した「脳梗塞」

● 腰椎穿刺

　画像検査で明確な診断がつかない場合に、直接髄液を採取して調べるための手技です。腰椎の隙間に穿刺針を刺入します。得られた髄液が血性ならば「くも膜下出血」の診断が確定します。また、黄色いキサントクロミーの場合は発症後数日〜数週間経過していることがわかります。

● 3D-CTA

　三次元CTアンギオグラフィの略称です。造影剤とCT装置とコンピューターソフトを組み合わせ、立体的に手にとるように脳の血管を観察できます。脳動脈瘤の診断では80〜90%以上の精度が期待できます。

Chapter 2 　一目でわかる！症状別対応フロー｜症例 07 ▶ めまい

めまいが激しく、吐き気がすると訴えている

めまいを訴える患者の多くは軽症疾患であることが多いもの。しかし、急性脳血管障害を含む中枢性めまいと急性心血管障害によるめまいでは、まれに致死的であったり機能障害を残す場合があります。

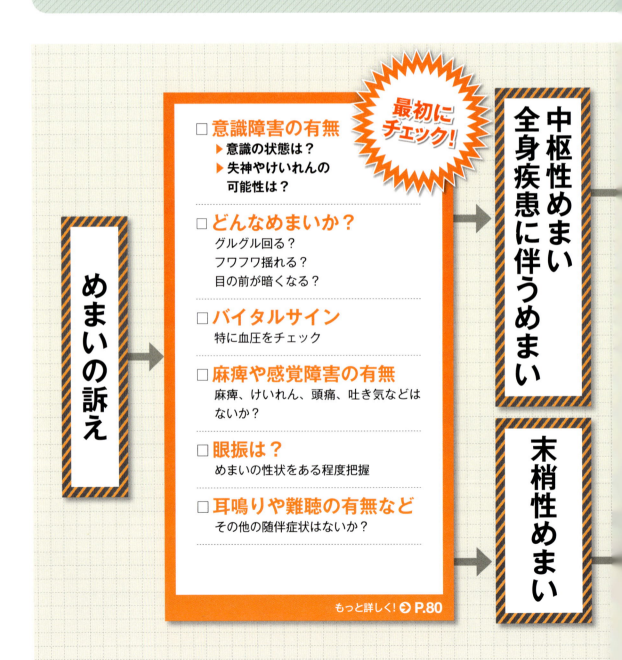

めまいの訴え →

最初にチェック！

- □ **意識障害の有無**
  - ▶ 意識の状態は？
  - ▶ 失神やけいれんの可能性は？

- □ **どんなめまいか？**
  - グルグル回る？
  - フワフワ揺れる？
  - 目の前が暗くなる？

- □ **バイタルサイン**
  - 特に血圧をチェック

- □ **麻痺や感覚障害の有無**
  - 麻痺、けいれん、頭痛、吐き気などはないか？

- □ **眼振は？**
  - めまいの性状をある程度把握

- □ **耳鳴りや難聴の有無など**
  - その他の随伴症状はないか？

もっと詳しく！ ▶ P.80

→ **中枢性めまい／全身疾患に伴うめまい**

→ **末梢性めまい**

起こっていることを見抜くポイント

- **POINT 1** 急性脳血管障害と急性心血管障害によるめまいを見逃さない
- **POINT 2** 意識障害が伴わないかをまず確認
- **POINT 3** 麻痺など中枢神経症状がないか確認
- **POINT 4** めまいのタイプを適切に判断する

見逃してはいけない緊急疾患

- ▶ 脳血管障害
- ▶ 椎骨脳底動脈循環不全
- ▶ 突発性難聴
- ▶ 脳腫瘍　など

もっと詳しく! ➡ P.83

救急対応の流れと看護ポイント

安静を保ち、必要に応じて
気道確保・酸素投与・静脈路確保

【中枢性めまい】
急性脳血管障害や脳腫瘍の疑い

頭部CT検査　頭部MRI・MRA検査

【全身疾患に伴うめまい】
急性冠症候群や不整脈発作の疑い

症状軽減のための薬剤投与

もっと詳しく! ➡ P.82

緊急度 判定ポイント

- **意識障害**　脳血管障害による中枢性めまいを疑う
- **血圧の異常**　著明な低血圧は心血管障害、著明な高血圧は脳血管障害を疑う
- **既往歴**　脳血管障害、頭部外傷、高血圧など

もっと詳しく! ➡ P.82

めまいのフィジカルアセスメント

- ●めまいの問診票
- ●めまいをきたす疾患
- ●めまいの神経学的診察
- ●BPPV（良性発作性頭位めまい症）

もっと詳しく! ➡ P.84

鑑別診断・疾患別治療

Chapter 2　一目でわかる！症状別対応フロー｜症例 07 ▶ めまい

最初にチェック！

- 中枢性めまいと失神性めまいを見逃さない。
- 著明な低血圧 ➡ 心血管障害？　著明な高血圧 ➡ 脳出血？
- 麻痺、けいれん、眼振、耳鳴りなどの随伴症状はないか？

意識障害の有無

過去、現在の意識状態を確認

　重篤な疾患（脳血管・循環器疾患など）の可能性のある中枢性、失神性めまいかどうかの判定が先決。患者がめまいを起こす前後の意識状態の変化、GCSやJCSで意識障害の有無・程度を判定し医師に伝えます。

　バイタルサインの計測は間隔を置きながら行い、患者の変調や随伴症状に注意を払います。意識障害を伴うめまいは急性脳血管障害の可能性があるので、臥位の状態で安静を維持し、早急に頭部CT検査が必要。

JCS・GCS ➡ P.44〜45

失神やけいれんと区別する

　患者の主訴が「めまい」であっても、めまいとは別の症状であることがあります。めまいとよく混同される症状は、失神とけいれん。失神は発作的に起きる一過性の意識消失で、発作の後に意識は回復します。

　一般的には、失神やけいれんも後遺症や意識障害を残しませんが、発作前後には、めまい症状を生じたり、残したりすることがあります。

> **めまいの定義**　めまいは、目が回るような感覚で、平衡を保てない状態の総称です。外部からの入力情報と予測される感覚パターンとの間での感覚系の混乱に起因します。

どんなめまいか？

めまいの性状をチェック

　めまいは回転性か浮動感のあるフワフワしたものか、あるいはふらふらするのか？
　単発（脳血管障害、突発性難聴など）で起こるのか、反復して（全身疾患に伴うめまい、メニエール病など）起こるのか、一定の頭位や姿勢をとった時（小脳疾患、良性発作性頭位めまい症など）に起こるのか？
　さらにめまいの持続時間などの性状を把握します。

●めまいの性状は？

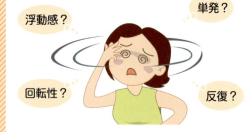

浮動感？　単発？　回転性？　反復？

めまいの原因は？

　原因からめまいを分類すると、全身疾患に伴うめまいと前庭経路の障害に伴うめまい（末梢性・中枢性）があります。
　全身疾患に伴うめまいでは急性冠症候群や不整脈などの心血管障害、中枢性めまいでは脳出血や脳梗塞などの脳血管障害が緊急を要する原因です。
　めまいの原因は、問診や身体所見などから鑑別していきます。

バイタルサイン

特に血圧をチェック

　症状が一見穏やかでも、めまいの原因が特定できない時は、バイタルサインを経時的にチェックし、変調に気をつけます。

　血圧の高低や不整脈・頻脈・徐脈の徴候には十分な観察が必要です。明らかな低血圧症状がある場合は、心血管障害の可能性があり、逆に著明な高血圧の場合は、脳出血を疑います。また、徐脈も要注意で、「緊急」のシグナルの1つです。

めまいが激しく、吐き気がすると訴えている

麻痺や感覚障害の有無

中枢神経症状はないか？

めまいの鑑別では、重篤な疾患の取りこぼしをなくすことが重要です。中枢性めまいかどうかの判定を重視し、患者に現れる神経症状をできるだけ早く把握するため、次のような点を確認します。

・手足に現れる麻痺やけいれん症状の確認
・意識障害の有無の確認

また、頭痛や吐き気、嘔吐、失禁なども中枢神経の障害に起因する場合があります。患者本人に確認がとれない場合には、次のような対応が必要です。

・初期の段階で患者や周囲の人に聴取を求める
・経過を注意深く観察

● 中枢神経症状に注意

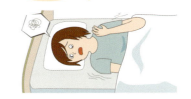

眼振は？

眼振の見方

眼振には、眼球運動だけでなく、目や脳、神経系統の疾患からの特異な動きが現れるので、末梢性めまいと中枢性めまいの鑑別がある程度可能となります。

往復運動の様式からは、振子様眼振（一定の往復運動）と衝動性眼振（一方へは緩やか、他方へは速く動く）、方向からは、水平性・垂直性・回旋性に分けられます。

● 眼振の記載法

注視性眼振は見る方向を定めた時に起こり、自発性眼振は注視しなくても起こる眼振です。検査結果の記載は六角形の図に、それぞれ決められた記号で行います。記号は4種類あり、眼振の「有無」「方向」「振幅」「頻度」の程度を表します。

● 末梢性めまいと中枢性めまいの比較

	末梢性めまい	中枢性めまい
眼振	回旋性がほとんど 一側方注視眼振	垂直性、水平性、回旋性など 両側方注視眼振
めまいの時間性	突発的、同期的	持続的
耳鳴りや難聴	内耳性→あり　前庭性→なし	ほとんどなし
脳神経障害	伴わない	伴うことが多い

耳鳴りや難聴の有無など

蝸牛症状がないかチェック

蝸牛症状の有無のチェックも重要です。耳鳴りや難聴の症状がある場合は、内耳から脳幹までの障害が疑われます。一過性であっても、他の随伴症状に神経学的な異常所見（視野欠損・複視・構音障害など）が見受けられる場合は、急性期脳血管障害を疑います。

耳鳴りや難聴は患者の不安を増幅します。不安を抱かせないような対応を心がけましょう。

その他の随伴症状は？

めまいによくある随伴症状は、嘔吐、悪心など。随伴症状のチェックは、めまいのタイプ（末梢性・中枢性・その他）判定に役立ちます。バイタルサインの変調にも気をつけ、血圧の低下などには特に注意を払います。

緊急度 判定ポイント

めまいで最も注意しなければならないのが、原因疾患が脳血管障害や循環器疾患の場合。原因が鑑別できない状態では、患者を臥位の状態で安定させておくことが大切になります。

意識障害

意識障害を伴っている場合は、脳血管障害による中枢性めまいを疑います。失神やけいれんなども含めて意識消失がなかったかと、現在の意識状態を把握します。意識障害に著明な高血圧が伴えば、脳血管障害の危険性は高まります。たとえ軽度でも意識障害を認めた場合は、医師に報告します。

- 意識障害 ➡ 脳血管障害
- 高血圧が伴えばさらに注意

血圧の異常

著明な低血圧は、心血管障害によるめまいを疑います。血圧の低下と急激なヘモグロビン低下が伴う場合は、出血性ショックが考えられるので緊急処置が必要となります。

著明な高血圧は、脳出血などの脳血管障害による中枢性めまいを疑います。

- 著明な低血圧 ➡ 心血管障害
- 著明な高血圧 ➡ 脳血管障害

既往歴

既往歴の聴取も重要な判定ポイントです。

- 高血圧は？
  ➡ 高血圧による浮動感
  ➡ 脳浮腫による浮動性めまい
  ➡ 降圧薬による起立性低血圧
- 頭部外傷・脳血管障害は？
  ➡ 浮動性・回転性めまい
  ➡ 脳血管障害後の慢性的めまい
- 胃潰瘍・十二指腸潰瘍は？
  ➡ 消化管出血による貧血

救急対応の流れと看護ポイント

めまいの原因がはっきりするまでは臥位で絶対安静。必要に応じて施す気道確保・酸素投与・静脈路確保の処理も臥位・安静を維持しつつ行います。

中枢性めまい

急性脳血管障害や脳腫瘍の疑い

頭部CT検査　頭部MRI・MRA検査

中枢性めまいで、意識障害がある時は急性脳血管障害を疑います。安静を維持しつつ、頭部CT検査を行います。CT検査で疑いが残る場合は引き続き、頭部MRI・MRA検査を行う必要があります。

全身疾患に伴うめまい

急性冠症候群や不整脈発作の疑い

症状軽減のための薬剤投与

めまいや吐き気・嘔吐が激しい場合は、とりあえず症状を軽減するために薬剤投与を行います。
めまい軽減には炭酸水素ナトリウム（メイロン）、吐き気・嘔吐にはジアゼパム（セルシン）などを使います。

めまいが激しく、吐き気がすると訴えている

見逃してはいけない 緊急疾患

めまいを伴う重篤な疾患は、脳血管障害（中枢性めまい）と心血管障害（失神性めまい）に大別されます。また命にはかかわらないものの、永久的な難聴を起こす可能性のある突発性難聴も見逃してはならない疾患です。

脳血管障害

　脳動脈に破綻が生じて脳血流が低下する状態。脳動脈が閉塞する「脳梗塞（P.41）」、脳動脈が破れ脳実質に出血する「脳内出血（P.41）」、脳表面のくも膜下腔に出血する「くも膜下出血（P.41）」がある。
　本症によるめまいは、「ものが二重に見える、手足のしびれや震え」などの症状を伴って通常数時間、短くとも数十分間続く。

急変対応 POINT
- 気道・呼吸・循環を確保し、脳血流を維持する。
- 血圧、心電図、酸素飽和度のモニターを開始する。
- 脳内出血が疑われる時は、頭部CTにて出血を確認する。
- 末梢静脈路を確保して採血し、鎮痛、鎮静、血圧コントロールを行う。

椎骨脳底動脈循環不全

　頸部を通る椎骨脳底動脈が狭くなり、血流が低下して一過性脳虚血発作を起こした状態。首を回す、伸びをする、体位を変えるなどで回転性のめまいが数分〜数時間出現する。
　めまいは目がかすむ・気が遠のく・悪心・手足のしびれを伴うことがある。先天的または後天的な椎骨脳底動脈の狭窄、頸椎の変形などに起因する。

急変対応 POINT
- 気道・呼吸・循環を維持する。
- 類似の疾患（脳血管障害、良性発作性頭位めまい、頸性めまいなど）との鑑別のため画像検査を行う。
- 血管を確保し、循環改善薬を投与する。

突発性難聴

　突然に高度な難聴が発生する病気。難聴は一側性が多いが、両側性もある。難聴と同時または前後して、耳鳴りやめまいが起きることが多い。
　めまいは難聴の発生と同時では回転性、発生後では浮動感やふらつきが多い。また、めまいを伴う例では伴わない例よりも難聴の予後が悪くなる。

急変対応 POINT
- 突然の難聴、単発のめまい発作で本症を疑う。
- 画像診断を行い、類似の疾患（メニエール病、脳腫瘍など）との鑑別を待つ。
- 血管を確保し、内耳の循環障害では血管拡張薬や抗凝固薬、ウイルス性ではステロイドを投与する。

脳腫瘍

　頭蓋内組織に発生する新生物（腫瘍）のこと。良性と悪性がある。
　原発性と転移性があり、腫瘍の増大により脳浮腫、頭蓋内圧亢進をきたし、頭痛、悪心、嘔吐、目のかすみや複視などが現れる。また、病巣部位により意識障害、呼吸困難、運動麻痺、言語障害などが現れる。

急変対応 POINT
- 嘔吐していることが多いので的確に気道確保する。
- 呼吸・循環を確保し、心電図・酸素飽和度をモニターする。
- 脳浮腫には、血管を確保し浸透圧利尿剤やステロイドを投与する。
- 頭蓋内圧亢進は外科的処理を待つ。

その他の疾患・病態
メニエール病、良性発作性頭位めまい症、前庭神経炎、脱水、自律神経障害　など

めまいのフィジカルアセスメント

脳血管疾患や循環系疾患から起こるめまいは、見誤ると重症化したり、後遺症を残したりします。これを防ぐには、初期の段階で、めまいの起きる前後の状態を聴取し、性状・随伴症状をきちんと観察する必要があります。

めまいの問診票

〈めまいが起きたときの様子〉
何をしている時に、めまいを感じましたか？

- ☐ 立ち上がった時
- ☐ 振り向いた時（右、左、両方）
- ☐ 何かを持ち上げようとした時
- ☐ 何か不安を感じた時
- ☐ めまいはどれくらい続いたか？（持続性）

〈めまいの性状〉
どのようなめまいですか？

- ☐ 視野が暗くなる（前失神状態）
- ☐ 周囲が回って見える（回転性めまい）
- ☐ 立ったり、歩いたりしようとするとバランスが乱れる（平衡障害）
- ☐ 頭の中がぼんやりしてフワフワする（ふらつき感）

〈随伴症状〉

- ☐ 自分の名前や日付、居る場所の認識が薄くなっていないか
- ☐ 耳鳴り・難聴・耳閉感の症状はないか
- ☐ 頭や頸に痛みはないか
- ☐ 喋りにくそうな様子はないか
- ☐ 四肢などに脱力感はないか

〈既往歴〉

- ☐ 高血圧・高コレステロール血症・貧血
- ☐ 虚血性心疾患・うっ血性心不全
- ☐ 糖尿病
- ☐ 黒色便
- ☐ 失神の既往
- ☐ 気分の落ち込みや絶望感・興味の消失
- ☐ 漠然とした不安・動悸

めまいをきたす疾患

種類	特徴	主な疾患
末梢性めまい	前庭性と内耳性に分けられる。内耳性は耳鳴りや難聴を伴いやすいが、前庭性は伴いにくい。	良性発作性頭位めまい症、メニエール病、突発性難聴、前庭神経炎、薬剤性（アミノグリコシド・シスプラチンなど）、外傷後めまい、小脳橋角部腫瘍、脳血管障害など
中枢性めまい	軽いめまい症状が持続する。脳幹や小脳の障害、脳血管障害、腫瘍などで起こることが多いので、眼振などの神経症状が現れる。	椎骨脳底動脈循環不全、小脳や脳幹の出血や梗塞、脳梗塞、脳出血、脳血管奇形、後頭蓋窩腫瘍、脳幹のAVM（動静脈奇形）・血管腫・血管炎・転移性病変・脳炎など、神経血管圧迫症候群、脳主幹動脈の閉塞・狭窄・血管解離など、脱髄性疾患（多発性硬化症・感染後など）、変性疾患（脊髄小脳変性症・オリーブ橋小脳萎縮症〈OPCA〉・Shy-Drager症候群など）
その他	「立ちくらみ」などの前失神性めまいや、体性感覚障害や内分泌・代謝疾患によるめまい、さらに心因性によるめまいもある。	脱水、自律神経障害、心疾患、血圧に関するもの（低血圧・起立性低血圧・高血圧）、内分泌疾患（甲状腺機能低下症など）、精神疾患および心因反応によるもの、糖尿病性末梢神経障害・アミロイドーシス、パニック障害、ヒステリーなど

めまいの神経学的診察

〈基本的な誘発試験〉

眼球運動障害	Romberg 徴候
眼球運動の神経経路において病変が起こると、眼球運動障害が起こります。末梢性めまいでは眼振が生じることが多いですが、中枢性めまいの場合に起こる障害の種類は、障害部位によって多岐にわたります。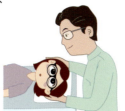	脊髄後索障害の有無を調べる試験の1つ。直立して目を閉じさせ、周囲の垂直になっているものと比較して、身体の揺れや傾きを調べます。身体の揺れがあれば、Romberg 徴候陽性といいます。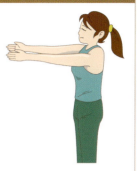

〈さらに詳細な試験〉

足踏み試験	足踏み試験は、偏倚試験の1つ。目を閉じて50～100歩足踏みした時の身体の傾きや動きで、鑑別を行います。 ・身体の向きが大きく傾く ➡ その方向に身体が片寄っている ・どちらか一方に回転する ➡ 片側の内耳や脳幹に障害がある ・後ろに倒れたり、大股になる ➡ 両側の内耳や小脳に障害がある
Babinski 徴候	運動神経の経路が正しく機能しているかどうかを調べるテスト。 　足裏を踵から親指に向かって縁に沿ってこすると親指が甲の方に曲がり、残りの4本の指が外側に開く反応をBabinski 徴候といいます。この反応は2歳児まではふつうに現れますが、加齢とともに消失します。 　Babinski 徴候は、運動神経の経路が正しく機能しているかどうかを調べるためのテストで、この徴候が現れると錐体路障害が疑われます。
腕偏倚試験	次の手順で検査を行います。 　①椅子に座った患者の両腕を前方水平に伸ばしてもらう。 　②指先も伸ばし、検者は自分の指先を患者の指先に合わせる。 　③その後患者に目を閉じてもらい、指先の動く様子を見る。 　一般に末梢系障害では指先は水平方向に偏倚し、中枢系障害では非平行性の偏倚が現れる傾向があります。

BPPV（良性発作性頭位めまい症）

　めまいの80％がBPPV（良性発作性頭位めまい症）といわれています。めまいの診断では、重篤な疾患を見逃さないのと同様に、BPPVであることを見抜くことは患者を早期に安心させるために重要です。BPPVには、次の4つの特徴があります。

- めまいの持続が1分以内
- 頭位変換で起こる
- 繰り返しめまいを起こしていても、次第に軽くなってくる
- 頭位変換してからめまいが起こるまで1～2秒かかる

　BPPVの診断で注意しなければならないのが、突発性難聴の見落としです。症状がBPPVに似ているので、注意していないと誤診を招く可能性があります。突発性難聴の発症原因は不明ですが、疑いが残る場合は、ウイルス検査や内耳の循環障害の改善を施します。見落としは、永久的な難聴に結びつくこともあるので要注意です。

Chapter 2 　一目でわかる！症状別対応フロー　｜　症例 08 ▶ 胸痛

胸が締めつけられるような痛みがある

胸痛の原因疾患は多種多様です。緊急を要する疾患には、心疾患、大血管疾患、呼吸器疾患のほかに消化器疾患なども含まれます。また、緊急度・重症度は低いが、頻度の高い疾患として、筋骨格系の痛みや肋間神経痛などがあります。

最初にチェック！

胸痛の訴え →

☐ 冷汗やチアノーゼは？
- ▶ 冷汗
  見た目から重症のような冷汗をかいていないか？
- ▶ チアノーゼ
  重症呼吸不全、心不全に伴う肺水腫、肺動脈塞栓症、末梢循環不全などの可能性

☐ 頸静脈の怒張はないか？
頸静脈の怒張は、胸の中で「何か重大なことが起きている」という重要なサイン。
- ▶ 右心不全、慢性呼吸不全、心タンポナーデ、緊張性気胸などで認められる

☐ 血圧は？
- ▶ 心拍数減少や血圧低下
  心不全、心原性ショック状態に至れば心拍出量は減少
- ▶ 血圧の左右差
  大動脈解離の疑い。左右差と上下肢差 20mmHg 以上は大動脈解離の徴候

☐ 呼吸音・心音・心雑音は？
- ▶ 湿性ラ音　肺うっ血や肺水腫の疑い
- ▶ 心音の減弱　心タンポナーデ、緊張性気胸などの疑い
- ▶ 心雑音　大動脈逆流などの疑い

☐ 問診
急激な発症か？発症時間・発症時の状況などを確認。

もっと詳しく！ ▶ P.88

→ **バイタルサインの異常、ショック状態**

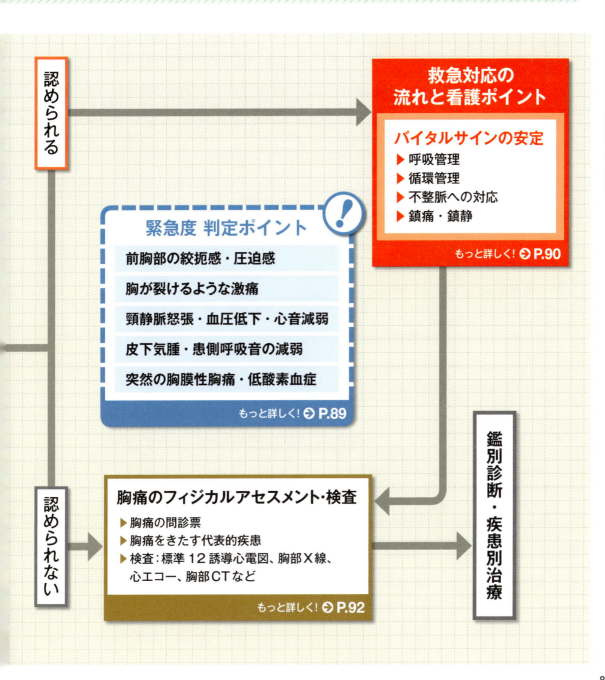

最初にチェック！

POINT
- 冷汗・チアノーゼの有無を確認し、一目で重症と感じられる場合は要注意!!
- 頸静脈怒張があれば、右心不全、心タンポナーデ、緊張性気胸などを疑う。
- 著明な血圧低下は心不全、血圧の左右差は大動脈解離のサイン。

冷汗やチアノーゼは？

一目で重症と感じられる場合は要注意!!

　全身状態をパッとみた印象から、重症かどうかを瞬時に判断します。重症の場合、多くは肉体的ストレスによって交感神経活動が亢進し、冷汗が観察されます。さらに口唇や爪床が青紫色に見えるチアノーゼも、見逃してはならない重要なポイント。重症度・緊急度が高いと判断した場合は、ドクターコールと同時に急変に備え態勢を整えます。一時的に胸痛が消失しても、重篤な疾患の可能性があることを常に想定します。

頸静脈の怒張はないか？

右心不全、心タンポナーデ、緊張性気胸などの疑いあり!!

　静脈から心臓へ戻った血液の送り出しに支障をきたし、頸静脈がうっ血するのが「頸静脈怒張」です。これは頸部の静脈が拍動せずに膨張している状態であり、胸の中で「何か重大なことが起きている」というサイン。
　右心不全、慢性呼吸不全、心タンポナーデ、緊張性気胸などで認められます。

血圧は？

著明な血圧低下＝ショックのサイン

　血圧は、心不全、心原性ショック状態にまで至っていれば心拍出量は減少し、心拍数減少や血圧低下を示します。

血圧の左右差＝大動脈解離のサイン

　胸痛時、血圧は必ず左右を測定します。もし左右差があれば、大動脈解離が疑われます。大動脈解離は、大動脈中膜が解離し形成される偽腔によって血管の狭窄・閉塞を起こし、血流が減少し血圧が低下します。通常四肢の血圧を測り、血圧の左右差と上下肢差 20mmHg 以上が大動脈解離の兆候とされ、全解離の約 38％に見られます。20mmHg 以上で解離が進み、破裂する危険性が高まるため、血圧は 120〜130mmHg 以下にコントロールします。

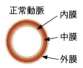 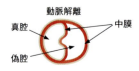

呼吸音・心音・心雑音は？

湿性ラ音＝肺うっ血や肺水腫の疑い

　重症喘息発作における末梢気道の閉塞では、呼気性の高調性ラ音（ヒュー音）が聞かれ、肺うっ血や肺水腫などで末梢気道や肺胞の水分が貯留している場合は、湿性ラ音（ブツブツ音）が聞かれます。

心音の減弱＝心タンポナーデ、緊張性気胸などの疑い

　心音で最も大事な所見は心音の減弱です。これは、心タンポナーデや緊張性気胸で認められ、きわめて重症の可能性があります。

心雑音＝大動脈逆流の疑い

　「ザー」や「シュー」という心雑音は、急性心筋梗塞の合併症である僧帽弁逆流や急性大動脈解離の合併症、大動脈逆流などで聞かれます。心雑音の正確な表現には、大きさ・音のピッチ・質・タイミング・部位・放散方向などが必要ですが「心雑音あり」という記載だけでも、有用な情報となります。

緊急度 判定ポイント

胸痛を訴える患者の診療に先立って、想定すべき代表的な救急疾患には、次の5つが挙げられます。いずれの場合も、患者の状態が安定しているという確証が得られるまで、常に緊急性の高い患者として対処し、注意を怠らないことが重要です。

前胸部の絞扼感・圧迫感 ➡ 急性冠症候群？

前胸部の絞扼感や圧迫感があれば、急性冠症候群が考えられます。患者からは「締めつけられる感じ、圧迫される感じ」とよく表現されます。
急性冠症候群による痛みが、左肩や頸部、下顎などに放散することもあります。

急性冠症候群を疑う所見
- 胸を締めつけられるような・圧迫されるような痛み
- 左肩・頸部・下顎に放散する痛み

胸が裂けるような激痛 ➡ 急性大動脈解離？

胸が裂けるような激痛の訴えは、急性大動脈解離が考えられます。
さらに、脈拍欠損、20mmHg以上の両上肢血圧の左右差、神経学的異常所見が伴えば、急性大動脈解離の可能性は高まります。

急性大動脈解離を疑う所見
- 胸が裂けるような激痛
- 脈拍欠損、両上肢血圧20mmHg以上の左右差、神経学的異常所見

頸静脈怒張・血圧低下・心音減弱 ➡ 心タンポナーデ？

ベック（Beck）の三徴（血圧低下・頸静脈怒張・心音減弱）が見られる場合は、心タンポナーデが考えられます。ただしこれらの症状は、急性期には認められないこともあるので注意が必要。その他には、心拍出量減少、頻脈、奇脈、心膜摩擦音などが認められます。

心タンポナーデを疑う所見
- 血圧低下・頸静脈怒張・心音減弱
- 心拍出量減少、頻脈、奇脈、心膜摩擦音

皮下気腫・患側呼吸音の減弱 ➡ 緊張性気胸？

皮下気腫や患側呼吸音の減弱があり、気管の偏位・血圧低下を伴う場合は、緊張性気胸が考えられます。
胸痛は突然発症し、頸静脈の怒張が見られます。胸痛以外に咳が出ることもよくあります。呼吸音の減弱や左右差、心雑音、濁音、鼓音、皮下気腫なども確認します。

緊張性気胸を疑う所見
- 気胸の所見に気管の偏位・血圧低下を伴う
- 頸静脈怒張、咳き込む

突然の胸膜性胸痛・低酸素血症 ➡ 肺塞栓？

長時間のドライブやフライト、長期臥床、悪性腫瘍の既往歴など、肺塞栓症を起こすリスクのある患者が、突然胸膜性胸痛や低酸素血症を起こした時は、肺塞栓が考えられます。深呼吸で痛みが増したり、呼吸苦がみられることもあります。

肺塞栓を疑う所見
- 長期間の旅行、長期臥床、悪性腫瘍の既往歴などが危険因子となる
- 危険因子を伴う胸膜性胸痛・低酸素血症

救急対応の流れと看護ポイント

胸痛においては呼吸と循環の管理、不整脈への迅速な対応が求められます。特に緊急を要する致死的疾患に関しては、緊急処置への早期対応が求められます。鎮痛・鎮静に努め患者の心理的な不安を取り除くことも容態の安定につながる重要な要素となります。

STEP 1 バイタルサインの安定

呼吸管理

患者が呼吸困難に陥っているような場合には、瞬時に重篤な病態と判断して迅速な対処が必要です。

低酸素血症が認められた場合は酸素投与を行い、酸素マスクで酸素化が不十分な場合には人工呼吸管理を実施します。さらに肺水腫を伴う場合には、ヒューヒューという喘鳴が聞かれる場合もあります。気胸がある場合は、速やかにドレナージを行います。

看護POINT
- 胸元、衣服などの圧迫をとり、楽な体位に
- 呼吸器疾患による呼吸困難の場合は反応を見て起坐位に

循環管理

低血圧でショック状態にある場合は下肢挙上、輸液を行います。必要に応じ昇圧剤を用い循環を維持、心臓疾患では昇圧剤使用で不整脈が起こることがあるので心電図モニター下に行います。

急性心筋梗塞、急性大動脈解離、大動脈瘤切迫破裂ではニトログリセリンなどで降圧。心不全徴候を示す場合は利尿剤などによる治療を実施します。

看護POINT
- 心電図など、必要な装置を手配
- 医師の指示のもと、薬物の準備

不整脈への対応

一般に脈拍数が上昇しますが、急性心筋梗塞に合併する不整脈によっては、徐脈が出現することもあります。心疾患では、高い確率で不整脈を合併します。頻脈性不整脈で血行動態が悪化する場合には抗不整脈薬、必要に応じて電気的除細動を実施。徐脈性不整脈の場合は、硫酸アトロピンの静注、体外式ペースメーカーを挿入します。

看護POINT
- 心拍数は必ず左右で測定
- 必要に応じ除細動器の準備・介助

鎮痛・鎮静

胸痛と痛みからくる不安によって交感神経が緊張し、不整脈を起こした場合は、鎮痛・鎮静のために投薬が行われることもあります。

患者の意識がはっきりしており、応答が可能な場合には、胸痛の原因や今後の治療方針などを患者に十分説明して、不安や緊張を除くようにしましょう。

看護POINT
- 痛みを和らげ患者の苦痛と不安を取り除く
- 薬物投与の際は副作用による諸症状や血圧変化に留意

STEP 2 緊急検査による評価

標準12誘導心電図

胸痛を訴える患者の場合、致死的疾患として見逃してはならないのが急性心筋梗塞です。

最も特徴的な変化として挙げられるのは「ST変化」「T波増高」「異常Q波」の3つ。ST上昇の所見から診断が可能で、ST上昇の部位より責任冠動脈を推定できます。

看護POINT
- 「ST変化」「T波増高」「異常Q波」の変化に留意
- 薬物使用時は、その都度波形を記録

見逃してはいけない 緊急疾患

胸痛を伴う緊急症状には、生命維持の要となる心臓、大血管、肺の障害を原因とするものが少なくありません。心血管系の重篤な病態の場合、初期治療での対応が患者の生命を大きく左右します。

急性冠症候群

冠動脈の閉塞や狭窄により、血流が減少あるいは途絶して生じる病態。臨床的には不安定狭心症や急性心筋梗塞などを指す。

重度の心筋梗塞であるST上昇型心筋梗塞では、心筋細胞が壊死し心機能が急速に失われる。20分以上持続する胸痛、蒼白、呼吸困難、冷汗、吐き気、意識喪失などを呈する。

急変対応POINT

- 心電図と症状から即座に心筋梗塞の診断を行い、同時にモニター、静脈確保、酸素療法、血液検査を開始。
- ニトログリセリン、アスピリン、塩酸モルヒネの適用を検討する。
- 発症1時間以内の対処が予後を左右するため、直ちに血流再開の手立てを講じる。

心タンポナーデ

心膜腔(心臓と心膜の間)に心嚢液や血液が溜まり、心臓を圧迫する。心拍出量が減ることで血圧低下、頻脈、呼吸困難、肝臓の浮腫、下肢のむくみ、指先のチアノーゼなどをきたす。

急激に心タンポナーデが起こった場合は、ショック状態になる。

急変対応POINT

- バイタルサインを把握し、病歴を確認。
- 心タンポナーデが疑われる場合には、心嚢穿刺や心膜切除術による心膜腔内の排液が必要となるため、その準備(心電図や血圧などのモニターなど)を開始する。
- 上記の準備と同時に、閉塞性ショックに対する治療(輸液・投薬)を行う。

緊張性気胸

肺が破れ一方向弁の状態になることで、肺から漏れた空気が胸腔内に溜まり、内圧が異常に上昇した状態になる。

内圧上昇により呼吸不全や心不全が起きて、患者はショックに陥る。単純な気胸の症状に加え、血圧低下、頻脈、冷汗などのショック症状が著明になる。

急変対応POINT

- 中心静脈路確保の数時間後に急変した場合、緊張性気胸を真っ先に疑う。
- バイタルサインを確認し、聴診にて左右の呼吸音を確認する。
- 胸腔穿刺あるいは胸腔ドレナージを施して、胸腔内圧を下げる。

急性大動脈解離

高血圧や動脈硬化が原因で、大動脈の壁に亀裂が生じ、そこから血液が流れ込んで、壁が内膜と外膜に分離される疾患。

突然の激しい胸部・背部の痛みが現れ、血管の裂ける部位に応じて首から背中、腰、足まで痛みが瞬時に移動する。解離が起こる部位によって、A型とB型に分かれる。

急変対応POINT

- バイタルサインを確認し、鎮痛と血圧抑制を行う。
- 塩酸モルヒネを用いて鎮痛するとともに、降圧薬の点滴静注を用いて収縮期圧を100〜120mmHgに保つ。
- 血圧低下やショックの場合は、心タンポナーデか大量胸腔内出血を疑い、適宜処置する。

その他の疾患・病態 　肺塞栓 ➡ P.99 　急性胆嚢炎、食道破裂、急性膵炎 など

胸痛のフィジカルアセスメント・検査

胸痛を訴える患者が来診した際には、一目で重症かどうか見極めることも重要です。吐き気・嘔吐、冷汗などの症状がある場合、急激な痛みが持続する場合には致死性の疾患を疑い迅速に対応しましょう。問診に応じられる症状の場合は痛みや不安を取り除く配慮も必要です。

胸痛の問診票

発症時の様子
■ 見た目の重症感に注意
（バイタルサインを参考にする）
- 胸痛を自覚してからどのくらい時間が経過したか
- 痛みはいつ、何をしている時に始まったか
- 痛みを感じた時、何か変わったことをしていたか
- 初めての痛みか、過去に経験したことがあるか

性状
- 痛みの質をたとえるとどんな感じか（締めつけられるような／焼けるような／刺すような／圧迫されるような…etc.）
- 体位の変化で痛みは変化するか
- 痛みの位置は一定か、痛みの移動や拡散はないか
- 痛みは持続的か断続的か、さらに進行しているか

誘因
- 心疾患・呼吸器疾患などの既往歴はあるか
- 糖尿病・高血圧・脂質異常症などの指摘や既往歴はあるか
- 喫煙・飲酒の習慣はあるか（あるとすれば1日あたりの摂取量）
- 常用内服薬や吸入薬の有無

持続時間・重症度
- 痛みの持続時間・周期はどのくらいか
- 痛みの質はどれくらいか（最高の痛みを10として）
- 呼吸が苦しくはないか

■ 吐き気・嘔吐、冷汗など、一目で重症に見える胸痛は致死性疾患を疑う
■ 15分以上強い胸痛が続き、心電図でST変化を認めた場合は急性心筋梗塞を疑う

胸痛をきたす代表的疾患

病変部	疾患
心臓	狭心症、急性心筋梗塞（急性冠症候群）、心筋炎、心膜炎、不整脈、心臓弁膜症
血管	大動脈解離、大動脈瘤切迫破裂、肺血栓塞栓症、肺高血圧症
呼吸器	気管支炎、肺炎、胸膜炎、気胸、血胸、肺膿瘍、肺腫瘍
食道	食道炎、食道けいれん、食道破裂
縦隔	縦隔気腫、縦隔炎
胸壁	肋間神経痛、筋肉痛、筋けいれん、帯状疱疹、肋骨骨折、ティーツェ(Tietze)病、腫瘍
腹部	胃・十二指腸潰瘍、イレウス、胆石、膵炎、胆管炎、胆嚢炎
心因性	心臓神経症

胸痛の検査

〈標準12誘導心電図〉

胸痛を訴える患者に対する不可欠な検査が標準12誘導心電図です。「ST変化」「T波増高」「異常Q波」など波形変化を記録し、急性心筋梗塞や心膜炎などの診断を行います。中には、異常Q波やST上昇が認められない「心内膜下梗塞」などの症例もあるので注意が必要です。

ST上昇	ST低下	ST-T変化不明
心内膜側心筋から心外膜側心筋全層にわたる重篤な心筋虚血で、その支配冠動脈の血流が途絶している状態などで上昇します。ST上昇を起こす要因としては、急性心筋梗塞、肥大型心筋症、異型狭心症、心外膜炎、陳旧性心筋梗塞、心筋挫傷、急性大動脈解離、心室瘤などが挙げられます。	支配冠動脈からの心筋酸素供給が減少することで、心内膜側心筋が虚血に陥っている場合に低下します。ST低下を起こす要因としては、狭心症、心内膜下梗塞、急性大動脈解離、ジギタリス効果、低カリウム血症、くも膜下出血などが挙げられます。	心電図が正常でも虚血性心疾患は否定できません。検査時の心電図が正常でも、虚血性心疾患が否定できない場合は再度心電図をとる必要があります。心電図を複数回とる場合や心疾患が疑われる場合は、心電図の胸部誘導の部位をマーキングして、胸部誘導部位の違いによる心電図のアーチファクトを防止します。

血液検査	虚血性心疾患が疑われる場合は、血算検査、生化学検査、凝固能検査を行います。肺塞栓が疑われる場合は低酸素血症をきたす場合があるので、血液ガス分析を行います。
胸部X線	胸部X線は、心不全、胸膜炎、心膜炎、悪性腫瘍、肺炎、気胸などの評価に有用です。できる限り立位か坐位で撮影します。
画像検査	●心エコー 心エコーはベッドサイドで手軽に行える検査で、壁運動の異常、弁膜症の有無、心房内血栓の有無、心嚢液貯留などの所見を観察し、診断に役立てます。 ●胸部CT 撮影範囲と造影を行うか否かは、どんな所見をとりたいかによって異なります。大動脈解離や肺塞栓が疑われる場合は、造影CTを行います。

 覚えよう！定番DATA

キリップ分類（急性心筋梗塞に伴う左心不全）

臨床所見	症状
Class 1	・心不全の徴候なし ・自覚症状なし
Class 2	・軽～中等度の心不全 ・軽～中等度の呼吸困難
Class 3	・肺水腫　高度の呼吸困難
Class 4	・心原性ショック ・血圧90mmHg以下で四肢冷感

ローンの重症度分類（心室性期外収縮）

Grade	心電図所見
Grade 0	0個（心室期外収縮なし）
Grade 1a	1個以下／分、30個以下／時
Grade 1b	1個以上／分、30個以下／時
Grade 2	1個以上／分、30個以上／時
Grade 3	多源性
Grade 4a	2連発
Grade 4b	3連発以上
Grade 5	R on T

Chapter 2　一目でわかる！症状別対応フロー｜症例09 ▶ 呼吸困難

呼吸がしにくい、息苦しいと訴えている

呼吸困難は様々な原因で起こりうるので、まずは緊急度の判断が大切。意識障害、呼吸停止、上気道閉塞、緊張性気胸、低酸素血症などの緊急処置が必要な呼吸状態を把握し、バイタルサインなどの徴候から適切な処置を行います。

呼吸困難！ →

最初にチェック！

□ **意識レベル**
「大丈夫ですか？」と声をかけ、応答・開眼・体動などの反応をみる。
▶ 反応がない ➡ 緊急事態！
▶ 反応がある ➡ それまでと同じ意識状態かをチェック

□ **バイタルサイン**
▶ 全身の状態をみる
　● チアノーゼ、発汗、末梢冷感
　● 血圧・脈拍
　● 顔色、表情
▶ 呼吸の状態
　回数、パターン、音、深度など

□ **気道閉塞の有無**
口腔内に異物はない？
チョークサイン、発声困難、喘鳴はない？

[検査]
▶ 生体監視モニター
　SpO₂、不整脈の有無などを確認
▶ 動脈血ガス分析
　低酸素血症、高炭酸ガス血症などの診断

もっと詳しく！ ➔ P.96

→ **致死的呼吸困難**

あり / なし

起こっていることを見抜くポイント

- **POINT 1** 意識はあるか？
- **POINT 2** チアノーゼ、発汗、末梢冷感の有無は？
- **POINT 3** 呼吸数、呼吸の状態は？
- **POINT 4** 本人が望む体位は？

見逃してはいけない緊急疾患

- ▶ 気管支喘息：重積発作
- ▶ CO_2 ナルコーシス
- ▶ 緊張性気胸
- ▶ 肺塞栓　など

もっと詳しく！ ➡ **P.99**

緊急度 判定ポイント

呼吸停止
呼吸停止、死戦期呼吸は最も緊急度が高い。ただちに応援を呼び、救急処置を行う。

意識障害
呼吸困難を訴えている患者が意識障害に陥ると、緊急度・重症度が高くなる。意識障害の徴候を見逃さない。

急性上気道疾患
声が出せない・陥没呼吸・異常な呼吸音などの場合、アナフィラキシーや急性喉頭蓋炎などによる上気道狭窄・閉塞を疑う。

低酸素血症・チアノーゼ
低酸素血症などによるチアノーゼは、SpO_2 と PaO_2 の測定により判断できる。それぞれの値に異常があれば酸素投与を行う。

重篤な血圧低下・徐脈・不整脈
重篤な病態・疾患では、呼吸困難とともに血圧低下・徐脈・不整脈などを伴うことが多い。

もっと詳しく！ ➡ **P.97**

救急対応の流れと看護ポイント

気道確保・酸素投与
呼吸困難を緩和するために、気道確保と酸素投与を行う。
〈意識がない場合〉
気管挿管、バッグ・バルブ・マスク
〈意識がある場合〉
経鼻カニューラ、酸素マスク

原因疾患を検索
原因疾患の手がかりとなる情報をできるだけ集める。
- 既往歴
- 家族歴
- バイタルサイン
- 検査所見 など。

もっと詳しく！ ➡ **P.98**

呼吸困難のフィジカルアセスメント

もっと詳しく！ ➡ **P.100**

鑑別診断・疾患別治療

Chapter 2 ｜呼吸困難

最初にチェック！

POINT
- 緊急処置を要する病態（気道閉塞や緊張性気胸など）をできるだけ早くみつける。
- 重症度にかかわらず原則として患者のそばを離れない。
- 致死的呼吸困難の徴候がないか、全身を注意深く観察する。

意識レベル

低酸素血症やアシドーシスなどの呼吸困難をきたす病態により、意識障害が起こります。本人に声をかけ、不穏・錯乱状態にないか確認します。

「大丈夫ですか？」と声かけ

- **反応がない**
  緊急事態と判断し、迅速に医師やスタッフの応援を呼びます。

- **反応がある**
  反応があっても意識レベルが低下している徴候があれば、緊急と判断。意識が正常な場合は、他の症状の観察・アセスメントを行います。

バイタルサインの観察

緊急度を判断するために、バイタルサインや随伴症状の有無を確認します。呼吸様式やアシドーシスの有無を把握します。

全体の状態を観察する

- チアノーゼの有無
- 末梢冷感など体温の把握
- 血圧、心拍数の把握

呼吸の状態を把握する

視診 呼吸回数・呼吸深度・呼吸パターン・胸郭の動き

聴診 呼吸音・咽頭部狭窄音の有無

気道閉塞の有無

喉頭・口腔・咽頭などに異物がないか、チョークサイン・発声困難・喘鳴など患者の様子や訴えがないかを観察します。

口腔内の異物・炎症や浮腫などを確認

 チョークサイン　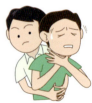 Himlich（ハイムリック）法

- **異物が考えられる場合**
  Himlich（ハイムリック）法、背部叩打、吸引などで除去する。
- **気道の開通が不十分な場合**
  可能な限り気道を確保し、医師に連絡する。

検査

- **生体監視モニター**
  バイタルサインの観察に引き続き、生体監視モニターを装着してSpO₂、不整脈の有無などを確認します。

- **動脈血ガス分析**
  pH・$PaCO_2$・PaO_2・過剰塩基（BE）・ヘモグロビン（Hb）などを測定し、呼吸障害、酸塩基平衡異常、貧血の関与などを確認します。

60mmHg未満のPaO₂低下、45mmHgを超えるPaCO₂上昇	原因として呼吸障害が考えられる。
PaCO₂が20mmHg以下	過換気症候群が疑われる。
ヘモグロビン（Hb）値が低い	貧血、出血性ショックなどを考慮する。
代謝性アシドーシス	低酸素血症、ショック、糖尿病性アシドーシス、腎性アシドーシス、中毒性疾患などを考慮する。

呼吸がしにくい、息苦しいと訴えている

緊急度 判定ポイント

緊急度が高い致死的呼吸困難は、意識障害、呼吸停止、上気道閉塞、低酸素血症やチアノーゼ、重篤な血圧低下・徐脈・不整脈などの症状を呈しています。呼吸困難にこれらの症状が伴う場合は、迅速な救命救急処置が必要となります。

呼吸停止

呼吸停止、死戦期呼吸は最も緊急度が高い病態。ただちに気道確保、酸素投与、血管確保などの処置が必要とされます。呼吸停止や死戦期呼吸の患者に遭遇した際は、患者のそばを離れずに応援を呼び、頭部後屈顎先挙上法など器具を使わない気道確保を行い、その後の適切な処置につなげます。

> 5〜10秒経過しても呼吸がない、あるいは死戦期呼吸の場合は、呼吸停止と判断する。

意識障害

急性の意識障害は緊急度・重症度が高い場合が多く、呼吸や循環の異常を伴います。呼吸困難を訴えていた患者が意識障害に陥ると、致死的な低酸素血症や脳低酸素状態、CO_2ナルコーシスなどが疑われます。

意識障害を推察する目安

$PaCO_2$	30〜40mmHg 以下
PaO_2	80〜100mmHg 以上
Hb	3〜5g/dL 以下
収縮期血圧	50〜70mmHg 以下
血糖値	50mg/dL 以下・500mg/dL 以上

急性上気道疾患

アナフィラキシー、異物、急性喉頭蓋炎などによる上気道閉塞は緊急度が高く、ただちに気道確保が必要です。アナフィラキシーによる気道狭窄にはアドレナリンを投与します。異物があれば除去し、急性喉頭蓋炎は耳鼻科医の協力を要請します。

異物の除去法

意識がある場合	小児・成人：咳・Himlich（ハイムリック）法
	乳児：背部叩打法・胸部圧迫法
意識がない場合	Himlich（ハイムリック）法、マギル鉗子などを使った用指的方法

 ●口腔内の異物を確認。●患者の様子や訴え（チョークサインや発声困難、喘鳴など）を確認。

低酸素血症・チアノーゼ

SpO_2が90％未満、PaO_2が60mmHg未満は低酸素血症で酸素投与が適応となり、チアノーゼが現れると高濃度の酸素投与が必要となります。酸素投与は、SpO_2で95〜98％を目標に行います。

酸素投与法（低流量系）と酸素濃度

投与法	酸素流量（L/分）	酸素濃度（FiO_2）
経鼻カニューラ	1	0.24
	2	0.28
	3	0.32
	4	0.36
	5	0.40
	6	0.44
酸素マスク	5〜6	0.40
	6〜7	0.50
	7〜8	0.60
リザーバつき酸素マスク	6	0.60
	7	0.70
	8	0.80
	9	0.90+α
	10	0.99+α

高濃度酸素投与の目安

低酸素血症	SpO_2 90％未満
	PaO_2 60mmHg 未満

重篤な血圧低下・徐脈・不整脈

緊張性気胸、肺血栓塞栓症、心筋梗塞、低酸素血症など呼吸困難の原因となる重篤な病態・疾患では、血圧の低下や徐脈・不整脈が伴います。これらの症例では、ただちに緊急処置が必要となります。

 急速に呼吸困難が進行する緊張性気胸では、胸部聴診・打診での左右差、頸静脈怒張、皮下気腫、気管の偏位などもみられる。

救急対応の流れと看護ポイント

呼吸困難の救急対応では、まず呼吸困難を和らげることを優先しながら原因疾患を検索します。原因疾患の見当がつけばまず治療し、治療の反応をみて気管挿管の適応を決めます。

STEP 1 気道確保と酸素投与

まずは呼吸困難をできるだけ和らげます。必要な場合は気道を確保し、適切な酸素濃度を確保するために酸素投与を行います。

看護POINT

気道確保

胸郭の動きと呼吸音を確認すると同時に酸素化を測定して換気状態をチェックし、気道確保が必要な場合は用手的気道確保を行います。意識障害など気管挿管の適応がある場合は、挿管の準備をします。

酸素投与

意識の有無、適切な酸素濃度と $PaCO_2$ 上昇の危険性などを考慮し、酸素の投与方法を選択します。

気管挿管準備の注意点
- できるだけ事前に本人・家族の同意を得、手技の特性や操作についても説明する。
- 嘔吐や痰などに備え、吸引器を準備しておく。
- 義歯は外す。
- バイタルサイン、チアノーゼなどをしっかり観察。

気管挿管 ▶ P.20

意識がない場合　バッグ・バルブ・マスク

- 【一人の場合】患者の頭側の位置につき、マスクの上部を親指と人差し指で持ちながら他の指で下顎を引き上げる。

- 【二人の場合】一人が患者の頭の位置について患者を支える。もう一人は患者の胸が上がるまでゆっくりバッグを押す。

意識がある場合　経鼻カニューラ

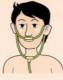
- 両方の鼻腔に管を入れ、チューブを両耳にかけて頸部で固定する。
- 3L／分を限度として酸素を投与する。

酸素マスク／リザーバ付き酸素マスク

リザーバ付き酸素マスク

- マスクを顔面に密着させ、ゴムバンドを両耳にかけて固定する。
- 酸素投与の目安は、酸素マスク⇒6〜10L／分、リザーバ付き酸素マスク⇒9〜15L／分。

STEP 2 原因疾患を検索する

酸素化を改善して呼吸困難を和らげながら、原因疾患を検索します。既往歴・家族歴・バイタルサイン・検査所見など、原因疾患の手がかりとなる情報を可能な限り集めます。

呼吸困難の主な原因疾患

上気道	・気道内異物・喉頭炎など	神経・筋	・呼吸中枢抑制・脊髄損傷・呼吸筋麻痺など
下気道	・気管支喘息・慢性気管支炎・肺炎 ・肺気腫・気胸・肺水腫・肺塞栓など	代謝	・アシドーシス・甲状腺機能亢進症 ・尿毒症・重症貧血など
心臓・血管	・心筋梗塞・心筋症・心筋炎 ・狭心症・心不全など	精神・心因性	・神経症・過換気症候群・ヒステリーなど
		呼吸中枢	・脳幹出血・頭部外傷・薬物中毒など

呼吸がしにくい、息苦しいと訴えている

見逃してはいけない 緊急疾患

致死的呼吸困難では、意識障害、上気道閉塞、低酸素血症、チアノーゼ、呼吸停止、などを伴います。急変対応時は、バイタルサインをしっかり観察・把握し、これらの徴候を見逃さないことが大切です。

気管支喘息：重積発作

気道狭窄が起こり、呼吸困難、喘鳴（ゼーゼー、ヒューヒュー）、咳などの喘息症状が急激に悪化した状態。重篤な発作では、身動きできず会話も困難になる。

肺への空気の出入りが少ないため、喘鳴は小さくなる。血圧低下、意識障害、昏睡、チアノーゼなどの症状を伴い、時に呼吸停止に陥る。

急変対応 POINT
- ▶ ただちに点滴ラインを確保。
- ▶ 高度の換気障害や呼吸停止を認める場合や、最大限の酸素投与をしても PaO_2 が 50Torr 未満あるいは急激な PaO_2 上昇と意識障害を認める場合には、気管挿管および人工呼吸管理を行う。

CO_2ナルコーシス

肺のガス交換の処理能力を上回る CO_2 が蓄積し、高炭酸血症をきたす。肺気腫、慢性気管支炎、気管支喘息、呼吸器感染症、うっ血性心不全などの誘因により起こる。

頭痛、振戦、けいれん、傾眠、発汗を呈し、電解質異常を伴う呼吸不全により中枢神経症状を示すこともある。

急変対応 POINT
- ▶ すでに高濃度の酸素を投与している状態で酸素飽和度が十分であれば、ベンチュリーマスクもしくは経鼻カニューラを用いて酸素流量を減らし、呼吸の促進を図る。
- ▶ 著しい低酸素血症を認める場合は、ただちに高濃度酸素投与を行う。

緊張性気胸

肺が破れ一方向弁の状態になることで、肺から漏れた空気が胸腔内に溜まり、内圧が異常に上昇した状態。その圧力により呼吸不全や心不全が起きて、患者はショックに陥りやすい。

単純な気胸の症状に加え、血圧低下、頻脈、冷汗などのショック症状が著明になる。

急変対応 POINT
- ▶ 中心静脈路確保の数時間後に急変した場合、緊張気胸を真っ先に疑う。
- ▶ バイタルサインを確認し、聴診にて左右の呼吸音を確認する。
- ▶ 胸腔穿刺あるいは胸腔ドレナージを施して、胸腔内圧を下げる。

肺塞栓

主に下肢の深部静脈にできた血栓が何らかの刺激により剥がれて血流に乗り、肺動脈に詰まって閉塞を起こした状態。肺血流が遮断され、肺高血圧症と低酸素血症をきたす。

肺血流の遮断程度によって、まったく無症状な場合もあるが、重症では心肺停止、ショック、意識消失、呼吸困難などを起こす。

急変対応 POINT
- ▶ 心肺停止状態であれば、心肺蘇生を行いながら確定診断を進める。
- ▶ その他の場合は、まず酸素投与、静脈路確保を行い、強心薬や輸液などにより、バイタルサインの安定化を図る。

その他の疾患・病態

低酸素脳症 ➡ P.51 ｜ 糖尿病性ケトアシドーシス ➡ P.131 ｜ 低血糖 ➡ P.41 ｜ 急性咽頭蓋炎 など

Chapter 2 ｜ 呼吸困難

呼吸困難のフィジカルアセスメント

指診・聴診・打診・触診によって呼吸状態（呼吸数・呼吸パターン・異常呼吸など）だけでなく、損傷・出血・浮腫の有無、意識状態など全身状態の観察も行います。低酸素血症の判断には、動脈血酸素飽和度（SpO_2）などの検査値から読み取れる情報も重要です。

呼吸状態

胸郭の動き　まず呼吸の有無を確認。続いて、動きに左右差がないか、吸気時に鎖骨上窩や肋間が陥没、呼気時に突出しないかを確認。

〈異常呼吸〉

努力性呼吸	肩を上下させたり顎を突き出して、あえぎながら呼吸する。吸気に伴って肋間も陥没する。
シーソー呼吸	正常な呼吸運動とは逆に、肺が吸気時に収縮し、呼気時に膨張する。
奇異呼吸	肺が吸気時に収縮し、呼気時に膨張する。胸郭の動きに左右差が出る。
起坐呼吸	身体を横にすると、肺へのうっ血が強くなったり横隔膜の動きが制限されたりして呼吸が苦しくなることがある。そのため座り込んで呼吸した方が楽な場合を、起坐呼吸という。

呼吸数　少なくとも1分間以上測定。正常値は成人で16〜20回／分。5回／分以下または30回／分以上の場合は、人工呼吸を行う。

〈呼吸数の基準値〉

年齢	新生児	乳児	幼児	学童	成人
回／分	40〜50	30〜40（腹式）	20〜35（胸式）	20〜25	16〜20

呼吸の深さ　一定の深さで呼吸が行われているか、浅く速くないかを確認する。成人の安静時の1回の換気量は7〜8mL／kg。

呼吸リズム・パターン　呼気と吸気が規則正しく行われているかを確認する。正常時は吸気時間：呼気時間＝1：2で、その後に休息期がある。

〈異常呼吸パターン〉

チェーン・ストークス呼吸	「深い呼吸→浅い呼吸→無呼吸」を繰り返す。呼吸中枢の低酸素症などに付随。
ビオー呼吸	「深いあえぎ→突然の無呼吸」を繰り返す。脳疾患に付随することが多い。
クスマウル呼吸	「不規則に深く速い呼吸」が持続する。糖尿病性昏睡や尿毒症などに付随。
失調性呼吸	「1回の換気量は大小不同で、まったく不規則な呼吸」。脳幹損傷や脳幹梗塞に付随。

呼吸がしにくい、息苦しいと訴えている

呼吸音	ゼーゼー、ヒューヒューという喘鳴、グーグーという低調音（気管・気管支の病変）、ブツブツ音・パチパチ音（肺水腫）などを確認。

〈異常呼吸音〉

ウィーズ (wheeze)	「ヒューヒュー」という高めの音 ➡ **気管支喘息・細気管支炎・上気道狭窄**など
ロンクス (rhonchus)	いびきのような低い音 ➡ **舌根沈下・上気道狭窄・喀痰**など
ファイン・クラックル (fine crackles)	「バリバリ」という細かい炸裂音 ➡ **肺炎・ARDS・肺線維症**など
コース・クラックル (coarse crackles)	「ブクブク」という低い長めの音 ➡ **肺水腫・細菌性肺炎・喀痰**など

全身状態の観察

- ☐ 咽頭・喉頭に発赤や腫脹（仮性クループ）がないか
- ☐ 頸静脈怒張の有無（➡ 緊張性気胸、心タンポナーデ、肺血栓塞栓症など）
- ☐ 嗄声の有無（誤嚥性肺炎、呼吸困難感を伴う場合は緊急処置が必要）
- ☐ 咳・喀痰の量と性状
- ☐ チアノーゼの有無
- ☐ 皮下気腫の有無（➡ 緊張性気胸、気道損傷など）
- ☐ 意識状態（興奮・不穏 ➡ 低酸素血症　傾眠 ➡ CO_2 ナルコーシス）
- ☐ 浮腫の有無（➡ うっ血性心不全、肺性心など）
- ☐ 呼気のアセトン臭がないか（➡ 糖尿病性ケトアシドーシス）

覚えよう！定番DATA

呼吸困難の重症度評価	緊急時には限界があるものの、呼吸困難の重症度を自覚症状から推定する分類法として、次の二つが広く用いられています。

Hugh-Jones の呼吸困難重症度分類

Ⅰ度	同年齢の健常者と同様の労作・歩行・階段昇降が可能。
Ⅱ度	歩行はできるが、坂・階段昇降は健常者なみにできない。
Ⅲ度	平地でさえ健常者なみに歩けないが、自分のペースなら1マイル（1.6km）以上歩ける。
Ⅳ度	休みながらでなければ、約50mも歩けない。
Ⅴ度	会話・衣服の着脱にも息切れを自覚。息切れのため外出できない。

NYHA (New York Heart Association) の呼吸困難重症度分類

Ⅰ度	日常の活動に何の制限も受けない。
Ⅱ度	日常の活動に多少制限を受ける。過度の運動で呼吸困難、動悸などが出現する。
Ⅲ度	日常の活動にかなりの制限を受ける。軽度の体動でも症状が出現する。
Ⅳ度	安静時にも症状を有する。わずかの体動でも症状が増強し、病床を離れることができない。

動悸が続き、意識が朦朧としている

動悸の原因疾患は心疾患に限らず多岐にわたりますが、不整脈を認めた場合は緊急対応の態勢を整えます。また動悸の感じ方には個人差があり、原因疾患の重症度とは必ずしも一致しないため、注意が必要です。

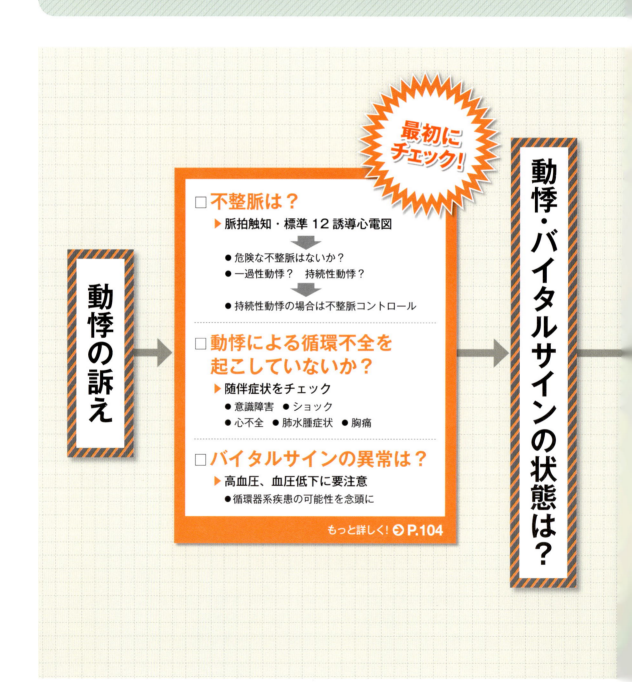

最初にチェック！

動悸の訴え →

☐ **不整脈は？**
▶ 脈拍触知・標準12誘導心電図
- 危険な不整脈はないか？
- 一過性動悸？ 持続性動悸？
- 持続性動悸の場合は不整脈コントロール

☐ **動悸による循環不全を起こしていないか？**
▶ 随伴症状をチェック
- 意識障害 ● ショック
- 心不全 ● 肺水腫症状 ● 胸痛

☐ **バイタルサインの異常は？**
▶ 高血圧、血圧低下に要注意
- 循環器系疾患の可能性を念頭に

もっと詳しく！ ➔ P.104

→ 動悸・バイタルサインの状態は？

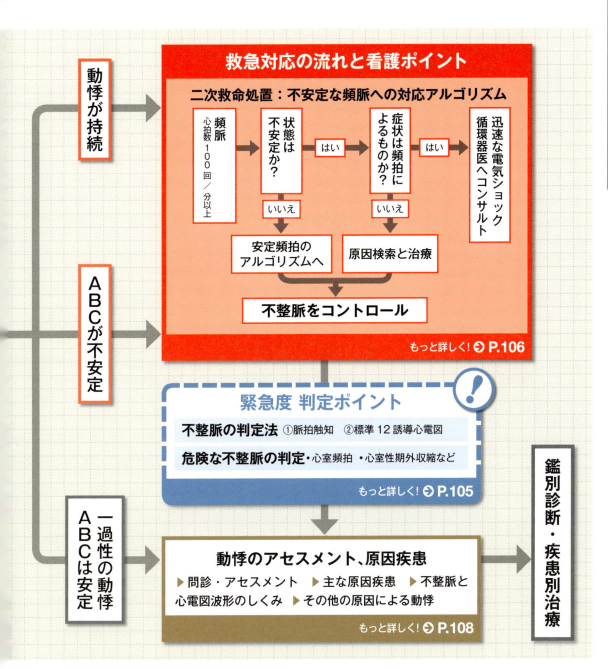

最初にチェック！

POINT
- 致死的疾患の可能性がある循環不全を念頭に原因究明を行う。
- 原因が不整脈にあるのか、他の疾患や心因によるものなのかを見極める。
- バイタルサインと他の随伴症状のチェックから原因に迫る。

不整脈は？

危険な不整脈はないか？

動悸とは、いつもは意識しない心臓の拍動を不快感を伴って感じる症状のこと。多くの場合、致死的な疾患に至らないが、不整脈がある場合は要注意。心停止に至る場合もあるので、脈拍触知、心音確認、標準12誘導心電図をとり、経過観察をしっかり行います。異常に気づいたらすぐにドクターコールを。

一過性動悸？ 持続性動悸？

動悸には一過性動悸と持続性動悸があります。一過性動悸の場合は、致死性の不整脈があるかどうかを調べ、疑いが残る場合は心電図モニターをつけて経過観察を行います。

持続性動悸の場合は、頻脈が続いており緊急性が高いので、不整脈をコントロールする治療を行います。

動悸による循環不全を起こしていないか？

動悸で疑われる重篤な疾患は、循環不全。意識障害やショック、心不全、肺水腫などの随伴症状がないかのチェックが重要です。

随伴症状をチェック

意識障害は？
動悸にめまいや失神などの意識障害が伴えば、重篤な疾患の可能性が高くなります。問診が可能であれば、めまいや意識消失があったかを確認し、さらにその応答に不自然さがないかどうかもチェックします。

意識障害 ➡ P.36　ショック ➡ P.28

ショックは？
冷汗、末梢冷感、尿量の減少など、ショックの有無は様々な症状から判断されます。ショックを認めた場合は、患者にとって楽な体位をとり、酸素・モニター・輸液の準備を。

心不全は？
心不全を起こすと頻脈になり、チアノーゼ症状を起こし、尿量や血圧、意識レベルの低下が見られます。また、右心不全を起こしていると、下肢に血液が滞留し浮腫の症状が現れます。

肺水腫症状は？
肺水腫は、左心不全などを原因として血管内の圧力が増して、血液中の水分が血管外へ漏れている状態。呼吸困難を伴ったり、ピンク色をした泡沫状の痰を吐いたりします。

バイタルサインの異常は？

高血圧、血圧低下に要注意

動悸を引き起こしている原因を検索するには、脈拍や血圧、呼吸、体温などのバイタルサインのチェックは欠かせません。頻脈か徐脈か、血圧の高低などの状態は循環疾患の可能性を念頭に置いて迅速に行います。他の随伴症状がある場合は、血圧の変化を経時的にみる必要があります。

●バイタルサインチェック表
- ☐ 血圧の過度な低下はないか
- ☐ 呼吸数が多いか少ないか
- ☐ 発熱はないか
- ☐ 頸静脈の怒張はないか
- ☐ 手足に冷汗はないか
- ☐ 頻脈・徐脈はないか

動悸が続き、意識が朦朧としている

緊急度 判定ポイント

動悸の原因としては、不整脈によるものと心収縮力の増強が考えられます。それらの多くは生命に危険のないものですが、うっ血性心不全や血行動態に異常をきたすような危険性の高い不整脈に注意します。

不整脈の判定法

脈拍触知

脈に触れたら最初に、脈拍が速いか、遅いか、規則正しいかどうかをチェック。頻脈は拍動が1分間に100以上、徐脈は60以下を基準に判定しますが、脈拍数の変動にも注意し、正常値の範囲にあっても徐脈や頻脈に向かっているかどうか、その動きをとらえます。

- 頻脈（100回/分以上）か、徐脈（60回/分以下）か？
- 規則的か、不規則的か？
- 症状は突然起きたか、徐々に起きたか？

標準12誘導心電図

標準12誘導心電図は動悸の原因究明には欠かせませんが、装着は状態が安定してから行います。状態が不安定な時は安定させるための対処を優先させます。記録されるデータから危険度の高い不整脈などが認められた場合、対症療法を施しながら原因に迫ります。

- T波の変化を観察する ➡ 電解質異常の可能性
- ST変化の出現 ➡ 虚血性心疾患の可能性

危険な不整脈の判定

致死的な不整脈かどうかの判定が最重要です。正常波形に似ている異常波の見落としに注意しましょう。

心室頻拍

心電図モニター上で、幅広いQRS波形の規則的な頻拍を認めたら心室頻拍を考え、酸素・輸液・電気的除細動・同期下カルディオバージョンを準備します。短い時間で、意識消失や心室細動への悪化が起こる可能性が高いので、緊急の対応が必要です。

QRS幅が広く、RR間隔がほぼ規則的。
P波はほとんど確認できない。

心室性期外収縮

心室に起きた期外収縮のこと。期外収縮は本来の周期を外れて早く収縮を起こす不整脈のひとつ。心臓に異常な刺激などが加わると発生します。寝不足やカフェインの過剰摂取でも起き、自覚症状に乏しい不整脈です。

QRS波が3回以上連続で続いたり、
単発でも繰り返し起こる波形。

Ⅲ度房室ブロック

心房から心室への刺激伝導に障害があると、刺激が伝わらなかったり遅延が起きます。Ⅲ度房室ブロックは、この障害によりQRS波の出現に遅延が生じたり欠損したりする不整脈です。

P波とQRSがまったくつながらず、それぞれ別のリズムで出現。波形が正常波に似ており異常に気づきにくいので注意が必要。

Ⅲ度房室ブロックの心電図 ➡ P.57

洞不全症候群

洞結節や周辺部位に原因を持つ徐脈のことで、洞房ブロックや洞停止なども複合して起こる。虚血性心疾患や炎症性の疾患でも起きるが、多くの場合は原因不明。高齢者に多く、生命の危険を招く場合もあります。

RR間の周期が延びる。ただし、洞房ブロックの場合はもとのRR間の整数倍の長さで延びるが、洞停止の場合は整数倍にはならない。

洞不全症候群の心電図 ➡ P.57

救急対応の流れと看護ポイント

重篤な循環不全を考慮しつつ、動悸を発症させている不整脈のコントロールを迅速に行うことが大切です。まず脈拍や血圧の状態をチェックし、随伴症状などから動悸の原因となっている疾患を予測します。

不安定な頻脈への対応　二次救命処置

持続性動悸は頻脈が続く不安定な状態なので、原因の不整脈をコントロールする必要があります。必要ならばただちに、二次救命処置のステップに移り、迅速に同期電気ショックを行います。

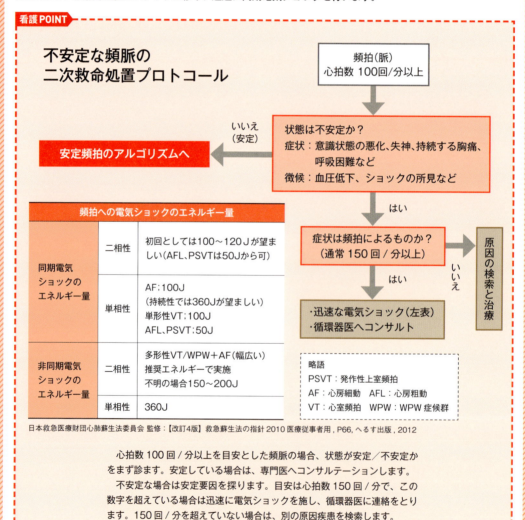

心拍数100回/分以上を目安とした頻脈の場合、状態が安定／不安定かをまず診ます。安定している場合は、専門医へコンサルテーションします。
不安定な場合は安定要因を探ります。目安は心拍数150回/分で、この数字を超えている場合は迅速に電気ショックを施し、循環器医に連絡をとります。150回/分を超えていない場合は、別の原因疾患を検索します。

不整脈をコントロール

見逃してはいけない 緊急疾患

動悸の多くは生命への危険性が低い頻拍性不整脈や期外収縮によるもので、一般的に心疾患既往のない患者の不整脈はリスクが低いといえます。しかし、器質的心疾患を伴ったり、随伴症状が現れた動悸は危機的な状況となりえます。

急性冠症候群

　心筋に栄養を供給している冠動脈にできた病変（動脈硬化性の粥腫など）が破綻し、冠動脈の血流が減ったり途絶えたりすることで起こる疾患（不安定狭心症、急性心筋梗塞、心臓突然死など）の総称。==突然発症した胸痛の持続、吐き気、嘔吐、血圧低下、冷汗、頸静脈怒張などがみられる。==心筋虚血や心筋壊死の発生、致死性不整脈の合併なども起こりうる。

急変対応POINT
- ▶ バイタルサインと身体所見を評価する。
- ▶ 標準12誘導心電図による心電図評価を行う。
- ▶ 末梢静脈路を確保し、酸素・アスピリン・硝酸薬などを考慮。

ST上昇型心筋梗塞

　心臓への血流が途絶えることで心筋細胞が壊死し、心機能が急速に失われる深刻な心筋梗塞。突然出現し20分以上持続する胸痛（狭心症薬ニトログリセリンには反応しない）、蒼白、呼吸困難、冷汗、吐き気、意識喪失などを呈する。==不整脈や心不全、肺水腫、心破裂などを合併しやすく、発作から1時間以内に致死するケースが多い。==動脈硬化による血栓が原因の大半を占める。

急変対応POINT
- ▶ 急性冠症候群の「急変対応POINT」を一通り行う。
- ▶ 発症1時間以内の対応が予後を左右するため、ただちに血流再開の手立てを講じる。
- ▶ t-PAの静注投与、カテーテル治療、開胸手術など、施術に合わせた準備を行う。

頻脈性不整脈

　心拍数100回/分以上を頻脈性不整脈という。緊急対応が必要な不整脈には、心室性頻拍、心室細動、心房細動、心房粗動などがある。==高血圧、心疾患、甲状腺疾患、電解質異常などが原因で、心拍出量が減少し、めまい、立ちくらみ、息切れ、動悸、意識喪失などをきたす。==血栓により脳梗塞や心筋梗塞を起こし、心停止を招いて突然死することもある。

急変対応POINT
- ▶ バイタルサインを確認しつつ病歴を聴取しモニタリングを開始。適宜、酸素投与を行う。
- ▶ 生理食塩水や乳酸リンゲル液など輸液ラインの確保。
- ▶ 除細動器を準備し、同期電気ショックを施行する。

徐脈性不整脈

　心拍数60回/分以下を徐脈性不整脈という。緊急対応が必要な不整脈には、洞不全症候群、房室ブロックなどがあり、徐脈でも動悸を感じることがある。==迷走神経反射、高カリウム血症、心疾患、薬剤（β遮断薬、抗不整脈薬、カルシウム拮抗薬）などが原因==とされるが、徐脈そのものだけでは病的とせず、自覚症状や他覚症状から診断される。

急変対応POINT
- ▶ バイタルサインの確認後、まず酸素を投与。
- ▶ 静脈ラインを確保して、モニタリングを開始。
- ▶ 薬物治療に反応がない時は、ただちに経胸壁ペーシングの準備。

その他の疾患・病態

全身疾患による洞性頻脈、甲状腺クリーゼ、精神疾患 など

動悸のアセスメント、原因疾患

動悸の原因として注意すべきなのは循環不全です。不整脈がある場合は不整脈コントロールを施しながら原因探索を行います。経時的なバイタルチェックと心電図モニタリングが必須です。

問診・アセスメント

発生時の様子
- □ 動悸が起きたのはいつか？（日中／夜間）
- □ 動悸の持続時間はどれくらいか？
- □ めまいや失神はなかったか？
- □ 胸痛はなかったか？
- □ 突然に起きたのか／徐々に発症したのか？
- □ 何をしているときに起きたのか？
- □ 立ち上がったときや体位を変えた時に起きた動悸か？
- □ 薬を飲んだりしていないか？
- □ 食事との関連は考えられるか？

動悸の性状
- □ 動悸は、どきどきと心臓が早鐘を打つ感じか？／脈が抜ける感じか？
- □ 失神を起こしたり、ぼっとしたりすることはなかったか？

随伴症状
- □ 失神／意識障害はなかったか？
- □ 搬送中のバイタルで異常は見られなかったか？

その他
- □ 心臓病や糖尿病などの内科疾患はあるか？
- □ すでに動悸が治まっているかどうか（どのようなタイミングで治まったか？）
- □ 家系に心臓病で突然死した人はいないか？

主な原因疾患

心疾患	〈頻脈性〉	心室性頻拍、心筋梗塞、心房細動、心不全など
	〈徐脈性〉	心筋梗塞、房室ブロックなど
	〈期外収縮〉	虚血性心疾患、心筋炎、心筋症など
	〈非不整脈性〉	大動脈弁閉鎖不全症、心室中隔欠損症、心房中隔欠損症など
呼吸器疾患		肺血栓塞栓症、慢性閉塞性肺疾患（COPD）など
消化器疾患		消化管出血など
内分泌・代謝疾患		甲状腺機能亢進症、低血糖、褐色細胞腫など
感染症		敗血症、発熱など
精神科疾患		不安神経症（パニック症候群）、過換気症候群、うつ病など
薬剤の副作用		抗不整脈薬、抗コリン薬、ジギタリス、カテコラミン、血管拡張薬など

不整脈と心電図波形のしくみ

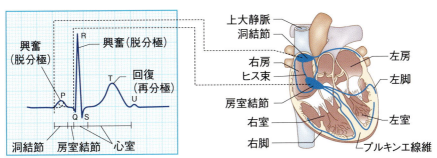

心臓各部の興奮（脱分極）と回復（再分極）の過程　　刺激伝導系と心電図の反応

不整脈の発生部位

不整脈は心拍が乱れていて、心拍数や心臓の基本調律維持に異常がある状態のことです。発生する部位は、大きく「上室性」と「心室性」の２つに分けることができます。

上室性の部位には、洞結節、心房筋、房室結節、ヒス束が含まれ、心室性の部位は、脚枝、プルキンエ線維、心室筋です。

不整脈の発生の仕方

通常、心臓は心房と心室が協調して拍動を繰り返します。協調の維持は電気信号である刺激の伝達で行われ、信号は右房内にある洞結節で発生します。

その後、心房内を下降し房室結節に到達。そこからさらに、ヒス束→左右脚→プルキンエ線維を通過して心室筋に伝わり、協調が保たれます。この伝達経路に異常が起こると、信号の伝達が阻害され、不整脈の原因になります。

たとえば、洞結節の信号を発生する自動能が阻害されると徐脈性不整脈、亢進すると頻脈性不整脈になります。また、電気信号が他の部分を通ってもとの場所に戻ってくる興奮旋回という現象が起こることもあります。

その他の原因による動悸

動悸は心臓病を含む循環不全など重篤な疾患を原因として起こることがありますが、それ以外の原因によるケースがむしろ多いと言えます。

発　熱	微熱でも長く続く場合は要注意です。
貧　血	血液比重が足りない場合は拍動が盛んになります。心臓への負担増もあるので心電図のチェックが必要。貧血の原因にも対処します。
高血圧	不整脈の原因になります。血圧のコントロールを行います。
低血圧	血行不良を起こすことがあり、それを補うために拍動が盛んになります。低血圧の原因へのアプローチが必要となります。

この他、自律神経失調症、甲状腺機能亢進症や糖尿病でも動悸を引き起こすことがあります。いずれも原因疾病への対処と負荷のかかる循環器の負荷軽減が必要です。

Chapter 2 | 一目でわかる！症状別対応フロー | 症例11 ▶ 腹痛

腹部を押さえて、刺すような痛みを訴えている

腹痛をきたす疾患部位は、消化器の臓器だけとは限りません。心疾患から呼吸器系、婦人科疾患など、その原因は多岐にわたります。腹痛の救急対応では、緊急度の高い疾患から考えていきます。そのためにも、緊急を要する疾患を頭に入れておくことが大切です。

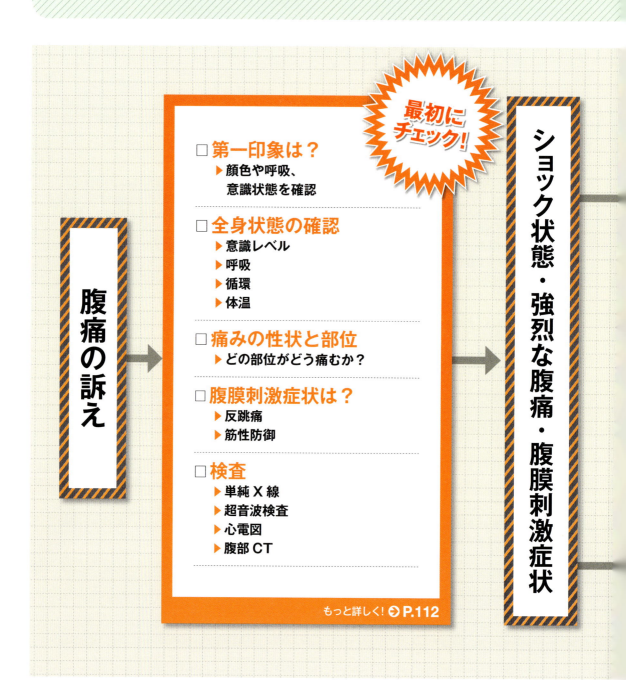

腹痛の訴え →

最初にチェック！

- □ **第一印象は？**
  - ▶ 顔色や呼吸、意識状態を確認
- □ **全身状態の確認**
  - ▶ 意識レベル
  - ▶ 呼吸
  - ▶ 循環
  - ▶ 体温
- □ **痛みの性状と部位**
  - ▶ どの部位がどう痛むか？
- □ **腹膜刺激症状は？**
  - ▶ 反跳痛
  - ▶ 筋性防御
- □ **検査**
  - ▶ 単純X線
  - ▶ 超音波検査
  - ▶ 心電図
  - ▶ 腹部CT

もっと詳しく！ ➡ P.112

→ ショック状態・強烈な腹痛・腹膜刺激症状

起こっていることを見抜くポイント

- POINT 1 冷汗、顔色など重篤感が感じられるか？
- POINT 2 ショックを起こしていないか？
- POINT 3 腹膜刺激症状はないか？
- POINT 4 突発的な激痛はないか？

見逃してはいけない緊急疾患

- ▶ 腹部大動脈瘤破裂
- ▶ 絞扼性イレウス
- ▶ 消化管穿孔
- ▶ 上腸間膜動脈閉塞症　など

もっと詳しく！ ▶ P.115

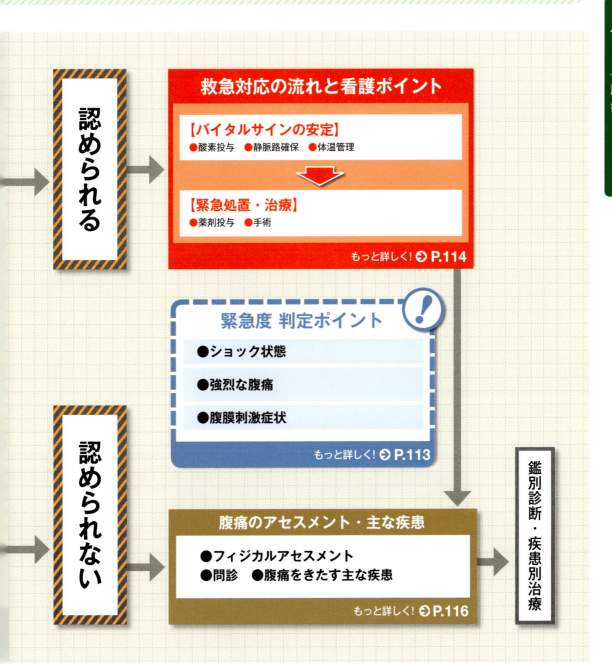

認められる →

救急対応の流れと看護ポイント

【バイタルサインの安定】
- ●酸素投与　●静脈路確保　●体温管理

↓

【緊急処置・治療】
- ●薬剤投与　●手術

もっと詳しく！ ▶ P.114

緊急度 判定ポイント

- ●ショック状態
- ●強烈な腹痛
- ●腹膜刺激症状

もっと詳しく！ ▶ P.113

認められない →

腹痛のアセスメント・主な疾患

- ●フィジカルアセスメント
- ●問診　●腹痛をきたす主な疾患

もっと詳しく！ ▶ P.116

→ 鑑別診断・疾患別治療

Chapter 2 ｜ 腹痛

最初にチェック！

POINT
- まずは意識レベル、顔色、呼吸状態から、全身の状態を把握。
- 緊急度の高さを迅速に判断し、ショックが疑われる際は緊急処置を優先する。
- 続いて、「見る・聞く・感じる」の順で問診と身体所見を行う。

 ## 第一印象は？

顔色や呼吸、意識状態を確認

第一印象は重要です。一人で歩けず、顔色不良、頻呼吸、意識低下、不穏などを認めたら緊急のサイン。
腹痛は体性痛と内臓痛に大別されます。体性痛は鋭い刺すような痛みで、痛みの場所が一定して持続的。内臓痛は鈍痛から疝痛まであり、痛みの場所が一定せず、間欠的であることも少なくありません。持続痛は間欠痛よりも緊急性が高くなります。

 ## 腹膜刺激症状は？

反跳痛や筋性防御に注意

腹膜刺激症状は腹膜に炎症や刺激が及んで異常が起きた時に認められる症状。
反跳痛（ブルンベルグ徴候）は腹部を手のひらで徐々に圧迫していき、急に手を離すと、はっきりとした痛みを感じる症状。筋性防御は、手のひらで腹部を軽く圧迫した時に、腹壁が緊張して硬くなっている症状。ともに高い頻度で緊急処置が必要となります。

 ## 全身状態の確認

意識レベル	ショックの状態や病態の程度を把握するために必要です。患者に話しかけて反応のレベルを確かめます。
呼吸	激しい痛みの場合、頻呼吸となることがあります。また吸気が途中で止まるような場合は、腹膜炎を示す腹膜刺激症状が疑われます。
循環	循環動態の変化は、ショックの5Ps（蒼白、虚脱、冷汗、呼吸不全、脈拍触知なし）の徴候がないか確認します。 下部消化管穿孔の場合は、血圧低下が起こり、下痢も強くなります。　　**ショックの5Ps ➡ P.30**
体温	消化管穿孔では、腹腔内の炎症によって、高い発熱と解熱を繰り返す弛張熱を起こします。体温測定は欠かせません。

 ## 痛みの性状と部位

体のどの部分がどんな痛み方をしているかを確認。腹部に突発的な激痛が走る場合は、重篤な疾患を想定します。苦痛で返答できない場合は、家族など周囲の人間から聴取します。
- 問診項目

☐	どこが痛むか（疼痛部位による疾患推定）
☐	突然の激痛か（消化管穿孔、腸閉塞、胆石症、急性膵炎、虫垂炎、子宮外妊娠など）
☐	痛みは持続しているか（胃・十二指腸潰瘍の急性期など）
☐	痛みは慢性的か（胃癌、胃・十二指腸潰瘍、慢性膵炎など）
☐	刺し込むような痛みか（胆石症、尿路結石など）
☐	鈍い痛みか（腹膜炎など）

 ## 検査

単純X線	仰臥位正面撮影が基本ですが、腹腔内のフリーエアを見つけるためには、胸部正面立位で撮影します。
超音波検査	腹腔内液体貯留や胆道系、下腹部痛、イレウス、腹部大動脈瘤などが疑われる場合に行います。
心電図	全例撮影しますが、特に上腹部痛などで虚血性心疾患が疑われる場合には必須です。
腹部CT	腹腔内臓器の様々な疾患に有用ですが、応急処置によりバイタルサインが安定してから行います。

腹部を押さえて、刺すような痛みを訴えている

緊急度 判定ポイント

緊急処置が必要な腹痛の病態は、出血によるショック状態（血管・実質臓器の破裂）、腹膜刺激症状（炎症の重症化、管腔臓器の穿孔）、強烈な腹痛（血管の閉塞・狭窄、管腔・嚢状臓器の閉塞）の3つに大別されます。それぞれに鍵となる判定ポイントがあります。

ショック状態

出血によるショックの原因疾患としては、大動脈瘤、冠動脈瘤、脾動脈瘤破裂、子宮外妊娠破裂、肝癌破裂などが考えられます。ショックを起こしているかどうかは、皮膚、末梢循環、脈拍、意識レベルから判定します。

●出血性ショックの判定ポイント

皮膚所見	早期診断においては最も重要な所見となります。皮膚の蒼白、皮膚温の低下、冷汗などを認めた場合は、末梢血管収縮によるショックの所見と判断します。
末梢循環所見	爪床や小指球を5秒間白くなるまで圧迫するCRTテストを行います。圧迫を解除後に赤みが戻るまでの時間が2秒以上ならば、末梢循環不全と診断します。
脈の所見	頻脈はショックの早期の臨床症状です。乳児＝160回/分以上、幼児＝140回/分以上、学童期＝120回/分以上、成人＝100回/分以上が頻脈とされています。
意識レベル	重篤な出血性ショックでは、不穏など意識の錯乱が見られます。無反応や昏睡状態は脳血流の破綻を示しており、心拍停止寸前のきわめて危険な状態です。

強烈な腹痛

冷汗をかくほどの強烈な腹痛は重篤な疾患である可能性が高く、診察にあたっては腹膜刺激症状があるかどうかが重要ポイントです。

当初は腹膜刺激症状がなくても、腸管の阻血性変化の進行に伴って症状が現れることもあるので、細心の注意が必要です。

●強烈な腹痛で考えられる主な疾患

腹痛の原因となる病態	疾患名
血管の閉塞・狭窄	上腸間膜動脈閉塞症、絞扼性イレウス、卵巣嚢腫茎捻転、虚血性大腸炎、腸間膜静脈閉塞症、脾梗塞など
管腔・嚢状臓器の閉塞	胆石イレウス、絞扼性イレウス、嵌頓ヘルニア、S字結腸軸捻転、腸重積など

●冷汗をかくほどの強烈な腹痛に注意。
●後になって腹膜刺激症状が現れる場合がある。

腹膜刺激症状

腹部刺激症状から考えられる原因疾患には、急性虫垂炎、急性胆嚢炎、急性膵炎、急性骨盤腹膜炎、胃潰瘍穿孔、十二指腸潰瘍穿孔、急性虫垂炎穿孔、憩室炎穿孔、小腸穿孔、大腸癌穿孔などがあります。

●反跳痛

疼痛部位をゆっくりと圧迫した後に急に手を離すと同部位に激しい疼痛が生じる反応。この症状を認めたら腹部刺激症状ありと判断します。

●筋性防御

腹部をゆっくり押すと力が入って緊張する反応で、この症状に疼痛増悪が伴えば腹部刺激症状を疑います。疼痛部位より離れた場所から触診を始め、患者に話しかけてリラックスさせながら進めていくのがポイントです。触診は4本の指全体で行い、疼痛部位を押さえた時に指で緊張を感じ取るようにします。

救急対応の流れと看護ポイント

緊急対応の流れは、緊急対処への準備→呼吸の確保→静脈路確保→体温の管理→病態に合わせた処置＆治療が基本となります。激しい腹痛によって患者は大きな不安を抱いています。看護師は原則として患者のそばを離れず、不安の除去に努めることが大切です。

STEP 1　バイタルサインの安定

　ショックや意識障害などを伴いバイタルサインに異常がある場合は、診断や検査よりも第一に緊急の蘇生処置が求められます。看護師は速やかに人員の確保、酸素吸入、静脈路確保にあたる必要があります。

酸素投与
　プレショック状態やショック状態の場合は、高濃度酸素を投与します。マスク内に呼気ガスが溜まらないように、5L/分以上の流量で流れているか必ずチェックしてください。万が一の場合に備えて、気管挿管の準備もしておきます。

静脈路確保
　血液分布異常によるショック状態では、末梢血管が拡張して相対的に循環血液量が減少します。そのため状況に応じて、18G以上の太い留置針で末梢静脈路を確保し、乳酸リンゲル液などを大量または急速輸液します。

体温管理
　ショックの初期治療で大量輸液を行う際、低体温に注意が必要です。大量輸液の際は体温程度に温めた輸液を使用するか、専用の輸液加温システムを使用します。毛布などによる保温も大切です。

STEP 2　緊急処置・治療

　血圧が低くショック状態であればショックに対する処置、けいれんが続いていればけいれんを止めるなど、状態に合わせた治療を行います。

ショック	輸液に反応しない際は、家族の承諾をとり輸血の準備。輸血を選択。万が一のショックに備えて、気管挿管、酸素投与の準備もしておきます。	脱水	身体の状態が悪く経口摂取できない場合などは、補液によって尿量が確保されるまで輸液します。低心機能患者や高齢者の場合は、輸液が招く心不全に注意。
細菌感染	胆石胆嚢炎、消化管穿孔、イレウスなどの感染巣には、感受性の高い抗生剤を投与。消化器系疾患では、セファゾリンナトリウムなどを点滴静注します。	消化管潰瘍	抗潰瘍薬としてH2ブロッカー（ファチモジンなど）、あるいはプロトポンプ阻害薬（オメプラゾール）を点滴静注します。両者の併用は一般的には行いません。
疼痛	代表的な鎮痙剤はブスコパン、鎮痛剤はペンタジンですが、ペンタジンは高齢者には血圧低下や呼吸抑制を招く可能性があります。	吐気・嘔吐	制吐剤プリンペランの点滴静注、ナウゼリン座薬などが一般的。患者を安楽な状態に保ち、嘔吐物による誤嚥や上気道閉塞には常に注意します。

看護

できる限り患者の苦痛を緩和する

　腹痛によってはシムス位をとることで苦痛が和らぐ場合があります。シムス位はうつ伏せと横向きの中間の姿勢で寝ている状態で、上側の手は曲げて、下側の手は前に伸ばし自由に動かせるようにします。上側の足のひざは深く曲げて腹部に近づけ、下側の足のひざは軽く曲げます。

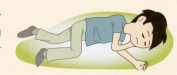

腹部を押さえて、刺すような痛みを訴えている

見逃してはいけない 緊急疾患

腹痛を伴う消化器系の急性内因性疾患で見逃してはいけないのは、急性腹症です。急性大動脈破裂・解離、消化管穿孔、イレウスなど、急性腹症は様々な原因疾患によるので、迅速な判断と適切な対応が求められます。

腹部大動脈瘤破裂

動脈硬化などによって動脈壁にできた瘤（動脈瘤）が拡大し、破裂した状態。腹部大動脈瘤患者が腹部や背部の痛みを訴えるケースでは、破裂の可能性が高くなる。

出血によるショック・プレショック状態、頻呼吸、腹部動脈瘤の拍動、四肢の冷感、弱脈、血圧の左右差などがみられる。

急変対応POINT
- ショックに備えた緊急処置の準備（気道確保、酸素投与、モニタリングなど）。
- 末梢静脈ラインの確保→大量輸液（輸液、血液は加温）。
- 緊急手術の準備。

絞扼性イレウス

腸が絞められるように腸管内腔が閉塞し、腸管への血流が障害された状態。病態は急速に悪化しやすく、ショック、腹膜炎、DIC（播種性血管内凝固症候群）、多臓器不全などに進行しやすい。

腸管の閉塞による血流障害による腸の壊死を防ぐため、迅速な判断と手術が必要。

急変対応POINT
- 他の急性腹症との鑑別・緊急手術の判断を迅速に行う。
- 経鼻胃管、イレウス管の挿入（電解質喪失の補正）。
- 腹腔内感染症がある場合は、抗菌薬を投与。

消化管穿孔

腸管に穴が開いたり、破れたり裂けたりすることで消化液などの内容物が外へ漏れ出している状態。胃潰瘍、十二指腸潰瘍、虫垂炎、腫瘍の癒着などは穿孔が起こりやすい。

突然の突き刺すような痛みを感じることが多く、反跳痛や筋性防御などの腹膜刺激症状がみられ、次第に腹部が膨らんでくる。

急変対応POINT
- ショック状態を想定した緊急処置の準備を行う。
- ショックの場合は高濃度酸素投与、過換気の場合は呼吸の安定化を図る。
- 体温管理をしながら、大量輸液・急速輸液。

上腸間膜動脈閉塞症

腸管に栄養を送る上腸間膜動脈が突然遮断され、詰まってしまった状態。発症率は低いものの、発症により広範な腸管虚血や壊死をきたし、死に至る確率も高い。

突然の激しい腹痛が現れ、腹膜炎から腸閉塞の症状に進展する。さらに症状が進むとショック症状に至る。

急変対応POINT
- 特に高齢者は、糖尿病・高血圧・不整脈の既往歴に注意。
- 腹部の身体所見および検査などで、腸管虚血があるかを判断。
- 腸管壊死の可能性があれば、緊急開腹術の適応。

その他の緊急疾患・病態

急性大動脈解離 ➡ P.147　急性胃腸炎、急性虫垂炎、急性膵炎、急性大腸炎　など

Chapter 2 | 腹痛

腹痛のアセスメント・主な疾患

腹痛による苦痛の程度は、患者個々によって異なります。軽度のものから緊急に外科的処置を要するものまで、疾患は多岐にわたります。そのため、腹痛の部位や程度を正確に把握するとともに、緊急状態かどうかを迅速に判断することが最も大切なポイントとなります。

フィジカルアセスメント

視診

〈全体の視診〉
- □ 顔面や皮膚が蒼白か？ ➡ ショックの疑い
- □ 冷汗や不穏などの有無 ➡ ショックの疑い
- □ 皮膚の黄染の有無
  ➡ 肝胆道系疾患、肝機能障害の疑い
- □ うずくまるような体位かどうか？ ➡ 腹膜炎の疑い
- □ 呼吸の吸気が途中で止まらないか？ ➡ 腹膜炎の疑い
- □ 腹痛とともにチアノーゼがあるか？
  ➡ 腹部大動脈瘤破裂の疑い

〈局所の視診〉
- □ 腹部膨満・手術創・腹壁の腫瘤の有無
  ➡ 腸閉塞、ヘルニアの疑い
- □ 動脈瘤の拍動の有無 ➡ 腹部大動脈瘤破裂の疑い
- □ 腹壁周囲の外傷痕・打撲痕の有無
  ➡ 腹部臓器損傷の疑い
- □ 下着の付着物の有無 ➡ 消化管出血、性器出血の疑い

聴診

〈胸部の聴診〉
- □ 呼吸音の左右差の有無
  ➡ 肝・胆・膵疾患、外傷性横隔膜ヘルニアの疑い

〈腹部の聴診〉
- □ 金属音（腸蠕動音）の有無 ➡ 腸炎、腸閉塞の疑い

触診

〈全体の触診〉
- □ 冷感の有無 ➡ ショックの疑い
- □ 熱感の有無
  ➡ 腹部内臓器の感染症、腹腔内膿瘍などの疑い

〈局所の触診〉
- □ 圧痛（範囲と最強圧痛部位）
  ➡ 虫垂炎など様々な疾患の疑い
- □ 腹膜刺激症状の有無
  ➡ 汎発性腹膜炎、消化管穿孔などの疑い
- □ 腫瘤の有無 ➡ 臓器腫大、臓器からの腫瘤の疑い

問診

発症日時	いつから痛み出しましたか？（慢性経過か急性発症か）
痛みの症状と間隔	どんな痛みが続いていますか？（鈍痛／疝痛、持続痛／間欠痛）
痛みの部位	どこが痛みますか。背部痛は？（疼痛部位による疾患推定）
既往歴	過去に同じような腹痛はありましたか？（手術歴も確認）
家族歴	家族に腹痛をよく起こす人はいますか？（遺伝性疾患の推定）
生活状況	食生活の状況や飲酒歴は？（肝、膵疾患の推定）
薬物	服用中の薬物はありますか？（薬剤性胃腸炎を考慮）
アレルギー	アレルギーはありますか？（アレルギー性胃腸炎を考慮）
産婦人科歴	最終月経日は？ 不正性器出血は？（婦人科系疾患の推定）
嘔吐・下痢	嘔吐や下痢の症状はありますか？（消化管疾患の推定）

腹部を押さえて、刺すような痛みを訴えている

腹痛をきたす主な疾患

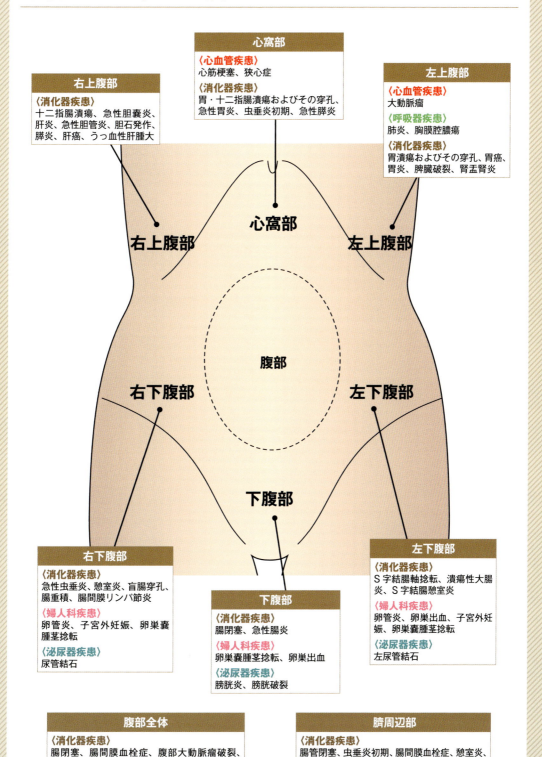

心窩部
〈心血管疾患〉
心筋梗塞、狭心症
〈消化器疾患〉
胃・十二指腸潰瘍およびその穿孔、急性胃炎、虫垂炎初期、急性膵炎

右上腹部
〈消化器疾患〉
十二指腸潰瘍、急性胆嚢炎、肝炎、急性胆管炎、胆石発作、膵炎、肝癌、うっ血性肝腫大

左上腹部
〈心血管疾患〉
大動脈瘤
〈呼吸器疾患〉
肺炎、胸膜腔膿瘍
〈消化器疾患〉
胃潰瘍およびその穿孔、胃癌、胃炎、脾臓破裂、腎盂腎炎

右下腹部
〈消化器疾患〉
急性虫垂炎、憩室炎、盲腸穿孔、腸重積、腸間膜リンパ節炎
〈婦人科疾患〉
卵管炎、子宮外妊娠、卵巣嚢腫茎捻転
〈泌尿器疾患〉
尿管結石

下腹部
〈消化器疾患〉
腸閉塞、急性腸炎
〈婦人科疾患〉
卵巣嚢腫茎捻転、卵巣出血
〈泌尿器疾患〉
膀胱炎、膀胱破裂

左下腹部
〈消化器疾患〉
S字結腸軸捻転、潰瘍性大腸炎、S字結腸憩室炎
〈婦人科疾患〉
卵管炎、卵巣出血、子宮外妊娠、卵巣嚢腫茎捻転
〈泌尿器疾患〉
左尿管結石

腹部全体
〈消化器疾患〉
腸閉塞、腸間膜血栓症、腹部大動脈瘤破裂、急性膵炎、急性汎発性腹膜炎、癌性腹膜炎

臍周辺部
〈消化器疾患〉
腸管閉塞、虫垂炎初期、腸間膜血栓症、憩室炎、急性膵炎、膵破裂

Chapter 2 | 一目でわかる！症状別対応フロー | 症例12 ▶ 吐血・下血

吐血量が多く、顔が青ざめている

消化管出血による吐下血に対しては、輸液（輸血）と止血を行いますが、そのために必要なのはバイタルサインの安定です。重篤なケースでは出血性ショックに陥ることを念頭に、初期対応を進めていきます。

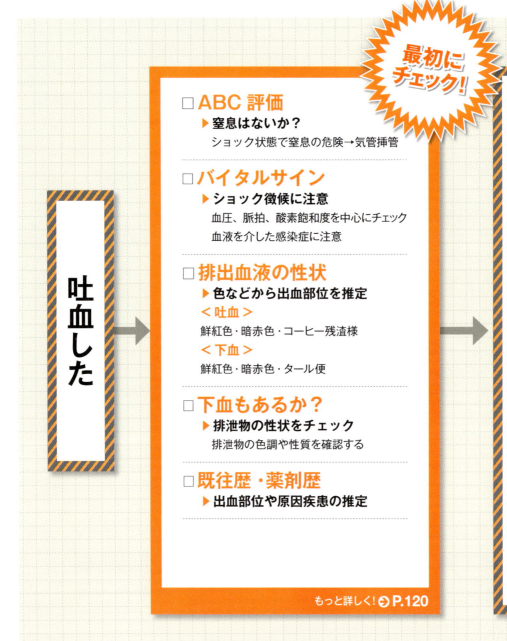

吐血した →

最初にチェック！

- □ **ABC 評価**
  - ▶ 窒息はないか？
    - ショック状態で窒息の危険→気管挿管

- □ **バイタルサイン**
  - ▶ ショック徴候に注意
    - 血圧、脈拍、酸素飽和度を中心にチェック
    - 血液を介した感染症に注意

- □ **排出血液の性状**
  - ▶ 色などから出血部位を推定
    - ＜吐血＞
    - 鮮紅色・暗赤色・コーヒー残渣様
    - ＜下血＞
    - 鮮紅色・暗赤色・タール便

- □ **下血もあるか？**
  - ▶ 排泄物の性状をチェック
    - 排泄物の色調や性質を確認する

- □ **既往歴・薬剤歴**
  - ▶ 出血部位や原因疾患の推定

もっと詳しく！ ➔ P.120

→ **出血性ショック・多量の出血が持続**

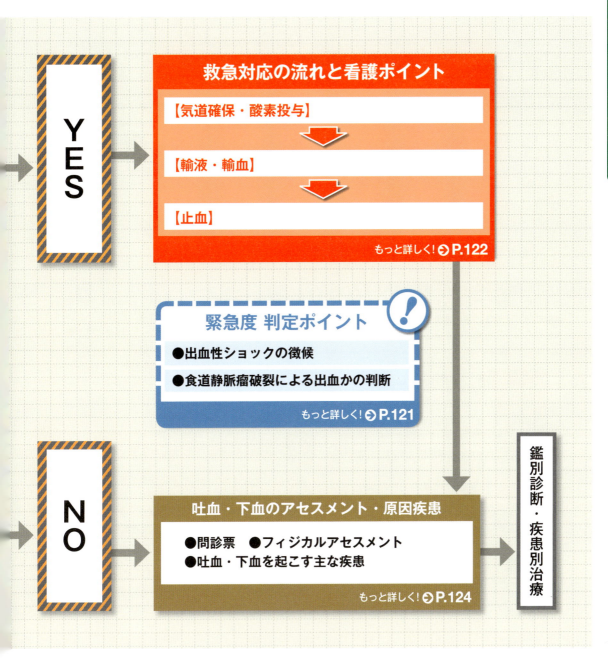

最初にチェック！

POINT
- 吐物（凝血塊）による窒息に注意。
- バイタルサインを迅速に測定して、状態の安定化を図る。
- 排出された血液の性状を確認し、出血箇所や原疾患への対応を準備する。

ABC評価

窒息はないか？

まず気道・呼吸・循環を評価します。吐血で特に注意したいのは、吐いた血や消化管内容物の誤嚥による窒息です。

血の塊はもちろん大きな食塊なども取り除き、誤嚥予防の体位を保持します（口を横に向け、側臥位ないし腹臥位とする）。出血量が多くショック状態で窒息の危険があれば、気管挿管を考慮します。

バイタルサイン

ショック徴候に注意

止血するまでは常時ショック状態に陥る危険があるため、血圧、脈拍、酸素飽和度を中心にバイタルサイン、意識レベル、皮膚ツルゴール、顔色などを持続的（もしくは3〜5分間隔で）に確認します。

初期評価（バイタルサイン確認、血液検査、出血部位や出血量の推定など）と初期治療は同時併行的に進め、止血治療が安全に実施できるよう準備しましょう。血液を介する感染症に対しては手袋や予防着などによる注意が必要です。

排出血液の性状

色などから出血部位を推定

血液に含まれる鉄分が消化液による酸化を受けるため、口や肛門といった出口近くの新鮮血は鮮紅色、胃液など消化液の混入した血液は暗赤色からコーヒー残渣様を呈します。

吐血	鮮紅色	胃・食道静脈瘤破裂、胃・十二指腸潰瘍、マロリー・ワイス（Mallory-Weiss）症候群など
	暗赤色	胃・十二指腸潰瘍、胃癌、急性胃粘膜病変（AGML）など
	コーヒー残渣様	急性胃粘膜病変（AGML）、胃癌など
下血	鮮紅色	S字結腸から直腸、肛門の出血、大腸憩室、痔核など
	暗赤色	小腸下部から大腸の出血、大腸ポリープ（内視鏡的切除術後）、大腸癌、感染性腸炎、虚血性腸炎、潰瘍性大腸炎、クローン病など
	タール便	上部消化管から小腸、右半結腸の出血、クローン病、小腸腫瘍など

下血もあるか？

排泄物の性状をチェック

消化管のどこで出血しているかは、排泄物の色調や性質である程度予測可能です。新鮮血（鮮紅色）ないし暗赤色ならば、十二指腸にあるトライツ靭帯より下部の消化管（特にS字結腸から直腸、肛門）からの出血と推測されます（出血性腸炎、大腸憩室、痔核など）。タール便（粘稠度が高く、褐色ないし黒色を呈する）ならば、より上部（胃・十二指腸）からの出血が疑われます。

既往歴・薬剤歴

既往歴の情報は出血部位や原因疾患の推定に大変役立ちます。消化管疾患（胃・十二指腸潰瘍、各種悪性腫瘍、胃・食道静脈瘤など）、肝疾患（肝硬変、アルコール肝炎など）、膵疾患（膵炎、膵臓癌）、血液疾患（白血病、血友病など）、嘔吐の有無（マロリー・ワイス症候群、食道裂孔ヘルニアなど）。

また、薬剤歴（消炎鎮痛薬、ステロイド剤、抗凝固薬など）も診断の重要な手がかりとなります。鼻出血や喀血との鑑別も大切です。

吐血量が多く、顔が青ざめている

緊急度 判定ポイント

吐血から導かれる危険な病態としては出血性ショックが最も重大です。患者の顔色、意識レベル、筋緊張など、全身状態に注意してショック状態を見逃さないようにしましょう。

出血性ショックの徴候

上部消化管出血では大量出血によるショック状態を常に念頭に置きます。ショックの5徴（蒼白、虚脱、冷汗、脈拍不触、呼吸不全）を素早くチェックします。

バイタルサインの測定値から、ショックの程度や出血量を推定できます。脈拍数と収縮期血圧からおおよその出血量を計算（shock index ＝脈拍数÷収縮期血圧）。さらに視診や触診も合わせて患者の状態を把握します。

⚠ バイタルサイン測定値とショックの程度

ショックの程度	脈拍数	収縮期血圧	推定出血量	症状
軽度	100回/分以下	90mmHg以上	750～1,250mL（体重の15～25%）	四肢冷感、脱力感
中等度	100～120回/分	60～90 mmHg	1,250～1,750mL（体重の25～35%）	蒼白、不穏、反射低下
重度	120回/分以上	60 mmHg以下	2,000mL以上（体重の40～50%）	意識混濁、呼吸窮迫、無尿

食道静脈瘤破裂による出血かの判断

消化管出血による吐下血の初期治療では、出血性ショックに陥らせないことが何よりも大切。特に食道静脈瘤破裂は致命的な出血を伴うので、緊急止血が必要です。

食道静脈瘤破裂による出血では、鮮紅色でまわりに飛び散るくらい大量に吐血するのが特徴。また、食道静脈瘤に合併する門脈圧亢進症の大半は肝硬変や肝不全です。患者の既往歴と薬剤歴をしっかりチェックしましょう。

⚠ 食道静脈瘤破裂による出血

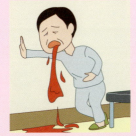

●出血の性状をチェック！

色	量
鮮紅色	まわりに飛び散るぐらい勢いがよく大量

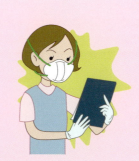

●患者の情報をチェック！

既往歴	薬剤歴
肝疾患（肝硬変、肝炎）、消化性潰瘍など	消炎鎮痛薬、ステロイド剤、抗凝固薬など

救急対応の流れと看護ポイント

重症度・緊急度は出血量に比例します。大量出血では状態を安定させるために、止血に先んじて輸液路（重症例では2本）を確保し、輸液を開始します。いずれにしても、バイタルサインに注意して、患者の全身状態を安定させることに集中しましょう。

STEP 1 気道確保・酸素投与

吐血ではまず、吐物による窒息を避けるため口腔内の凝血塊や食物塊の除去ならびに気道確保、誤嚥防止の処置を実施します。

また、患者の様子やバイタルサインから出血性ショックが疑われたら、安静を保ちつつ、血液・生化学検査のための検体採取を行います。併行して酸素投与、静脈（輸液）路の確保などの準備を進めます。

看護POINT　感染予防のため装着しよう

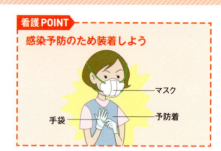

STEP 2 輸液・輸血

吐血・下血で循環血液量が減少した場合、出血性ショックを避けるため輸液を行います。大量輸液に備えて、温めた細胞外液を大量に準備します。輸液だけで循環動態が安定しない場合は血液製剤の投与が必要です。血圧・脈拍・尿量に注意し、必要に応じて対処できるよう準備します。

看護POINT　末梢静脈路の確保
中等度・重度のショックでは2本確保する

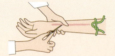①駆血帯を装着し血管を固定　②血管内に刺入された状態　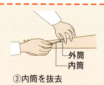③内筒を抜去

STEP 3 止血

＜食道静脈瘤破裂＞
胃・食道内視鏡による硬化療法（EIS）、内視鏡的静脈瘤結紮術（EVL）が一般的。止血困難な場合はSBチューブによる圧迫止血が行われます。

＜胃・十二指腸潰瘍＞
内視鏡による硬化療法のほか、クリッピング、高周波電気凝固法、レーザー凝固法、マイクロ波凝固法、ヒートプローブ法などが行われます。

＜下部消化管出血＞
下部消化管出血では自然止血も多くみられますが、止血困難例ではIVR（interventional radiology）によるバゾプレシン持続動注塞栓術が行われます。止血困難でショックが続く場合は手術が必要です。

看護POINT　SBチューブによる止血

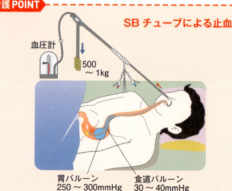

胃バルーン 250～300mmHg　食道バルーン 30～40mmHg

胃バルーンは、上縁が食道胃接合部に接するようにチューブを牽引する（チューブをテープで固定するか、500g～1kgの重さで支える）。食道バルーンは、胃バルーンで止血されない場合に拡張する。

吐血量が多く、顔が青ざめている

見逃してはいけない 緊急疾患

慢性肝臓病を疑わせる所見や肝障害の既往がある場合は、食道静脈瘤を念頭に置きます。飲食後の嘔吐を伴う場合は、マロリー・ワイス症候群、胃・十二指腸潰瘍などを疑います。

食道静脈瘤

肝硬変や肝静脈の狭窄などにより門脈圧が亢進、食道粘膜の下にある静脈の壁が膨れ、破裂した場合は吐血・下血が起こり致命的となりうる。

静脈瘤自体は無症状だが、疲労感、倦怠感、黄疸、黒色便など、原因疾患となる肝硬変（食道静脈瘤の原因は大半が肝硬変である）の症状がみられる。

急変対応 POINT
- 出血死の回避が第一目的。
- バイタルサインを把握し、ショックを生じていれば、酸素投与と静脈路確保して温輸液を行う。
- 吐血が持続する場合は、気管挿管を考慮。

胃・十二指腸潰瘍

ピロリ菌（H.pylori）や非ステロイド性消炎鎮痛薬（NSAIDs）などにより粘膜に炎症が生じてできた潰瘍。潰瘍から持続的な出血がある場合は緊急度が高くなる。

空腹時の上腹部痛、胸やけ、吐き気、嘔吐、吐血などを呈する。穿孔が生じた場合は、急激な腹痛、失神、立ちくらみ、息切れ、黒色便などの症状がみられることがある。

急変対応 POINT
- 確定診断には内視鏡検査を行う。
- 出血・穿孔・狭窄などの合併症を治療する。
- 合併症を伴わない場合は、抗潰瘍薬を投与。

マロリー・ワイス症候群

飲酒、暴飲暴食、妊娠時などの嘔吐の繰り返しにより腹圧が上昇することで、胃の噴門部が縦に裂けて出血する病態。

繰り返す嘔吐後の吐血、下血、心窩部痛、立ちくらみなどを呈する。痛みを伴う場合は特発性食道破裂の可能性があり、注意が必要。

急変対応 POINT
- 大量出血の防止が第一目的。
- 内視鏡下の止血処置。裂傷が大きければクリップによる止血。
- 止血できない場合は手術を行う。

特発性食道破裂

嘔吐や腹部打撲などにより、腹腔内圧が上昇して食道が破裂する。下部食道の左後壁が好発部位。特発性食道破裂は、健常な食道壁に生じるものを指し、炎症や潰瘍などにより生じたものは除外される。

悪心や嘔吐を伴う胸痛、背部痛、腹部痛、吐血、呼吸苦などを呈する。適切な治療が遅れると予後不良となる恐れがある。

急変対応 POINT
- 本症状が疑われる場合は、速やかに消化器外科へ連絡をとる。
- バイタルサインのチェック、静脈路を確保し輸液、血液検査を行う。
- 胸腹部X線、胸部CT検査を行い、気胸・胸水貯留があれば胸腔ドレーンを留置。

その他の緊急疾患・病態

急性大動脈解離 ➡ P.147　　腹部大動脈瘤破裂 ➡ P.147　　上部消化管悪性腫瘍　など

吐血・下血の
フィジカルアセスメント・原因疾患

吐血は、上部消化管からの出血がほとんど。しかし下血の場合は、下部消化管からの出血のみとは限らず、上部消化管出血も多いので注意が必要です。吐下血の性状や既往歴などをしっかり観察・把握してアセスメントを進めましょう。

問診票

- □ **吐物の色**（コーヒーのような褐色、鮮紅色、泡の混じった赤、その他）
- □ **便の性状**（下痢、タール便、鮮紅色の血液が混じった便、イチゴゼリー状）
- □ **最近2日間の食事内容**
- □ **海外渡航歴**
- □ **飲酒歴**（1日どれくらい飲むか？　飲まない場合は何歳頃飲酒をやめたか？）
- □ **喫煙歴**（1日どれくらい吸うか？　吸わない場合は何歳頃喫煙をやめたか？）

- □ **薬剤歴**（消炎鎮痛薬、ステロイド剤、抗凝固薬、鉄剤、その他）
- □ **輸血歴**（いつ頃、理由、その他）
- □ **既往歴**（肝炎、肝硬変、胃・十二指腸潰瘍、膵炎、痔核、その他）
- □ **治療歴**（放射線照射、腹部手術、抗癌剤、血液製剤、その他）

- □ **ものを飲み込むと痛い**（どこが、いつ頃）
- □ **最近体重が減った**（何kgぐらい減ったか？）
- □ **お腹が張っている**（いつも、食後、食前、その他）

フィジカルアセスメント

視診

- □ **気道は確保されているか？**
  吐物による誤嚥・窒息を予防します。口腔内の凝血塊や食物残渣は取り除きます。体位変換では患者が楽だという体位を保持します。
- □ **チアノーゼはないか？**
  口唇の色、顔面・四肢の皮膚色をチェックします。同時に黄疸の徴候もチェックします。
- □ **ショックの徴候はないか？**
  ショックの5徴（蒼白、虚脱、冷汗、脈拍不触、呼吸不全）を素早くチェックします。
- □ **ぐったりしていないか？**
  見るからに脱力していて、元気がない印象は？
- □ **意識レベルは正常か？**
  吐血・下血では水分の急激な減少が起こり、意識レベルが低下します。
- □ **貧血の徴候はないか？**
  顔色や結膜の色ですぐに判断できます。同時に黄疸の徴候もチェックします。
- □ **不自然に身体を曲げていないか？**
  苦しい時、痛い時は、自然にその部位をかばう姿勢をとります。
- □ **吐血・下血による排出物の性状**
  吐物、排泄物の色、形状、量をチェックします。大量の新鮮血出血を認めたら、緊急ドクターコールとともに一次救命処置の準備を進めます。

聴診
- □ 呼吸音は正常か？　□ 心音は正常か？　□ 腹部蠕動音は正常か？　□ 血管雑音はないか？

触診
- □ 皮膚ツルゴールは正常か？
  顔は紅潮していても四肢はしっとり冷たく感じないか？　カサカサしている。冷汗をかいている。
- □ 四肢冷感はないか？
  手足が冷たく、脱力している。
- □ 腫瘤はないか？
  胸部から腹部にかけて手でわかる腫瘤を触知したら、極力愛護的に患者の安静を図り、動かないでいるよう説得します。動脈瘤や静脈瘤の破裂は生命に直接かかわります。また、肝硬変などで門脈圧が亢進すると腹部血管（側副血行路）の怒張（メデューサの頭）が見られます。
- □ 圧痛・筋性防御・反跳痛はないか？
  出血部位の推定に役立ちます。
- □ 肝腫大を触れないか？
  右側肋骨下端から容易に肝臓を触れることがあります。腹部膨満や下腿の点状出血などと合わせて注意深くアセスメントしましょう。

吐血・下血を起こす主な疾患

〈上部消化管出血の原因疾患〉

食道	食道静脈瘤破裂、逆流性食道炎、食道潰瘍、食道癌、マロリー・ワイス症候群、特発性食道破裂など
胃	胃潰瘍、急性胃粘膜病変（AGML）、胃癌、吻合部潰瘍、胃静脈瘤破裂、門脈圧亢進性胃炎など
十二指腸	十二指腸潰瘍、憩室炎、ファーター乳頭部腫瘍など
肝・胆・膵	胆嚢炎、胆道腫瘍、急性膵炎

〈下部消化管出血の原因疾患〉

小腸	クローン病、腸間膜動静脈血栓症、小腸癌、悪性リンパ腫、感染性腸炎、腸結核、メッケル憩室炎など
大腸	虚血性大腸炎、抗生物質起因性腸炎、大腸癌、潰瘍性大腸炎、大腸ポリポーシス、直腸潰瘍、赤痢、チフスなど
肛門	痔核、裂孔

〈全身疾患〉

血液疾患	白血病、悪性リンパ腫、血友病、多発性骨髄腫、血小板減少性紫斑病など
その他	アミロイドーシス、サルコイドーシス、放射線腸炎、膠原病、尿毒症など

繰り返し嘔吐している

嘔吐そのものが直接生命にかかわることは少ないものの、原因となる疾患によっては生命危機に陥るケースもあります。致死的疾患を念頭に置き、系統立った観察・検査を進めていきます。

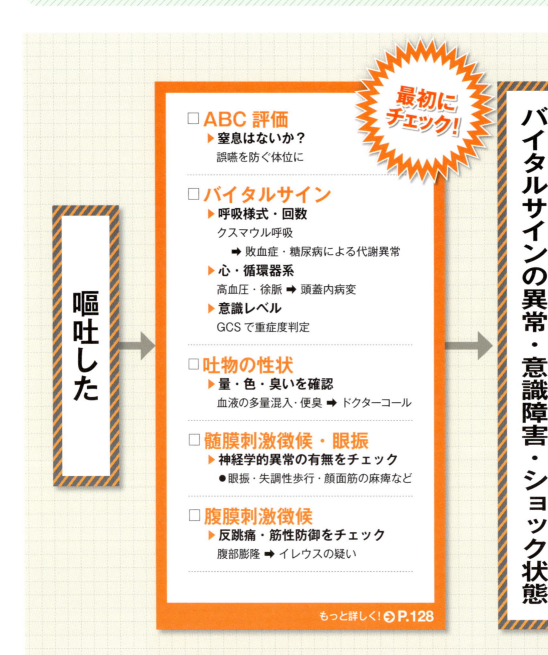

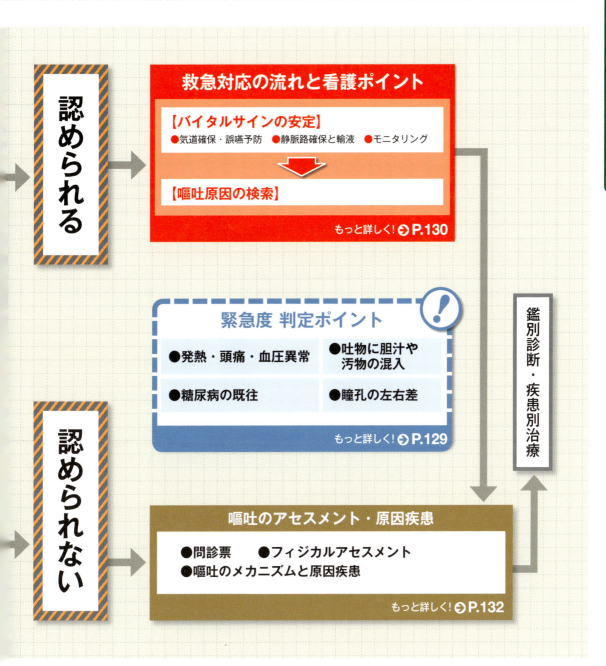

最初にチェック！

POINT
- 誤嚥がないか、まず気道を確認。
- 誤嚥を防ぐ体位をとり、バイタルサインを手早く測定。
- 髄膜刺激徴候や腹膜刺激徴候がないかチェック。

ABC評価

窒息はないか？
嘔吐のABC評価では、特に吐物の誤嚥による窒息に注意します。口腔内はもちろん胸腔の動きもチェックしましょう。

誤嚥を防ぐ体位
腹部の緊張を緩め顔は横向き、膝を曲げて側臥位にし誤嚥を防止します。頭蓋内圧亢進の場合は頭低位を避けます。

バイタルサイン

呼吸
呼吸様式や呼吸回数に注意。クスマウル呼吸は敗血症や糖尿病による代謝異常、呼気に強い刺激臭がある場合は、肝不全や腎不全、糖尿病性ケトアシドーシスなどを疑います。

心・循環器系
急性冠症候群、急性大動脈解離は吐き気・嘔吐が主訴となる場合が多く、見誤ると生命にかかわります。
血圧上昇では小脳梗塞などの頭蓋内病変に注意します。臥位・坐位・立位で脈拍増加や血圧低下が見られたら、血液容量の減少によるショック前状態が考えられます。

意識レベル
呼吸と循環に問題が生じた場合、吐き気・嘔吐に意識障害が伴うことがあります。
頭蓋内病変を疑い、意識レベルや瞳孔不同、対光反射などを調べます。

吐物の性状

吐物の性状から原因疾患を類推する

- **＜量＞** 多量の場合、さらに下痢を伴う場合は脱水の危険を考慮。バイタルを安定させるためにも脱水をチェックします。
- **＜色＞** 緑色の胆汁が混入している場合、十二指腸以下の消化管疾患。血液が混入していれば出血性疾患（いわゆるコーヒー残渣様の褐色を呈する場合や、何回も嘔吐を繰り返したことによる上部消化管からの鮮血出血もあります）。吐物全体が鮮紅色なら胃潰瘍や食道静脈瘤の破裂も考えられます。
- **＜臭い＞** すっぱい臭いは胃の内容物。便臭があれば腸閉塞や腹膜炎の疑い。アンモニア臭は肝疾患の疑いがあります。

髄膜刺激徴候・眼振

眼振など神経学的異常の有無をチェック
中枢神経系・前庭神経系めまいでは眼振を認めます。失調性歩行や顔面筋麻痺などでは、脳血管障害を警戒します。

腹膜刺激徴候

反跳痛や筋性防御など腹部症状に注意
虫垂炎や結腸憩室炎などでは腹膜刺激徴候が顕著。腹部膨隆や腸蠕動音の異常亢進・減弱ではイレウスが疑われるので腹部手術など病歴の聴取を。

繰り返し嘔吐している

緊急度 判定ポイント

悪心や嘔吐は、単純な消化管障害から緊急処置を要する頭蓋内病変まで、様々な病態に結びついています。バイタルの測定など基本的な検査手技をおろそかにすることなく、常に患者の全身状態に目を配り、わずかな危険徴候も見逃さない注意が大切です。

発熱・頭痛・血圧異常 ➡ 頭蓋内病変？

　発熱や頭痛を伴う場合は、まず頭蓋内病変を警戒し、可能な場合は頭部CT検査を行います。頭蓋内出血を否定できた場合は、髄膜炎を警戒し、右のような簡単な判定テストを行います。
　また、血圧の異常高値は脳血管の障害を示唆します。バイタルを安定させるとともに、既往歴や発症時の様子など情報収集に努めます。

 頭蓋内出血を否定できたら、判定テストを行う。

Neck flexion test
患者に、自分の臍を覗き込むように首を前屈して顎を胸につけてもらい、首の後ろが痛んだり頭痛が起こるようなら陽性とします。

吐物に胆汁や汚物の混入 ➡ 腹部閉塞性疾患？

　悪心・嘔吐で最も警戒したい消化器系疾患は腸閉塞（イレウス）。吐物に胆汁や汚物の混入を認めたり便臭を感じたら、腹部膨隆を触診し、腸蠕動の異常がないか聴診します。
　可能であればX線やCT検査を行い、特に絞扼性イレウスを見逃さないように注意します。激痛が急に発症して、嘔吐を繰り返し、発熱や頻脈を伴う場合は要注意です。

 ●腹部膨隆、腸蠕動の異常をチェック　●絞扼性イレウスを見逃さない。

糖尿病の既往 ➡ 代謝性アシドーシス？

　血液検査や既往歴から代謝性アシドーシスの疑いがある場合は注意が必要。背景として敗血症や糖尿病性ケトアシドーシス（DKA）が考えられます。DKAは致死率の高い疾患であり、既往に糖尿病がある場合には必ずDKAを疑います。感染症のチェック、肝不全、腎不全、糖尿病の既往がある患者では呼気臭のチェックも有用です。

 ●糖尿病の既往はDKAを疑う。　●感染症や呼気臭もチェック

瞳孔の左右差 ➡ 緑内障？

　嘔吐、吐気、頭痛などの訴えでは、緑内障の急性発作も考えられます。緑内障の見落としは失明へとつながり、患者の生活において重大な障害となるので注意が必要です。
　緑内障発作では、発作眼の瞳孔が散大し、対光反射も減弱・消失するため、瞳孔の左右差が認められます。嘔吐の原因がわからない場合は、緑内障発作の可能性を常に念頭に置きましょう。

 ●嘔吐の原因が不明の場合は、緑内障も疑う。　●瞳孔の左右差に注意。

救急対応の流れと看護ポイント

嘔吐の症状がある患者は、とにかく苦しい・辛いと訴えます。できるだけ楽になれる姿勢を保持してあげましょう。さらに、発熱や脱水のチェック、吐物の処理などを通して症状の原因を探るとともに、重症化を防ぐ手立てを先取りできるように準備しましょう。

STEP 1 バイタルサインの安定

気道確保・誤嚥予防
誤嚥予防のために側臥位が基本。吐物を口腔内から除去し気道を確保しますが、意識障害や酸素飽和度が低下している場合は気管挿管も実施します。

静脈路確保と輸液
嘔吐の患者は内服ができないため、静脈路確保が有効です。頻回の嘔吐（時に下痢を伴う）により脱水の恐れがある時、また治療のために禁水禁食が指示されている場合、輸液のための静脈路が役に立ちます。

モニタリング
吐気・嘔吐では全身管理が大切です。バイタルサインを正確に把握することは、原因疾患の検索と、患者自身の状態安定につながります。

看護POINT
症状を軽減できる姿勢に

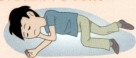

患者は吐き気・嘔吐の症状が軽減できる姿勢をとろうとします。通常は口を横に向け、場合によって側臥位や腹臥位をとれるように補助します。頭蓋内圧亢進時は頭低位を避け、頭位性めまいの場合は誘発頭位を避けるようにします。

STEP 2 嘔吐原因の検索

悪心・嘔吐の原因検索では、まず消化器疾患かどうかを判定します。消化器疾患でない場合は、緊急度の高い頭蓋内病変や代謝性アシドーシスなどに注意します。

もちろん消化器系疾患にも致死的な疾患があります。まずはこれらの危険な疾患を、データに基づいて否定することが大切です。

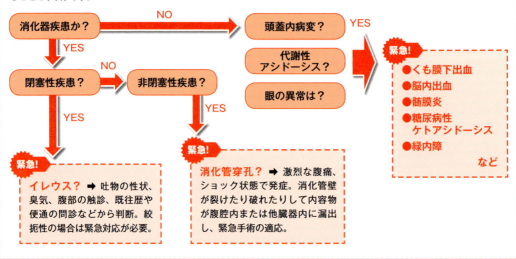

見逃してはいけない 緊急疾患

嘔吐の原因疾患を鑑別する際は、まず消化器疾患なのかどうかを判定します。消化器疾患であれば、イレウスなどの緊急を要する病態にないかを判断します。その他では、脳内病変や急性心筋梗塞、ケトアシドーシスなどの兆候がないか注意します。

イレウス

腸管に通過障害が起こり、内腔の狭窄や閉塞をきたした状態をイレウス（腸閉塞）という。腹痛、腹部膨満感、嘔吐、悪心、排便・排ガス消失などを伴う。嘔吐の場合は、吐物に胆汁や汚物が混入し、便臭を帯びることがある。

腸管への血流障害による腸管虚血を伴うものを絞扼性イレウスといい、ショックや髄膜炎などの病態へと急激に増悪しやすい。

急変対応 POINT
- ▶ 他の急性腹症との鑑別・緊急手術の判断を迅速に行う。
- ▶ 経鼻胃管、イレウス管の挿入（電解質喪失の補正）。
- ▶ 腹腔内感染症がある場合は、抗菌薬を投与。

糖尿病性ケトアシドーシス（DKA）

高度のインスリン不足によって血液が酸性化し、ブドウ糖利用障害、糖新生亢進、高血糖、血漿浸透圧上昇などがみられる。呼吸異常、意識障害、嘔吐、腹痛、脱水症状などを伴うが、重度の場合は精神錯乱や昏睡に進展し、生死にかかわる場合もある。

インスリン依存1型糖尿病の初発時や、インスリン注射の中断時などに発症することが多い。

急変対応 POINT
- ▶ まず静脈路確保。心電図モニター、尿、血糖値、血液などの緊急検査。必要な場合は気管挿管。
- ▶ 生理食塩水の静注により、脱水を補正。
- ▶ 血清カリウム値の上昇を確認した後にインスリン投与。

髄膜炎

細菌やウイルスが血管内に進入して髄膜に到達し、炎症を起こす。乳幼児に発症が多い。発熱、頭痛、嘔吐で始まり24時間以内に髄膜刺激症状（頸の前屈で痛みを生じる）が現れ、けいれんを伴うこともある。

発熱、頭痛を伴う嘔吐の場合は、髄膜炎を必ず考慮する。特に細菌性髄膜炎（→P.139）は、見逃すと致死的な経過をたどる。

急変対応 POINT
- ▶ バイタルサインを確認し、敗血症からショックや呼吸障害を伴っている場合は、救急処置をただちに開始。
- ▶ 同時に、専門医へのコンサルテーションを想定し、抗菌薬・抗ウイルス薬・ステロイド薬の投与を開始する。

緑内障

眼圧の上昇により、視野が欠損したり視力が低下する。急性緑内障では、急激に眼圧が上昇するため、目の痛み、吐き気、嘔吐、頭痛などを伴い、散瞳、結膜充血、角膜混濁などの所見もみられる。

障害を受けた視神経は再生困難なため、重篤化すると失明の危険がある。

急変対応 POINT
- ▶ 急性発作による眼所見は、肉眼でも観察可能。部屋を明るくしたり、ペンライトを用いて観察する。
- ▶ 閉瞼した上から眼球を触診すると硬くなっていることが多い。
- ▶ 急性発作時は、高浸透圧薬点滴（マンニトールなど）やピロカルピン点眼などで症状の寛解を図る。

その他の疾患・病態

- 脳血管障害 → P.83
- ST上昇型心筋梗塞 → P.107
- 敗血症 → P.33
- アルコール性ケトアシドーシス　など

嘔吐のアセスメント・原因疾患

吐気・嘔吐のほとんどは消化器系疾患によるものですが、重篤な非消化器系疾患が隠れている可能性は常にあります。迅速にバイタルを測定し、的確なアセスメントによってそれらを見つけ出し、正しく対応することが大切です。

問診票

発症時の様子
- □ いつ頃から始まりましたか？
- □ だんだん気持ち悪くなったのですか？
  それとも、急に吐いてしまいましたか？
- □ 原因に何か心当たりはありますか？
- □ 嘔吐の前に何か食べたり飲んだりしましたか？
- □ あなたと同じものを飲んだり食べたりした人はいますか？
- □ 吐きそうな気分がありますか？
- □ 体温は何度ですか？
- □ 嘔吐以外に何か症状がありますか？
  頭痛、腹痛、下痢、めまい、胸痛、腕がしびれる、その他

既往歴
- □ お通じはありましたか？
  ない：いつからないのかも確認
  ある：いつあったかも確認
- □ その時の便の状態は？
  ふつう、ゆるい、黒色、白色、下痢、水のような便、その他
- □ 以前にかかったことのある病気は？
  高血圧、糖尿病、胃潰瘍、腎臓病、肝臓病、心臓病、その他
- □ 以前に手術を受けたことがありますか？
  何の手術をいつ受けたか？

女性に対して
- □ 現在妊娠していますか？　➡　妊娠している場合は、何カ月目か？
- □ 直前の生理はいつでしたか？
- □ 月経周期は規則正しい方ですか？
- □ 生理痛は強い方ですか？
- □ 経血は多い方ですか？

フィジカルアセスメント

視診
- □ 吐物の性状
  未消化物、血液混入、汚物混入、粘液様、胆汁混入、吐物の色調、その他
- □ 患者の様子
  ぐったりしている、激しく嘔吐を続けている、胸を押さえている、お腹を押さえている、顔色が悪い、苦しそうな呼吸、その他
- □ 神経学的所見
  眼振（あり、なし）、意識障害（あり、なし）、その他

触診
- □ 皮膚ツルゴール
  汗ばんでいる、カサカサしている、熱っぽい、冷たい、弾力がない、その他
- □ 腹部触診
  反跳痛（あり、なし）、筋性防御（あり、なし）、腹部膨隆（あり、なし）、その他

聴診
- □ 気管から肺野まで空気が通っているか？
- □ クスマウル呼吸はないか？（呼気臭は？）
- □ 心音にリズム不整はないか？
- □ 腸蠕動音は正常か？
- □ 胃部振水音はないか？

嘔吐のメカニズムと原因疾患

嘔吐をきたす病態は、消化管系（心臓系含む）、中枢神経系、前庭系、化学受容器引金帯（CTZ）といったメカニズムを介して、それぞれの神経伝達物質から脳幹の嘔吐中枢を刺激することにより生じます。

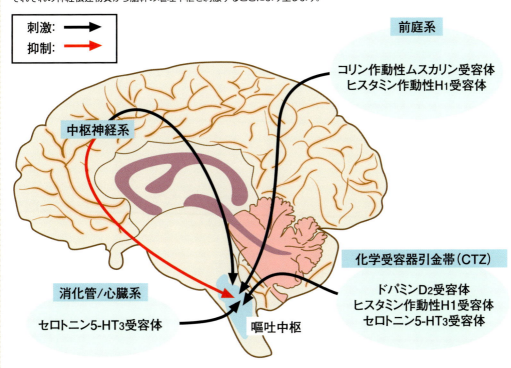

消化管系（心臓系含む）	中枢神経系
消化管および心臓の刺激が引き金になります。脳神経 IX・X が求心路となり、嘔吐中枢が刺激されて嘔吐を生じます。また小腸・大腸の閉塞や腸間膜の虚血で賦活され、求心性内臓神経が求心路となって嘔吐中枢を刺激する経路もあります。	臭気や感覚に誘発される嘔吐は大脳皮質の働きが根源にあります。心因性の要因や髄膜炎などの中枢神経系疾患による刺激は大脳皮質から直接嘔吐中枢に伝わります。
腸閉塞、急性胃炎、消化管穿孔、急性膵炎、急性胆嚢炎、悪性腫瘍、急性冠症候群、急性大動脈解離 など	脳内出血、脳梗塞、くも膜下出血、脳浮腫
前庭系	化学受容器引金帯 （CTZ：Chemoreceptor trigger zone）
前庭系は視覚・筋・関節からの固有感覚と共働して身体の平衡をコントロールするシステムです。このシステムの失調が嘔吐中枢に影響します。	CTZには血液脳関門がないため、血液によって運ばれた嘔吐刺激性の物質に直接反応します。
耳性めまい、乗り物酔い	細菌毒素、尿毒素、アルコール、抗癌剤

Chapter 2 | 一目でわかる！症状別対応フロー | 症例 14 ▶ 発熱

40℃近い高熱が続いている

発熱は症状としてはありふれており、原因も多種多様。しかし、高熱が続き様々な合併症を起こして致死的な状態に陥ることも考えられます。バイタルサインなど全身状態の把握とともに、詳細な問診による原因疾患の鑑別も重要です。

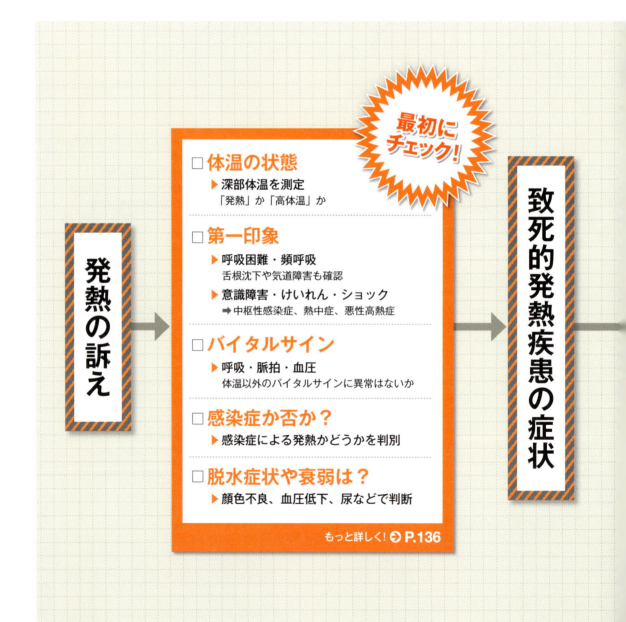

発熱の訴え → 　**最初にチェック！**

- □ **体温の状態**
  - ▶ 深部体温を測定
    「発熱」か「高体温」か

- □ **第一印象**
  - ▶ 呼吸困難・頻呼吸
    舌根沈下や気道障害も確認
  - ▶ 意識障害・けいれん・ショック
    ➡ 中枢性感染症、熱中症、悪性高熱症

- □ **バイタルサイン**
  - ▶ 呼吸・脈拍・血圧
    体温以外のバイタルサインに異常はないか

- □ **感染症か否か？**
  - ▶ 感染症による発熱かどうかを判別

- □ **脱水症状や衰弱は？**
  - ▶ 顔色不良、血圧低下、尿などで判断

もっと詳しく！ ▶ P.136

→ 致死的発熱疾患の症状

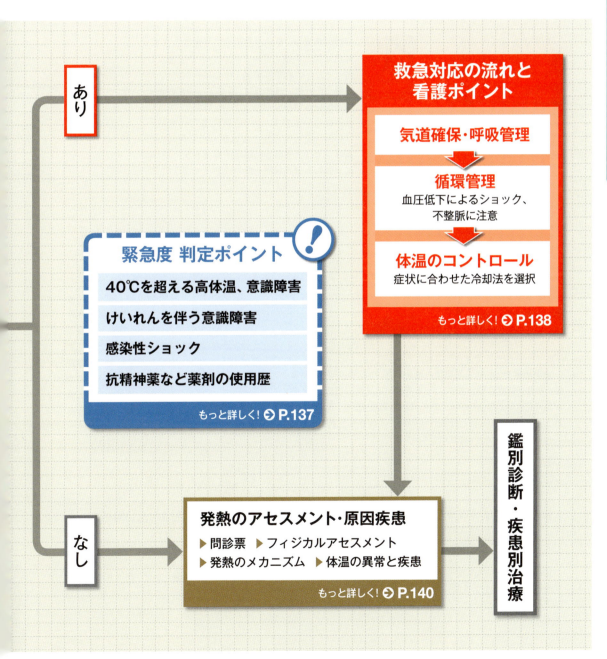

Chapter 2 　一目でわかる！症状別対応フロー　｜　症例 14 ▶ 発熱

最初にチェック！

POINT
- 体温は直腸温や鼓膜温などの深部体温を測定。
- 高熱は「発熱」によるものか「高体温」によるものか同時にチェック。
- 高熱以外にバイタルサインの異常を認めたら、速やかにドクターコール。

体温の状態

深部体温を測定

まずは正確な体温を計ることが大切。腋窩での測定は外気温の影響で測定ミスを起こしやすいので、直腸温や鼓膜温の深部体温を計ります。他に膀胱温や血液温なども有用です。通常、深心部体温は体表温よりも 0.5 ～ 1.0℃ほど高くなります。

鼓膜温

高体温は異常警報

体温異常は、発熱と高体温に分類されます。発熱は体温中枢のサーモスタットが通常より高くセットされて基準温（セットポイント）が上昇した状態。高体温は、基準温は通常のまま体温調整が利かなくなった不全状態で、危険な状態になりえます。通常、40℃までの発熱では体温調整機能が働きますが、40℃を超えた高体温では調整機能に高度の障害が起こり、命にかかわる緊急状態となります。

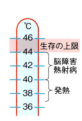

第一印象

気道・呼吸障害は？

呼吸困難や頻呼吸の有無、意識障害のある患者では舌根沈下や気道障害も確認します。

意識障害、けいれん、ショック症状は？

意識障害やけいれんを認めた場合には、中枢性感染症、熱中症、悪性高熱症を疑います。40℃を超える高熱の場合、これらが高熱によって生じた症状である可能性もあります。ショックかどうかは、頻脈の有無と意識状態の第一印象から予測します。

バイタルサイン

呼吸数・脈拍・血圧は？

発熱によって呼吸数は浅く速くなります。呼吸数が 20 回／分以上の場合は注意が必要です。高熱時には 100 回／分以上の頻脈も認められます。脈拍の上昇、および脱水症状の有無にも注意します。血圧は、収縮期血圧が 80mmHg 未満であれば、ショックなどの危険な状態と判断します。体温以外にバイタルサインの異常があれば、すぐにドクターコールしてください。

感染症か否か？

発熱の原因には、感染症と非感染症の 2 つがあります。

感染症の発熱

創感染、VAP（人工呼吸器関連肺炎）、カテーテル感染、尿路感染、副鼻腔炎、ウイルスなど。

非感染症の発熱

薬剤や輸血に起因、膠原病、内分泌疾患、アレルギー、急性膵炎、血管疾患、悪性症候群など。

脱水症状や衰弱は？

脱水を進行させない対処を

脱水症状や衰弱を起こしているかどうかは、顔色不良、血圧低下、尿量の減少や濃縮の有無で観察します。脱水が認められた際は、症状を進行させないために水分バランスに注意し、十分な輸液を行います。

緊急度 判定ポイント

発熱や高体温は頻繁に見られる症状ですが、その原因は多岐にわたり、緊急を要する疾患では迅速な処置が欠かせません。危険度の高い疾患に特有の症状をしっかりと把握し、速やかに緊急度を判定することが何よりも重要です。

40℃を超える高体温、意識障害

高体温自体が臓器の細胞障害をもたらします。特に熱中症の場合は初期対応が鍵となるため、正確な判定がきわめて重要。熱中症は重症度によって3段階に分類され、それぞれ特徴的な症状を伴います。

熱中症の重症度

Ⅰ度	軽いめまいや立ちくらみ、ふくらはぎの筋肉のけいれん、こむら返り、大量の発汗などが見られます。
Ⅱ度	頭痛や嘔吐、強い疲労感や倦怠感、集中力や判断力の低下などを伴います。
Ⅲ度	38℃以上の高温や意識障害、けいれんや手足の運動障害などを伴います。段階を経ずに、いきなり重度の症状が出る場合もあるので注意が必要です。

けいれんを伴う意識障害

髄膜炎や脳炎の疑いがあるため、迅速な判定が欠かせません。次の3つが代表的な疾患です。

けいれんを伴う場合の原因疾患

細菌性髄膜炎	急性発症で、激しい頭痛、悪寒、発熱とともに、意識障害や脳神経症状も現れます。
結核性髄膜炎	約2週間の経過で発症する亜急性で、頭痛、発熱、意識障害が進行します。顔面神経麻痺をきたすこともあります。
単純ヘルペス脳炎	重い急性脳炎で、発熱、髄膜刺激症状、意識障害、けいれん発作が起きます。初期には、錯乱、せん妄状態、幻視、異常行動も見られます。

感染性ショック

急性閉塞性化膿性胆管炎や感染性心内膜炎は、感染性ショックを伴う致死的な疾患です。

感染性ショックを伴う致死的な疾患

急性閉塞性化膿性胆管炎	ショックなどの症状を伴う急性胆管炎で、発熱、腹痛（右上部）、黄疸、意識障害などを呈します。胆管内に化膿性胆汁を認める場合は、早期に胆道ドレナージが必要です。
感染性心内膜炎	初期症状は風邪に似ていますが、やがて息切れ、呼吸困難、浮腫などの心不全症状や、手指などの血流障害、視力障害、背部痛、手足の麻痺、意識障害、ろれつが回らなくなるなどの様々な塞栓症症状が現れます。

向精神薬など薬剤の使用歴

薬剤の使用歴は必ず確認します。

悪性症候群：抗精神薬の服用が原因となります。高熱、発汗、頻脈、言語障害、筋硬直による身体の震えの他、意識障害、脱水症状、呼吸困難、腎不全による尿の異常（赤い色をしたミオグロビン尿）など様々な症状が現れます。

悪性高熱症：全身麻酔に使用される多くの薬剤で発症します。高熱（多くの場合40℃以上）と筋硬直に加え、原因不明の頻脈・不整脈が出現し、血圧が不安定になります。尿は赤褐色（コーラ様の色調）となります。

救急対応の流れと看護ポイント

一般的な救急処置である ABC、Airway（気道）、Breathing（呼吸）、Circulation（循環）に加えて、適切な体温コントロールを行うことが大切です。40℃を超える高体温はきわめて危険な状態であり、迅速なクーリングが必要となります。

STEP 1 気道確保・呼吸管理

頭部後屈や下顎挙上で気道を確保し、呼吸状態に異常があればただちに対処。SpO_2（経皮的酸素飽和度）が維持できない状況では、酸素投与を行います。

意識障害を伴う場合は、嚥下障害や舌根沈下による上気道閉塞に十分注意します。状況が悪い場合は、早急に気管挿管を行います。

看護POINT
- 呼吸状態の異常 ➡ 酸素投与
- 意識障害を伴う ➡ 上気道閉塞に注意
- 酸素化の状況を常にチェック！

STEP 2 循環管理

血圧低下によるショックに注意

血圧低下の場合は、ただちにショックに対する対処を開始。輸液で循環状態の回復を図り、効果がなければ昇圧剤の持続点滴を加えます。

不整脈の合併に注意

高体温の患者は、不整脈の合併に注意します（頻脈が多い）。体温が40℃を超える場合は心電図モニターを装着し、不整脈があれば状況に応じて安定剤を準備します。

STEP 3 体温のコントロール

まず着衣を少し脱がせる、室温を調整するなど最低限のコントロールから始めます。40℃を超える高体温は重篤な体温異常であり、急速な体温冷却が必要です。

意識がないほど重度の熱中症の場合、大量輸液で脱水補正をしながら、冷水胃洗浄や冷水膀胱洗浄などの体腔冷却によって速やかに深部体温を下げます。

42℃以上ではタンパク質の変性や脂質細胞の溶解が起こり、臓器障害が進行します。できる限りのクーリングで体温を下げます。

ただし、感染によるセットポイントの上昇で発熱して悪寒や戦慄が出ている場合は、症状を悪化させるのでクーリングは行いません。

熱中症（熱射病）などの疾患に対する冷却の方法

1. 現場でできること
- 着衣を脱がす
- 涼しい環境下へ移動する

2. 体表冷却
- 氷嚢
  頸部、腋窩部、大腿部
- 冷水ブランケット
- 微温湯スプレー
- 全身湿潤法

3. 体腔冷却
- 冷水胃洗浄
- 冷水直腸洗浄
- 冷水膀胱洗浄
- 冷水腹腔洗浄

4. 対外循環
- 経皮心肺補助
- 血液透析
- 持続的血液濾過透析

看護POINT

クーリングのポイント

- 動脈が皮膚表面に近い両側の頸部、腋窩部、大腿部の6点をクーリングする。
- 体温が40℃以上の時は、循環式冷却マットなどを併用。
- クーリングだけで効果がない場合は、解熱薬の投与を検討する。

40℃近い高熱が続いている

見逃してはいけない　緊急疾患

危険度の高い緊急疾患を判定できたら、速やかにそれぞれの疾患に合わせた救急看護を施します。以下の4つが高熱を伴う代表的な緊急疾患ですが、いずれも初期の処置が予後の状況を大きく左右します。

熱中症

　高温の環境下で体内の水分や塩分のバランスが崩れたり、体内の調整機能が破綻して発症する。重症度によっては死に至る可能性もあり、特にスポーツや労働に伴う熱中症は、発症直後から数十分間の対応が重要。軽・中度では、めまい、頭痛、吐き気、嘔吐、大量の発汗など。重度では、意識障害、汗が出ない、皮膚が赤くなるほどのほてり、40℃以上の発熱といった症状がある。

急変対応POINT
- できるだけ早く体温を冷却させる。
- 氷囊を頸部、腋窩部、鼠径部に当てて皮膚の直下を流れている血液を冷やし、冷水胃洗浄などの体腔冷却で速やかに深部体温を下げる。
- 経皮心肺補助や血液透析などの対外循環に対する処置も有効。

悪性症候群

　抗精神病薬の副作用として起こる可能性のある重篤な合併症。高熱、発汗、意識障害、言語障害、振戦、頻脈などを伴う。

　抗うつ剤や副作用をおさえるための薬からも発症する可能性があるため、精神科から転院してきたり、初めて抗精神病薬を投与した患者で発熱が認められる場合は、特に注意を要する。

急変対応POINT
- すぐに原因薬剤の使用を中止。
- 呼吸状態の確認から必要に応じて酸素吸入⇒適切な補液（1,000～2,000mL程度）による電解質バランスの是正⇒クーリングによる体温冷却⇒大量輸液による利尿の維持を行う。
- 腎不全など合併症の対処も考慮する。

感染性心内膜炎

　心臓の内側に細菌が感染し、弁の機能不全や閉塞、心筋膿瘍、真菌性動脈瘤などを起こす全身性の感染症。急性の感染性心内膜炎では、高熱、頻脈、疲労感、急速な心臓弁の障害を伴う。

　重篤な合併症が多く、特に脳動脈瘤との合併では脳出血の可能性などを考慮しなければならない。

急変対応POINT
- 原因となる細菌を特定し、その細菌に合った抗菌剤を長期にわたって静注する。
- 抗菌剤の効果がなく感染徴候が改善しない場合は、弁そのものを人工弁に取りかえるといった外科的治療が必要。

細菌性髄膜炎

　細菌感染による中枢神経系の感染症で、急性化膿性髄膜炎とも呼ばれる。発症すれば致死率は高く、また救命できても重篤な後遺症が残るケースが多い。一般的に発症後24時間で病変はピークに達するため、早期診断・早期加療がポイントとなる。

　初期症状としては、発熱、頭痛、頸部の硬直を伴う激しい痛み、咽頭痛、嘔吐などがみられる。

急変対応POINT
- 抗菌薬による強力な治療が必要となる。
- 年齢、基礎疾患、発症状況などを考慮して可能性のある原因菌を想定し、それに合った抗菌薬を静注する。
- 同時に体温、脈拍、血圧、呼吸などのバイタルサインを監視し、鎮痛・解熱薬も投与。

その他の疾患・病態
穿孔性腹膜炎、甲状腺クリーゼ　など

発熱のアセスメント・原因疾患

適切な問診やフィジカルアセスメントを行うことによって、発熱や高体温の原因となる疾患をある程度予測することができます。ここに挙げたポイントは、きわめて重要なものばかりです。しっかりと把握して、原因疾患の特定に努めましょう。

問診票

本人への問診
- [ ] どんな発熱がいつから続いているか？
- [ ] 悪寒や戦慄やめまいはするか？
- [ ] 随伴症状の有無
  （頭痛、呼吸器障害、腹部症状、尿路症状、関節痛など）
- [ ] 既往症（輸血歴を含めて、なるべく詳細に）
- [ ] 家族・会社・学校での同様症状者の有無
  （特に呼吸器症状や下痢・腹痛を伴う場合）
- [ ] 内服歴（市販薬を含めて、特に皮疹を伴う場合は必須事項）
- [ ] 渡航歴（特に下痢・腹痛を伴う場合は必須事項）
- [ ] 家族歴（結核、悪性腫瘍の者がいなかったか？）
- [ ] 朝と夕方の体温変動（単に熱っぽいとの訴えの場合）

付添者への問診
- [ ] 患者本人との関係
- [ ] 本人への問診と同じ質問をしてみる
  （食い違いがないか確認）

救急隊への確認
- [ ] 現場到着時の状況
  （嘔吐痕や吐血痕の有無、現場の温度など）

フィジカルアセスメント

視診

- [ ] **重篤感はないか**
  悪寒・戦慄・41℃以上の高熱／血圧低下・乏尿／意識障害・けいれん／呼吸窮迫・低酸素血症／点状出血斑などの有無をチェック。

- [ ] **意識状態に問題はないか**
  呼びかけに対して正確に反応できるかをチェック。意識障害が高熱によるものか頭蓋内疾患によるものかを、常に念頭に置いておくこと。

- [ ] **体表面に皮疹はないか**
  出血斑（感染性心内膜炎、敗血症、白血病、リケッチア感染症）、強い痛みを伴う紅斑（壊死性筋膜炎症）、握雪感（ガス性生菌感染症）、網状皮斑（重症の循環障害）などに注意。

- [ ] **気道、呼吸の評価**
  呼吸窮迫・低酸素血症の有無と酸素飽和度をチェックすると同時に、呼吸数も確認。呼吸数が20回／分以上の場合は、SIRS（全身性炎症反応症候群）を疑う。

聴診

- [ ] **心雑音および胸部肺音・副雑音**
  心雑音では特に逆流性雑音の有無に注意。胸部肺音では特に副雑音が重要で、crackle（湿性ラ音、断続性ラ音）、wheeze（乾性ラ音、連続性ラ音、笛音）、rhonchi（乾性ラ音）に注意。

触診

- [ ] **循環の評価**
  循環障害がある場合は、皮膚温に冷感を伴うことがある。乾燥している場合は心係数の上昇、冷たい場合は肺動脈入圧の上昇を疑う。

- [ ] **表在リンパ節**
  特に鎖骨上、腋窩、頸部に注意。全身性リンパ節腫脹を認めた際は、悪性リンパ腫・白血病などの血液疾患、自己免疫疾患、薬剤性疾患、B型肝炎、腸チフスなどを疑う。

- [ ] **胸部、腹部、背部に圧痛はあるか**
  腹部の圧痛を認めた際は、腹膜刺激症状がないか観察。圧痛点から腹腔内感染症（急性虫垂炎、急性腸炎、憩室炎など）を疑う。背部の疼痛では腎盂腎炎、肝臓・脾臓・膵臓の炎症を疑う。

- [ ] **肝腫大／脾腫大の有無**
  肋骨縁よりも下の位置に肝臓があることが触診で確認できれば肝腫大。腹部に膨満感があったり、触診で左上腹部や背部に痛みが認められれば、脾腫大を疑う。

- [ ] **直腸**
  男性の前立腺部の圧痛なら前立腺炎を疑う。女性の子宮頸部の可動痛なら骨盤内炎症性疾患（PID）を疑う。痛みがある場合、男女を問わず腸炎を疑う。

- [ ] **泌尿生殖器**
  感染症の熱源として重要で、尿道炎、閉塞性尿路疾患、睾丸炎・副睾丸炎、子宮頸管炎などが代表的な疾患となる。

40℃近い高熱が続いている

発熱のメカニズム

細菌感染などが起こると、白血球の免疫活性食細胞の働きで炎症性（発熱性）サイトカインが放出されます。このサイトカインが視床下部の内皮細胞を刺激してPGE₂（プロスタグランジンE₂）の産生を促します。

PGE₂は視床下部の体温調節中枢に指令を出し、細胞内cAMPを放出して皮膚の血管を収縮させたり汗腺を閉じることによって、体温のセットポイントを上昇させます。

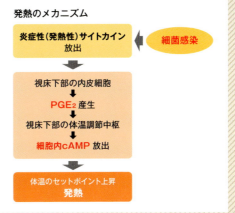

発熱のメカニズム

体温の異常と疾患

体温異常では、疾患によって熱の変動の仕方に特徴があります。疾患を特定するうえでも、正確な体温測定が欠かせません。

熱型	特徴		代表的な疾患
稽留熱（けいりゅう）	持続性で、日内変動が1℃以内の高熱		大葉性肺炎、脳炎
弛張熱（しちょう）	日内変動が1℃以上で、最低でも37℃以上		敗血症、ウイルス性疾患
間欠熱	日内変動が1℃以上で、最低が37℃以下		深部臓器の感染症、悪性腫瘍
波状熱	発熱する有熱期と発熱しない無熱期を繰り返す		ブルセラ病、ホジキン病
周期熱	規則的な周期をもって発熱を繰り返す		マラリア（三日熱、四日熱）
2峰性発熱	発熱していったん解熱した後、再び熱が上昇する		インフルエンザ、麻疹、デング熱

Chapter 2　一目でわかる！症状別対応フロー｜症例15 ▶ 腰背部痛

今までに経験のない、腰周辺の痛みを訴えている

腰痛・背部痛の多くは、運動器や整形外科領域の緊急度の低い疾患が原因。しかし、一部に緊急性の高い心臓・大血管系疾患や消化器系などの内臓疾患のケースがあります。これらの緊急性の高い疾患を見落とさないことが大切です。

腰背部痛の訴え →

最初にチェック！

- ☐ **第一印象は？**
  - ▶ 重篤感やショックの所見に注意
    苦悶の表情・冷汗・顔面蒼白など
  - ▶ 患者に声をかけて反応をみる
    気道・意識・呼吸を素早く確認

- ☐ **発症時の様子は？**
  - ▶ 経験のない突然の痛みは危険信号
    問診で発症時の状態を把握
  - ▶ できる限り情報収集

- ☐ **随伴症状は？**
  - ▶ 痛みと異なる訴えにも注目
    息苦しさ・しびれ・力が入らないなど
  - ▶ 血圧の左右差はないか

- ☐ **既往・薬物使用歴は？**
  椎間板異常、骨粗鬆症、免疫不全状態やステロイド使用歴など

もっと詳しく！ ▶ P.144

→ **バイタルサインの異常、心臓・大血管疾患など緊急疾患の疑い**

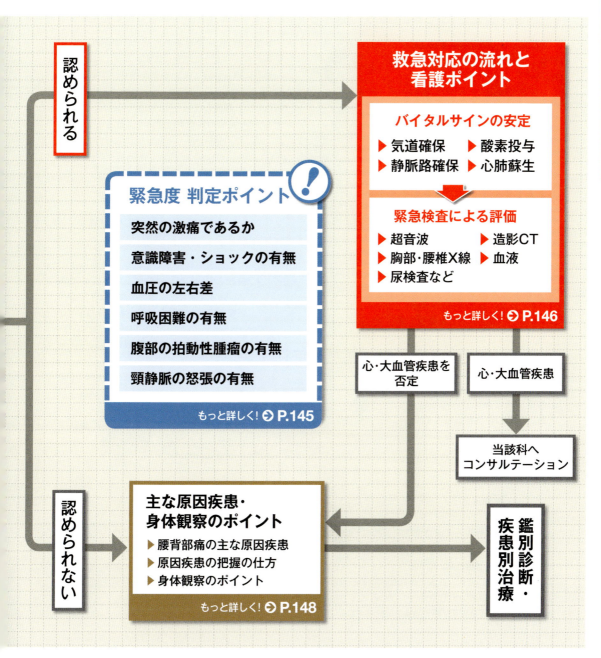

最初にチェック！

POINT
- これまでに経験のない、突然の痛みを訴えていないか。
- 意識障害やショック状態を伴っていないか。
- 腰背部痛の原因は多様。様々な観点から、緊急度の高い疾患を見逃さない。

第一印象は？

重篤感やショックの所見に注意

苦悶の表情、冷汗、顔面蒼白など一見して重篤感がある場合、さらに虚脱、呼吸不全、脈拍が触れないなどのショックの所見がある場合、医師への報告と当時に、酸素投与、静脈路確保、モニター装着を開始します。

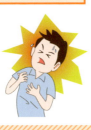

患者に声をかけて反応をみる

外傷の有無は、全身をチェックして隠れた傷も見落とさないように注意します。

患者に声をかけて反応を見ながら、気道の閉塞（返事ができない）、意識の混濁（質問に正しく答えられない）、呼吸の状態（呼吸補助筋の使用）などをチェック。皮膚の冷感や湿潤傾向にも注意します。

随伴症状は？

痛みと異なる訴えにも注目

「息苦しい」「手足がしびれる」「力が入らない」など、痛みとは異なる訴えにも注意。安静時に痛みがあれば炎症性・内臓性疾患が疑われます。発熱では尿路感染症を考慮して検尿を実施します。吐気・嘔吐があれば急性膵炎、女性の場合は子宮内膜症や子宮外妊娠も考慮します。

バイタルサインは血圧が重要

バイタルサインの異常、とくに血圧の異常高値や左右差は大動脈疾患の恐れがあります。見るからに重篤な印象があり、眼瞼結膜に貧血を認めたら出血性病変が強く疑われます。

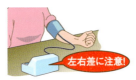
左右差に注意！

緊急度の高い疾患を見逃さない

一般的な整形外科的要因による腰背部痛では、脊柱所見、神経緊張テストなどで痛みの性状が確認されます。また、表在・深部知覚、深部腱反射、徒手筋力テストなどで痛みの神経学的高位を確認します。さまざまな症状がみられる中で大切なのは、緊急度の高い病態や命にかかわる疾患（大動脈疾患、炎症性疾患、神経系疾患、悪性腫瘍）を見逃さないことです。

発症時の様子は？

経験のない突然の痛みは危険信号

これまで経験したことがない痛みが突然起こり、だんだんひどくなっている場合、胸・腹部大動脈瘤の破裂、急性大動脈解離といった危険な状態が考えられます。

できる限り情報収集

「どこが」「どのように」「いつから」「何をしていた時」など、本人・付添い両方からできるだけ詳細な情報を集めましょう。内臓疾患による痛みは腹痛などの腹部症状を伴うことが多く、食事や排便との関係に注意が必要です。

既往・薬物使用歴は？

椎間板異常、骨粗鬆症、免疫不全状態、糖尿病、交通事故、転落などの既往歴、職業歴、薬物（ステロイド）使用歴について情報を集めます。

緊急度 判定ポイント

そのほとんどが対症療法の適応とはいえ、看過することのできない重篤かつ緊急対応が必要な病態が隠れている可能性は無視できません。急性冠症候群、急性大動脈解離、胸・腹部大動脈瘤などの内臓疾患を見逃さないことが大切です。

突然の激痛であるか

中・高年以上で、これまでに経験したことのない激しい痛みが突然起こった場合、大動脈瘤破裂を疑います。四肢の血圧を測定して異常高値、四肢較差をチェックします。

労作中に発症した場合でも、単純な整形外科的疾患と決めつけず、運動による急速な血圧上昇に伴う既存動脈瘤破裂も念頭に置いてバイタルをチェックしましょう。

 突然の激痛 ➡ 大動脈瘤破裂？

意識障害・ショックの有無

呼びかけに反応しない、受け答えがちぐはぐであるなど、軽度でも意識の異常を感じたら原因を調べます。一見して重篤でショックの所見（蒼白、虚脱、冷汗、呼吸不全、脈拍触知なし）が一つでもあればドクターコールし、酸素投与、静脈路確保、モニター装着を準備します。

 ショックの所見 ➡ ドクターコール

血圧の左右差

大動脈疾患（解離）では、血管壁の内膜が裂けることによって激烈な痛みが発生します。これに伴って四肢の虚血や血流障害が起こり、血圧を測定すると四肢の圧較差（血圧の左右差）として現れます。圧較差が20mmHg以上あれば解離が疑われます。

 左右差20mmHg以上 ➡ 大動脈解離？

呼吸困難の有無

肺炎や気管支喘息、緊張性気胸の患者では、呼吸補助筋の使用が見られます。腹部症状があると横隔膜による呼吸に苦痛が伴います。

胸郭の動きに左右差があれば、どちらかの胸腔内圧が上昇して両肺へ空気が均等に入っていないことを意味します。

 胸郭の動きの左右差 ➡ 緊張性気胸？

腹部の拍動性腫瘤の有無

腹部に拍動性の腫瘤を触知したら、腹部大動脈瘤の破裂を警戒します。加齢とともに粥状化した血管壁が動脈圧によって徐々に瘤様に膨れ、その直径が50mmを超えると破裂の危険が高まります。激しい腰痛と腹痛を訴える患者では注意深く観察しなければなりません。

 腹部の拍動性腫瘤 ➡ 腹部大動脈瘤？

頸静脈の怒張の有無

頸静脈の怒張は、心タンポナーデの有力なサイン。心タンポナーデは容易に心不全に陥る危険な状態であり、大動脈解離や大動脈瘤の破裂を意味します。

頸静脈の怒張のほか、Beckの三徴（血圧低下・脈圧低下・心音減弱）、尿量減少、奇脈、心膜摩擦音などが見られたら、緊急の対応が必要です。

 頸静脈の怒張 ➡ 緊張性気胸、心タンポナーデ？

救急対応の流れと看護ポイント

痛みの部位、性状、随伴する症状によって対応は様々です。画一的な検査もない中で、バイタルサインや患者の様子、発症時の問診を頼りに診療が進められます。いくつかの危険信号を見落とさないように注意しましょう。

STEP 1 バイタルサインの安定

　血圧の異常高値や左右差は大動脈疾患の恐れがあります。大動脈解離や動脈瘤ではバイタルサインを安定させて破裂を防がなければなりません。事情をよく説明して安静が大切であることを患者に理解してもらい、照明を落としたり常に誰かがそばにいて安心できる環境を作ることが大切です。激しい痛みに対する鎮痛薬の使用について医師と話し合う必要もあります。ショック状態にある時は医師に緊急連絡するとともに、酸素投与、静脈路確保、モニター装着を開始します。

看護POINT

気道確保	意識レベルが低く自発呼吸が不安定な場合は、頭部後屈顎先挙上法で気道を確保します。吐物があれば側臥位として除去します。いずれの場合も、腰背部の痛みを見ながら慎重に対処しましょう。血圧変動が起きないように体位変換にも注意が必要です。
静脈路確保	静脈路は最低2本必要です。細胞外液の輸液セットを2セット以上準備しておきましょう。出血性ショックの場合は輸血開始の時間が生死を分けるので、迅速な対応が必須です。
酸素投与	ショックと判断したらまず酸素投与を開始。3L/分までならカニューレ、それ以上であればバッグ・バルブ・マスク(リザーバつき)を使用します。アシドーシスの有無を確認するためにも、動脈血ガスの測定を必ず実施します。
心肺蘇生(CPR)	大動脈解離や動脈瘤が破裂して心不全に陥った際は、心肺停止の危険があり心肺蘇生が必要です。機器の準備、救命カートの整備を常に心がけておきましょう。

動脈血ガス分析

STEP 2 緊急検査による評価

疑わしい疾患によって、様々な検査が必要になります。医師の指示により、迅速に検査の準備を行います。

看護POINT

疑われる疾患	必要な検査
炎症性ないし感染性疾患	採血して血液検査を行う。敗血症の場合は培養を2セットとる。
骨病変	胸・腰椎の2方向X線写真を撮影。
腎疾患や泌尿器系の疾患	採尿して尿検査。尿路感染症では尿培養も提出。
大動脈疾患	超音波、CTなどで直接血管の状態をみる。破裂した場合は緊急手術を行う。

今までに経験のない、腰周辺の痛みを訴えている

見逃してはいけない 緊急疾患

腰背部痛の救急対応では、まず緊急度の高い心・大血管疾患を遅れることなく診断しただちに当該科へコンサルテーションして治療を行うことが大切です。内臓疾患が考えられる場合は、それぞれの疾患の診療指針に従います。

腹部大動脈瘤破裂

大動脈壁一部の全周、または局所が拡張した状態を大動脈瘤という。腹部大動脈瘤では、腹部に拍動性腫瘤が触知される場合がある。拍動性腫瘤に加え、持続的な腹痛・胸痛、血圧低下が伴う場合は、切迫破裂が疑われる。
胸背部の圧迫感、呼吸障害、嚥下障害、血痰などを呈し、切迫破裂時には胸背部に強烈な疼痛をきたす。

急変対応POINT
- ショック状態に備えて、腹部超音波検査など全身モニタリングの準備。
- 高濃度酸素投与で呼吸を確保。
- 末梢静脈路を2本確保して循環管理し、緊急手術の準備。

急性大動脈解離

高血圧や動脈硬化が原因で、大動脈の壁に亀裂が生じ、そこから血液が流れ込んで、壁が内膜と外膜に分離される疾患。解離が起こる部位によって、「A型（上行大動脈で解離が起きる）」と「B型（上行大動脈に解離が及ばない）」に分かれる。突然の激しい胸部・背部の痛みが現れ、血管の裂ける部位に応じて首から背中、腰、足まで痛みが瞬時に移動する。

急変対応POINT
- バイタルサインを確認し、鎮痛と血圧抑制を行う。
- 塩酸モルヒネを用いて鎮痛するとともに、降圧薬の点滴静注を用いて収縮期血圧を100～120mmHgに保つ。
- 血圧低下やショックの場合は、心タンポナーデか大量胸腔内出血を疑い、適宜処置する。

特発性食道破裂

嘔吐や腹部打撲などにより、腹腔内圧が上昇して食道が破裂する。下部食道の左後壁が好発部位。特発性食道破裂は、健常な食道壁に生じるものを指し、炎症や潰瘍などに生じたものは除外される。
悪心や嘔吐を伴う胸痛、背部痛、腹痛、吐血、呼吸苦などを呈する。適切な治療が遅れると予後不良となる恐れがある。

急変対応POINT
- 本症状が疑われる場合は、速やかに消化器外科へ連絡をとる。
- バイタルサインのチェック、静脈路を確保し輸液、血液検査を行う。
- 胸腹部X線、胸部CT検査を行い、気胸・胸水貯留があれば胸腔ドレーンを留置。

肺塞栓

主に下肢の深部静脈にできた血栓が何らかの刺激で剥がれて血流に乗り、肺動脈に詰まって閉塞を起こした状態。肺血流が遮断され、肺高血圧症と低酸素血症をきたす。
肺血流の遮断程度によって、まったく無症状な場合もあるが、重症では心肺停止、ショック、意識消失、呼吸困難などを起こす。

急変対応POINT
- 心肺停止状態であれば、心肺蘇生を行いながら確定診断を進める。
- その他の場合は、まず酸素投与、静脈路確保を行い、強心薬や輸液などにより、バイタルサインの安定化を図る。

その他の疾患・病態

緊張性気胸 ➡ P.99　　急性冠症候群 ➡ P.107　　尿路結石 など

Chapter 2 | 腰背部痛

主な原因疾患・身体観察のポイント

腰背部痛の鑑別疾患には緊急性の高いものが多く、まずそれらを順に否定していきます。緊急対応の疾患が除外されてバイタルサインが安定した後には、下肢伸展挙上（SLR）テストなどの理学的な所見などから鑑別診断を行います。

腰背部痛の主な原因疾患

	疾患名	急性	緊急度
内臓疾患	大動脈瘤	○	高
	大動脈解離	○	高
	急性冠症候群	○	高
	肺炎		
	尿管結石	○	
	腎梗塞	○	高
	胃炎		
	膵炎	○	高
運動器疾患	急性腰痛症		
	横紋筋融解症		
	椎間板ヘルニア	○	
	脊柱管狭窄症		
	脊椎骨折	○	
	骨粗鬆症		
その他	子宮外妊娠		

原因疾患の把握の仕方

高　　　　　　　　　　　緊急度　　　　　　　　　　　低
大動脈疾患 ▶ 消化器疾患 ▶ 泌尿・生殖器系の疾患 ▶ 整形外科領域の疾患

　緊急度の高い疾患および内臓疾患から順に除外し、それが終わってから、整形外科領域の疾患の鑑別を進めます。

　最優先は大動脈疾患です。大動脈瘤、大動脈解離、急性冠症候群など、一刻を争う急性・重篤疾患への対応が優先されます。続いて消化器疾患です。腰痛の患者では腹部症状を呈することが多く、それが単純な器質的症状か、腹部大動脈瘤の破裂や急性膵炎、消化管穿孔などの緊急事態によるものかを鑑別しなければなりません。さらに、前立腺炎、尿管結石、腎盂腎炎といった骨盤内臓器から泌尿・生殖器系の疾患を検索します。

　続いて、整形外科領域の疾患に移りますが、そのうち脊椎・脊髄関連の疾患には生命にかかわるものが含まれており、専門医の診察を要します。危険な兆候を見逃すことのないように注意深くアセスメントしましょう。

身体観察のポイント

緊急の対応が必要な疾患が否定されたら、バイタルの安定を図りながら理学的な所見をチェックします。看護師の場合、実際には詳細なところまで見ることはありませんが、概略を知っているとケアの参考になります。

下肢伸展挙上(SLR)テスト

下位腰椎の椎間板ヘルニアに対する基本的な疼痛誘発試験です。陽性（痛みが出現）の場合はL4-L5あるいはL5-S1のヘルニアが疑われます。患者は仰臥位で、膝伸展位のまま下肢を挙上します。健側の股関節・膝関節ならびに患側膝関節は、検者が完全伸展位を保持します。正常では80°以上問題なく挙上可能ですが、腰臀部から大腿後面とくに下腿への放散性疼痛が出現した場合は陽性とします。

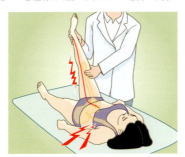

大腿神経伸展テスト

陽性（痛みが出現）の場合はL3-L4などの上位腰椎椎間板ヘルニアが疑われます。患者を腹臥位とし、膝関節90°屈曲位で患者の足首などを検者が把持し、患者の臀部を押さえながら下肢を持ち上げて、股関節を過伸展させます。大腿前面に疼痛が出現すれば陽性とします。

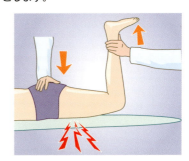

下肢の知覚・筋力

デルマトーム（皮節）に沿って下肢の触覚と痛覚をチェックします。触覚ではほぐした毛筆の穂先で軽く皮膚に触れ、痛覚では安全ピンや針の先で軽く突いて反応を見ます。筋力は徒手筋力テスト［MMT：0（zero）～5（normal）までの6段階評価］で測定します。

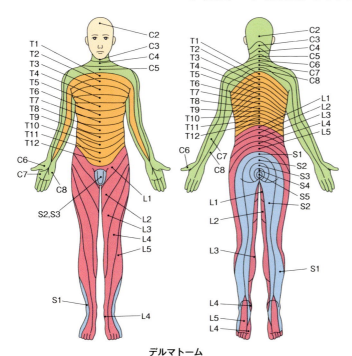

デルマトーム

徒手筋力テスト(MMT)

スコア	内容
5	強い抵抗を加えても完全に動かせる
4	いくらか抵抗を加えても完全に動かせる
3	抵抗を加えなければ、重力に抗して完全に動かせる
2	重力を除けば動かせる
1	関節は動かず、筋の収縮のみが認められる
0	筋の収縮もまったく認められない

Chapter 2 　一目でわかる！症状別対応フロー　｜　症例16 ▶ 中毒

急性中毒の疑いがある

意識障害や呼吸不全など原因不明の急変患者が現れた際には、常に中毒を疑うのが鉄則です。急性中毒患者の治療では、正確で迅速な薬毒物の特定が生死を分ける局面が多々あります。看護の流れをしっかり把握しておくことが何より大切です。

急性中毒？ →

最初にチェック！

- ☐ **ABC評価**
  - ▶ 舌根沈下や誤嚥に注意
    - ● 気管挿管を考慮
  - ▶ 急性循環不全に注意
    - ● 不整脈・低血圧（ショック）・異常高血圧

- ☐ **バイタルサイン**
  - ▶ 呼吸・循環の異常をチェック
    - ● 低酸素血症に注意
    - ● 皮膚の性状把握・体温の確認

- ☐ **中毒の原因物質は？**
  - ▶ 情報収集・観察
    - ● 生命に危険があるか？
    - ● 全身の様子は？ 臭いはあるか

- ☐ **神経学的所見**
  - ▶ 瞳孔所見
    - ● 散瞳を呈する薬物
    - ● 縮瞳を呈する薬物
  - ▶ 中枢神経症状
    - ● けいれん、昏睡、興奮など

もっと詳しく！ ▶ P.152

→ **意識障害・バイタルサインの異常**

- あり
- なし

起こっていることを見抜くポイント

- **POINT 1** 生命に危険があるかを即時に判断
- **POINT 2** 意識障害はあるか？
- **POINT 3** 呼吸と循環の状態は？
- **POINT 4** 舌根沈下の有無は？

主な中毒性疾患

- ▶ 睡眠薬中毒
- ▶ 抗うつ薬中毒
- ▶ 循環器用薬中毒
- ▶ 覚醒剤・麻薬中毒

もっと詳しく！ ▶ P.159

救急対応の流れと看護ポイント

Primary Survey

A 気道確保・B 呼吸管理
↓
C 循環管理
↓
D 意識レベルの異常に関する処置
↓
E 脱衣と体温評価

もっと詳しく！ ▶ P.154

原因毒物 推定ポイント

- ●頻脈、高体温、散瞳、ほてりなど
- ●縮瞳、流涙、尿・便失禁など
- ●便秘、吐き気・嘔吐、掻痒感など
- ●頻脈、高血圧、散瞳、口渇など
- ●妄想、幻覚、知覚異常、不眠など
- ●過換気、耳鳴り、嘔吐など

もっと詳しく！ ▶ P.158

Secondary Survey

- ▶ 原因物質の特定
- ▶ 原因物質の吸収抑制・胃洗浄・活性炭
- ▶ 原因物質の排泄促進・強制利尿・血液浄化法
- ▶ 拮抗薬・解毒薬

もっと詳しく！ ▶ P.156

Chapter 2 | 中毒

最初にチェック！

- すばやく患者の全身状態を把握し、生命に危険があるかを判断。
- 呼吸と循環の生命兆候を確認し、異常がある場合は優先的に対処。
- 舌根沈下や咽頭反射の減少が認められた際は、ただちに気管挿管を考慮。

ABC評価

舌根沈下、誤嚥に注意

　中毒を疑う場合のABC評価では、まず舌根沈下や吐物などの誤嚥に注意し、確実な気道確保を行います。

　意識障害を伴い、気道閉塞が認められた際は、ただちに気管挿管を行います。

　誤嚥や気道閉塞によって換気が妨げられると、低酸素血症を起こします。また、毒物が含まれる吐物の誤嚥による誤嚥性肺炎は重症化を招きます。

急性循環不全に注意

　循環機能における危険な中毒症状は、不整脈・低血圧（ショック）・異常高血圧など。これらの症状による急性循環不全が急性心筋梗塞などを招くこともあるので、循環評価もしっかり行います。

バイタルサイン

呼吸・循環に異常はないか？

　まず呼吸と循環のバイタルサインを確認し、異常がある場合は優先的に対処します。

　呼吸は、吐物による気道閉塞がないか確認したうえで評価します。

　循環は、脈拍を触知し、速い、遅い、弱い、強い、不整脈の有無をチェックすると同時に、発汗・冷感といった皮膚の性状を把握します。

　体温異常も現れやすい症状なので、必ず体温を測定します。血圧の測定も行います。

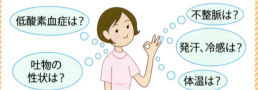

中毒の原因物質は？

できる限りの情報収集を

　現場状況、問診、まわりの人などからできるだけ情報を集め、素早く患者の全身状態を把握し、生命に危険があるかどうかを判断します。

　既往歴、服薬状況、薬物常用量・残存量、どのように異常が起きたかを周りの人から聞き取り、服薬毒時間を推定します。

全身をじっくり観察

　患者の全身を観察し、表情、発汗、瞳孔、流涎、口のまわりの皮膚異常、呼気臭、全身筋肉の硬直やけいれん、失禁などの有無をチェックします。

　呼気臭には、甘い臭：クロロホルム・アセトン、アーモンド臭：青酸化合物、ニンニク臭：ヒ素・有機リン、アルコール臭などがあります。

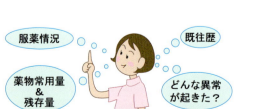

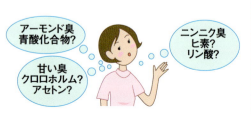

急性中毒の疑いがある

神経学的所見

瞳孔所見からわかること

瞳孔に散瞳や縮瞳といった自律神経系の異常が認められる際は、原因となる薬剤を大まかに推測することができます。

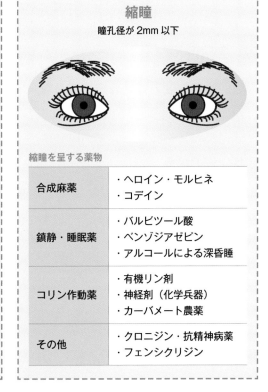

散瞳 瞳孔径が 5mm 以上

散瞳を呈する薬物

交感神経刺激薬	・コカイン・カフェイン ・エフェドリン ・アンフェタミン
抗コリン薬	・アトロピン・スコポラミン ・抗ヒスタミン薬 ・抗パーキンソン薬 ・ベラドンナアルカロイド ・筋弛緩薬
幻覚薬	・LSD
その他	・アルコール・ニコチン

縮瞳 瞳孔径が 2mm 以下

縮瞳を呈する薬物

合成麻薬	・ヘロイン・モルヒネ ・コデイン
鎮静・睡眠薬	・バルビツール酸 ・ベンゾジアゼピン ・アルコールによる深昏睡
コリン作動薬	・有機リン剤 ・神経剤（化学兵器） ・カーバメート農薬
その他	・クロニジン・抗精神病薬 ・フェンシクリジン

中枢神経症状からわかること

けいれん、昏睡、興奮状態などといった中枢神経症状の評価も大切です。これらの症状から疑われる薬物も把握しておきましょう。

症状	疑われる薬物
けいれん	テオフィリン、グルホシネート、農薬、有機リン、コカイン、アモキサピン、四環系抗うつ剤、炭酸リチウム、イソニアジド、メタノール、アスピリン、エチレングリコール、抗ヒスタミン薬、フェノール、β遮断薬、フェニトイン、薬剤の離脱症状など
昏睡 傾眠	抗コリン薬、一酸化炭素、抗ヒスタミン薬、ベンゾジアゼピン、バルビツール酸、青酸化合物、フェノチアジン、三環系抗うつ薬、麻薬、アルコール類など
興奮 錯乱	アンフェタミン類、コカイン、LSD、抗コリン薬、抗ヒスタミン薬、リチウム、プロカイン、リドカイン、一酸化炭素、薬剤の離脱症状など

救急対応の流れと看護ポイント

急性中毒に対する初期対応の基本は、Primary Survey による ABCDE の評価と救命処置です。一般の重症患者への対応と同様に気道、呼吸、循環異常への対応を優先し、生命に危険がある場合はすみやかに救命処置を施します。

Primary Survey

STEP 1 気道確保（Airway）／呼吸管理（Breathing）

呼吸、意識の低下は気管挿管を考慮
換気不全、意識レベルが低下して舌根沈下や咽頭反射の減弱が認められる際は、嘔吐による窒息に注意しながら気管挿管を行います。

重症中毒の場合
重症中毒では、しばしば呼吸不全や低酸素血症が認められます。低酸素血症の場合はパラコート中毒を除いて、高流量の酸素投与を行います。酸素投与の目標は、$PaO_2 ≧ 60Torr$（$SpO_2 ≧ 90\%$）。
酸素投与のみで改善しない場合は、気管挿管して人工呼吸管理を行い、必要であれば PEEP（呼気終末陽圧）を用います。

検査
胸部 X 線検査によって、無気肺や浸潤影の有無を確認します。

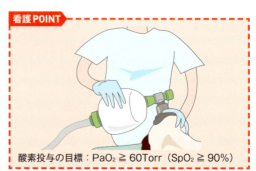

看護POINT
酸素投与の目標：$PaO_2 ≧ 60Torr$（$SpO_2 ≧ 90\%$）

STEP 2 循環管理（Circulation）

低血圧
急性中毒では、しばしば血圧の低下を認めます。まずトレンデレンブルグ体位をとり、生理食塩水などで急速輸液を行います。
それでも反応がない場合は、速やかに昇圧剤（ドパミン：5〜20μg/kg/分、ノルアドレナリン：0.3〜1μg/kg/分）を投与します。

高血圧
高血圧の場合、多くは一過性で薬物療法を必要としません。薬物が必要な場合は、ミダゾラム、プロポフォールなどで鎮静・コントロールします。

徐脈
失神や低血圧などの症状があれば、硫酸アトロピンを投与します。
カルシウム拮抗薬やβ遮断薬などによる高度徐脈など硫酸アトロピンが無効な場合は、アドレナリンの持続投与や一時ペーシングを行います。

心室性不整脈
心室細動や脈のない心室頻拍の場合は、まず除細動を行います。反応がない場合は、アドレナリン投与の1分後に除細動という処置を5分ごとに繰り返します。

看護POINT

不整脈の主な原因薬物

徐脈
有機リン、カーバメイト、ジギタリス、β遮断薬、カルシウム拮抗薬など

頻脈
アンフェタミン、カフェイン、コカイン、テオフィリン、抗ヒスタミン薬など

心室性不整脈
三環系抗うつ薬、ジギタリス、アンフェタミン、カフェイン、テオフィリンなど

急性中毒の疑いがある

STEP 3 意識レベルの異常に関する処置
（Dysfunction of Central Nervous System）

意識レベルの低下
意識レベルが低下している際は、必ず血糖検査を行います。低血糖であれば、ただちに高張ブドウ糖液を投与します。

けいれん
けいれんが持続している場合は、まずけいれんを止めて脳障害を防ぐことが先決です。ジアゼパム（セルシン・ホリゾン）を投与します。

神経毒の疑い
瞳孔のサイズを確認。だ液の増加、気道狭窄音、徐脈などに加えて縮瞳が認められれば、有機リンなどの神経毒を疑い、ただちに硫酸アトロピンを静注する。

不穏・興奮
患者が不穏・興奮していると、様々な処置が困難となり治療の妨げとなることがあります。患者の安全性を考え、必要な場合は鎮静のための処置を行います。

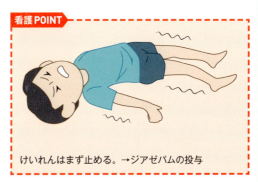

看護POINT
けいれんはまず止める。→ジアゼパムの投与

STEP 4 脱衣と体温評価（Exposure）

脱衣と毒物除去
毒物が衣服に付着している可能性があれば、ただちに脱衣する。皮膚に付着している場合は、脱脂綿などでできるだけ吸い取り、大量の水と石けんで洗い流す。毒物を吸入して鼻や喉に刺激がある際は、ただちにうがいさせる。

体温評価
体温異常をきたしていることがあるので、深部体温を持続的に測定し、必要に応じて加温や冷却を行います。

＜高体温＞
覚醒剤などの興奮性薬物、サリチル酸などの中毒は、高体温を招きます。
高体温の場合は、脳障害や多臓器不全を防ぐためにただちに冷却して体温を39℃以下に下げることが大切です。鎮静薬を投与後、送風やクーリングマットを使い冷却します。

＜低体温＞
中枢抑制の働きのある物質には、低体温を招く傾向があります。
低体温の重症度に合わせて、保温・表面加温・中心加温を行い、深部体温が35℃に回復・安定することを目標に復温します。

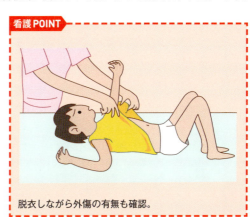

看護POINT
脱衣しながら外傷の有無も確認。

Secondary Survey

意識に異常がなければ、原因物質の特定→吸収抑制→体外排泄へと処置を進めます。バイタルサインを経時的にチェックし、呼吸と循環を維持しながら、摂取された薬毒物の排除に努めることが基本原則です。

原因物質の特定

問診や観察による特定	何を飲んだか？	患者が会話できない場合、可能であれば家族に患者の住居で手がかりとなる錠剤容器や薬包を調べてもらい、持ってきてもらいます。薬による急性中毒の場合、数種の薬を飲んでいることもあります。
	どれくらい飲んだか？	致死量から重症度の判定に役立ちます。量がわかるように、空き瓶や薬の包装を確認しておきます。
	いつ飲んだか？	患者が会話できるならば、飲んだ時間を聞き出します。無理ならば家族、知人、救急隊員に質問。それでもわからなければ、最終の目撃時間から服用時間を推定します。
	口臭、注射痕はないか？	特異な口臭はないか、静注薬物使用を示唆する注射痕がないかを確認します。
血中濃度の測定		リチウム、抗けいれん薬、テオフィリンなどの薬剤は、血中濃度を測定することによって重症度をみます。
胃内容物の確認		大量の服薬があると判断したら、胃管を挿入して胃内容物の確認を行います。胃管により吸引された薬物や消化管排液の色から、原因物質の推定が可能です。
尿中薬物の測定		尿道留置カテーテルを挿入し、尿中薬物特定キット（トライエージ）によって診断します。検出できるのは、以下の8種類の薬物です。 ●フェンシクリジン（PCP）●ベンゾジアゼピン類（BZO）●アンフェタミン類（AMP）●大麻類（THC）●オピエート類（OPI）●バルビツール酸類（BAR）●三環系抗うつ薬類（TCA）

原因物質の吸収抑制

経口中毒では、基本的に消化管除染を行って薬毒物を除去します。代表的な方法には胃洗浄と活性炭の2つがあります。

胃洗浄

方法
- 命に危険な量の服毒の疑いがあり、服用後1時間以内の場合に考慮。
- 意識障害や咽頭反射が弱い場合は、前もって気管挿管を行う。
- 左側臥位で頭低位（15度程度）とし、34～36Fの太い管を口から挿入して、胃内容物をできるだけ吸引する。
- 成人では微温湯、小児では加温した生理食塩水で洗浄。
- 1回の注入量は200～300mlとし、洗浄液がきれいになるまで注入・排液を繰り返す。

禁忌
- 強酸や強アルカリなどの腐食性毒物を服用した場合。
- 胃の生検や手術を受けた直後で、出血や穿孔の危険がある場合。
- 石油製品を服用した場合（化学性肺炎をきたす危険性があるため）。

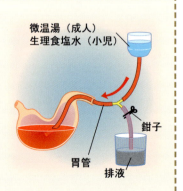
微温湯（成人）
生理食塩水（小児）
鉗子
胃管
排液

急性中毒の疑いがある

活性炭

方法
- 意識障害や咽頭反射が弱い場合は、前もって気管挿管を行う。
- 胃管を挿入し、胃内容物を吸引後に注入する。
- 投与量は小児で約 25～50g、児童および成人で 50～100g。
- 成人では微温水 300～500mL、小児では 10～20mL/kg の生理食塩水に溶解（ソルビトール溶液・クエン酸マグネシウムなどの緩下剤を併用）。

禁忌
- 以下の物質は活性炭に吸着されないため無効。
  ・アルコール類・アルカリ・フッ化物・鉄
  ・ヨード・無機酸・青酸化合物・カリウム
  ・リチウム・エチレングリコール

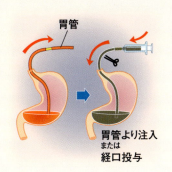

原因物質の排泄促進

薬毒物の排泄促進の方法には、強制利尿と血液浄化法の 2 つがあります。

強制利尿（アルカリ化）

強制利尿は、尿の pH を操作（アルカリ化）して薬毒物の排泄を促す方法。サリチル酸とフェノバルビタール中毒に有効です。

＜方法＞
- 尿 pH 値 7.5 以上を目標とし、炭酸水素ナトリウム 20～40mL の反復静注または点滴静注を行う。
- 炭酸水素ナトリウムを必要に応じて静注し、尿の pH を 7.5～8.5 に維持。

血液浄化法

毒性の強い薬毒物を体外へ排泄する血液浄化法には、血液透析法と血液灌流法の 2 つがあります。

＜血液透析法＞
透析膜を介して血液中の物質を透析液に移動させて排出。メタノール、エチレングリコール、サリチル酸、リチウムに有効。

＜血液灌流法＞
血液を活性炭などの吸着物質のカラムに灌流させ、薬毒物を吸着させる。フェノバルビタール、フェニトイン、テオフィリンなどに有効。

拮抗薬・解毒薬

毒物と結合して複合体を作るもの、薬毒物の受容体を阻害するものなどがあります。

中毒物質	解毒薬	中毒物質	解毒薬
一酸化炭素	酸素	水銀、ヒ素、鉛	ジメルカプロール
メタノール	エタノール	アセトアミノフェン	N-アセチルシステイン
青酸化合物（シアン）	チオ硫酸ナトリウム、亜硝酸ナトリウム、ヒドロキソコバラミン	麻薬（モルヒネ、ヘロイン、リン酸コデイン）	ナロキソン
有機リン化合物	硫酸アトロピン	ヘパリン	硫酸プロタミン
中枢性抗コリン剤	フィゾスチグミン	インスリン	ブドウ糖

原因毒物 推定ポイント

患者の症状や徴候から原因毒物を推定する「トキシドローム」(Toxic Syndrome) が、急性中毒の診断では標準的に取り入れられています。これはある特定の毒物群がもたらす症状や徴候のことを指し、治療を始めるうえで重要な手がかりとなります。

頻脈、高体温、散瞳、ほてりなど

原因薬物（抗コリン薬）
抗ヒスタミン薬、アトロピン、ベラドンナ・アルカロイド、チョウセンアサガオ、毒キノコ（テングタケ）、向精神薬（多数）、スコポラミン、三環系抗うつ薬など

トキシドローム
副交感神経を抑制する抗コリン薬のトキシドロームは、コリン作動薬とは逆の作用を示します。頻脈、高体温、散瞳、皮膚のほてり・乾燥、尿貯留、イレウス、幻覚、記憶喪失、せん妄が代表的な症状で、けいれんを引き起こすこともあります。

縮瞳、流涙、尿・便失禁など

原因薬物（コリン作動薬）
カルバミン酸塩、毒キノコ（アセタケ、カヤタケ）、有機リン酸塩、フィゾスチグミン、ピロカルピン、ピリドスチグミン／クロゴケグモ刺咬傷など

トキシドローム
ムスカリン性とニコチン性の２つのトキシドロームが現れます。前者の代表的な症状としては、SLUDGE 症候群（流涎、流涙、尿失禁、便失禁、消化管けいれん、嘔吐）、縮瞳、気管支漏、喘鳴、徐脈、後者では頻脈、高血圧、線維束けいれん、腹痛、運動麻痺などが認められます。

便秘、吐気・嘔吐、掻痒感など

原因薬物（オピオイド）
モルヒネ、フェンタニル、ヘロイン、ペンタゾシン、ジフェノキシレートなど

トキシドローム
鎮痛薬として用いられるオピオイドは、適切な使用法を守らないと様々な副作用を引き起こします。便秘、吐気・嘔吐、掻痒感、縮瞳、眠気、呼吸抑制などが代表的なトキシドロームで、特に呼吸抑制はオピオイドの重大な副作用とされています。

頻脈、高血圧、散瞳、口渇など

原因薬物（交感神経様作用薬）
アンフェタミン、カフェイン、コカイン、エフェドリン、MDMA（エクスタシー）、フェニルプロパノールアミン、テオフィリンなど

トキシドローム
頻脈、高血圧、散瞳、口渇などの交感神経興奮症状、妄想、興奮、反射亢進などの中枢神経興奮症状に加え、高体温、発汗、腸雑音亢進もきたします。抗コリン薬トキシドロームの症状と似ていますが、発汗と腸雑音亢進の有無が鑑別の目安となります。

妄想、幻覚、知覚異常、不眠など

原因薬物（鎮静・睡眠薬）
ベンゾジアゼピン、バルビツール酸塩、メタカロン（マンドレックス）、エタノール、GHB（γ-ヒドロキシン酪酸）など

トキシドローム
中毒徴候としては、妄想、幻覚、知覚異常、不眠、運動失調、眼振、複視、下痢、全身の倦怠感、皮膚の発疹などが現れます。中でも意識障害と呼吸抑制は重篤な状態に陥りかねないので、細心の注意が必要です。

過換気、耳鳴り、嘔吐など

原因薬物（サリチル酸）
アスピリン

トキシドローム
過換気、耳鳴り、嘔吐、難聴、腹痛、高熱、発汗、けいれん、錯乱、傾眠などが主症状。
服用後半日～１日経過して代謝性アシドーシスや脳浮腫、ARDS（急性呼吸窮迫症候群）が生じると生命にかかわります。特に小児の場合は、不整脈や突然死を招く可能性が高まります。

急性中毒の疑いがある

主な中毒性疾患

中毒の症状は多岐にわたりますが、発症頻度の高い疾患をここに挙げました。一部の共通する症状によって、特定の中毒疾患を推定することができます。原因の多くは経口摂取ですが、注射や吸入、または体表面の暴露も原因となりえます。

睡眠薬中毒

　睡眠薬中毒の大半は自殺企図によって起き、意識障害、血圧低下、呼吸抑制など、中枢神経系の抑制に起因する症状を伴います。看護にあたっては、緊急隊員や家族から現場の状況を確認すると同時に、病歴と常用医薬品の有無、特に睡眠薬の処方の確認を行います。リストカットなどの自傷の有無もチェックしてください。

症状 Check Point
- 意識レベルは経時的に低下するため、繰り返し確認。
- 意識レベルが低下するにつれて縮瞳が見られ、気道の狭窄、舌根沈下、呼吸の抑制（徐呼吸、浅呼吸）も高まる。
- 体温も低下するので、保温に努める。

抗うつ薬中毒

　抗うつ薬の中毒では、けいれん、昏睡、精神錯乱などの中枢神経症状と、頻脈、心臓の伝導障害、心室性不整脈、低血圧などの循環器系の症状が中心となって現れます。そのほか、胃腸の蠕動抑制、散瞳、皮膚乾燥、嘔吐、発熱または体温低下、代謝性アシドーシスなども見られ、場合によっては呼吸不全を起こすこともあります。

症状 Check Point
- 服用数時間後に突然重篤な不整脈や呼吸停止に至ることがある。
- 服用から最低でも6時間は厳重な観察が欠かせない。
- 特に頻脈、伝導障害、不整脈、循環虚脱に注意。

循環器用薬中毒

　カルシウム拮抗薬、β遮断薬、強心配糖体で中毒が生じる場合があります。カルシウム拮抗薬ではβ遮断薬よりもさらに重度の徐脈、房室ブロック、低血圧を認め、強心配糖体では代謝性アシドーシス、洞性徐脈、様々な程度の房室ブロックを認めます。なお、高血糖と血清カリウムの異常は、どの薬剤でも認められます。

症状 Check Point
- カルシウム拮抗薬は、反射性頻脈が生じやすい。
- β遮断薬は、心室性不整脈、せん妄、昏睡、けいれん発作などが生じることがある。
- 強心配糖体では、口渇、食欲不振、吐気・嘔吐が生じやすい。

覚醒剤・麻薬中毒

　違法薬物には、覚醒剤、大麻、麻薬、薬事法指定薬物などがあります。
　常識的な説明のつかない行動や、意識障害、ショックなどの症候があり、薬物歴が不明な場合は、違法薬物中毒の可能性も疑います。
　一部の薬物は、尿の簡易検査が診断の材料となります。

症状 Check Point
- 覚醒剤中毒の重症例では、昏睡、ショック、けいれん、心房細動など。
- 大麻では、多幸感、食欲障害、記憶障害、運動失調など。
- アヘンアルカロイドでは、縮瞳、意識障害、呼吸抑制、血圧低下、徐脈など

Chapter 2 ｜ 中毒

Chapter 3
一目でわかる！
外傷別対応フロー

161 　外傷初期看護の流れ

166 　症例17 　転倒時に頭部を強打した　［頭部外傷］

174 　症例18 　頭頸部を打ってぐったりしている　［脊椎・脊髄損傷］

182 　症例19 　胸を強く打ち、息苦しそうにしている　［胸部外傷］

190 　症例20 　腹部を強く締めつけ、内出血の疑いがある　［腹部外傷］

196 　症例21 　腰を強打し、ショックの徴候がある　［骨盤外傷］

202 　症例22 　足を骨折し、出血が続いている　［四肢外傷］

210 　症例23 　火傷を負い、息苦しそうである　［熱傷］

外傷初期看護の流れ

外傷患者の救急対応は、外傷初期診療ガイドライン日本版（JATEC）が標準的手法です。どの部位の外傷でも、Primary Survey・蘇生・Secondary Survey という基本的な流れは同じです。「外傷初期看護の流れ」で基本的な流れをつかみ、以降の外傷別対応フローで、各外傷の対応ポイントを把握しましょう。

外傷初期看護アルゴリズム

ホットライン対応・受け入れ準備

第一印象（A・B・C・D）

Primary Surveyと蘇生

- **A**irway：気道
- **B**reathing：呼吸
- **C**irculation：循環
- **D**ysfunction of CNS：意識（中枢神経障害）
- **E**xposure & **E**nvironmental Control：脱衣・体温管理

もっと詳しく！ ▶ P.163〜164

↓ A・B・Cの安定

Secondary Survey

- ▶ 受傷機転
- ▶ 検査
- ▶ 既往歴などの問診
- ▶ 感染予防
- ▶ 症候・身体所見

もっと詳しく！ ▶ P.165

Chapter 3　一目でわかる！外傷別対応フロー

■ 受け入れ準備

● MISTで情報収集

救急隊員からの受け入れ要請には、基本的には医師が対応します。ただし状況によっては看護師が対応する場合もあります。最低限収集する情報として MIST（右表）と氏名・年齢・到着時間などの情報を集めます。

Mechanism of injury　［受傷機転］
Injury site　［主な損傷部位］
Signs　［ロード＆ゴー適応のサイン］
Treatment　［病院前救護処置］

● スタッフの確保、連絡

収集した情報から、必要なスタッフを確保するために連絡を行います。救急医療では、スタッフのチームワークが大切です。各専門分野の医師や医療専門スタッフなど、医療チームの円滑なコミュニケーションを心がけましょう。

● 処置室と物品の準備

救急処置室は日頃から清潔を保ち、整理整頓を心がけておきます。室内の空調にも配慮しましょう。さらに外傷患者の状況に合わせ、必要な医療機器、薬品、検査や診療に必要な用具、保温用品、記録用紙などを準備しておきます。

■ 第一印象

● 15秒以内で第一印象を把握

患者に接触したら、ABCD の異常や出血がないかを 15 秒以内で素早く評価し、緊急度をスタッフに周知します。

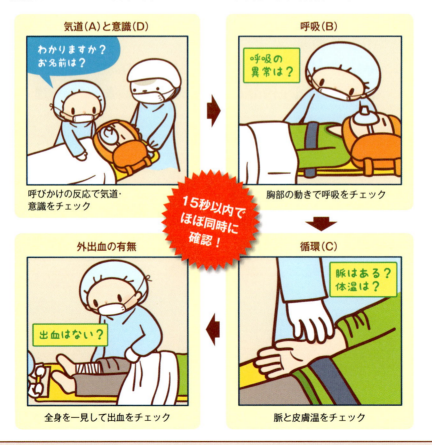

気道(A)と意識(D)　― 呼びかけの反応で気道・意識をチェック
呼吸(B)　― 胸部の動きで呼吸をチェック
循環(C)　― 脈と皮膚温をチェック
外出血の有無　― 全身を一見して出血をチェック

15秒以内でほぼ同時に確認！

Primary Survey

Primary Surveyの目的は、患者の生命維持です。ABCDEアプローチにより生理学的徴候を確認し、必要な処置を行います。

A. 気道

気道の評価

まず患者が声を出せるか確認します。発声があれば気道は開いていますが、発声がない場合は、胸郭の挙上や呼吸音などを確かめます。狭窄音や陥没呼吸などの異常を認めた場合は気道確保が必要となります。

気道確保が必要 ↓

用手的気道確保

気道確保が必要な場合は、頸椎を保護しながら用手的気道確保を行います。外傷患者では常に頸椎損傷を疑い、頸椎の動揺の少ない下顎挙上法を行います。気道を確保し酸素投与を行っても酸素化が不十分な場合は、バッグ・バルブ・マスクで換気します。

気道確保が不十分 ↓

確実な気道確保

気道閉塞など用手的な気道確保では不十分、無呼吸などで呼吸管理が必要、重症の出血性ショック、「切迫するD」などのケースでは確実な気道確保が必要です。第一選択は気管挿管ですが、挿管できない場合は外科的気道確保を行います。

頸椎保護も併行する

外傷の初診時は常に頸椎・頸髄損傷を疑い、頭部と頸椎を愛護的に扱います。頸椎カラーは基本的に装着したまま。気道確保の際にはカラーの前面のみを外しますが、首をまっすぐに保つよう十分気をつけます。

B. 呼吸

胸部外傷の確認が目標

呼吸評価の最大目標は、呼吸障害の原因となっている胸部外傷の確認です。

頸胸部の身体所見（頸部は呼吸補助筋などを視診し、詳細な診察はSecondary Surveyで行う）、呼吸数、SpO_2 などをみて、酸素化や補助換気が必要か判断します。

胸部を観察

胸部の観察は、以下の順番で行います。

❶ 視診
呼吸回数、呼吸様式、胸郭運動、フレイルチェスト、開放創、打撲痕、SpO_2 値の確認など

↓

❷ 聴診
呼吸音（損傷のない部位から、前胸部左右➡側胸部左右の順）

↓

❸ 触診
皮下気腫、胸郭動揺の有無など（損傷のない片側から、上部➡下部の順）

↓

❹ 打診
鼓音、濁音など（聴診と同じ周辺部位を観察）

致命的な胸部外傷を処置

致命的な胸部外傷が発見されたら、ただちに蘇生と処置を行います。

〈致命的な胸部外傷〉
・気道閉塞　　・緊張性気胸
・フレイルチェスト　・大量血胸
・開放性気胸　・心タンポナーデ

胸部外傷 ➡ P.182

次のページに続く➡

Primary Survey（続き）

C. 循環

ショックの認知

循環の観察では、ショックをいかに早く認知するかが重要です。様々なショックの徴候を見逃さないようにします。

〈ショックの徴候〉

血圧	収縮期血圧 90mmHg 以下
皮膚	蒼白、冷汗による皮膚湿潤
脈	橈骨動脈などの末梢の脈が触れない、あるいは弱い速拍
CRT	爪床か小指球を圧迫し、再充満まで2秒以上かかる
意識レベル	無反応、昏睡、不穏など

→ ショックを認める →

循環管理

ショックを認めた場合は迅速な処置対応を行い、原因を明らかにして治療方針を決めます。

〈ショックの処置対応〉

外出血の止血	滅菌ガーゼを当て直接圧迫して止血する。詳細は→ P.208
初期輸液	成人の場合は 14～18G の針で2ルート以上を確保し、急速輸液（成人：1～2L、小児：20mL/kg × 3回まで）
保温	低体温を避けるため、室温調整・加温した輸液と輸血・体表保温などを行う。
出血源検索	体内出血を把握するために、単純X線やFASTを行う。

D. 意識（中枢神経障害）

GCSで意識レベル評価

Primary Survey で観察する神経学的所見は、GCS による意識レベル評価、瞳孔所見（瞳孔不同・対光反射）、片麻痺です。

〈GCS による頭部外傷評価〉

3～8点	重症頭部外傷（切迫するD）
9～13点	中等症頭部外傷
14、15点	軽症頭部外傷

※ JATEC の定義による

→ 切迫するD →

「切迫するD」の評価

意識レベル評価により、「切迫するD」と判断した場合は、速やかに医師に報告し頭部CTの準備を行います。

「切迫するD」の判断基準
① GCS 合計 8 点以下
② 経過中に GCS 合計点が 2 以上低下
③ 脳ヘルニア徴候を伴う意識障害・片麻痺・瞳孔不同・クッシング現象

E. 脱衣・体温管理

低体温を予防

A・B・C・Dと併行し、患者の衣服を脱がせて活動性出血や開放創がないか確認します。大量の輸液や脱衣によって患者の体温は下がりやすいので注意が必要です。毛布や布での被覆、ブランケットや放射加温器などによる体表加温、加温した輸液や輸血による深部加温などで低体温を予防します。

Primary Surveyでの検査

〈X線検査〉 胸部と骨盤のX線検査を行います。
〈FAST〉 腹腔や胸腔に、ショックの原因となりうる液体貯留がないかを検索します。
〈血液検査〉 血算、生化学、血液型などを調べます。
〈モニタリング〉 心電図、SpO_2、血圧、体温などをモニターします。

Secondary Survey

Secondary Survey の目的は、頭から足の先まで解剖学的に診察し、適切な根本治療を決定することです。看護師は、診療の補助を行います。

「切迫するD」の場合

頭部CT検査の優先

Primary Survey で「切迫するD」と判断した場合は、Secondary Survey の最初に頭部CTを優先して行います。撮影の際は、患者のABCが安定しているか再度確認します。

受傷機転・既往歴などの問診

受傷機転や既往歴など明らかにすることで、診療と治療方針が定まってきます。AMPLE history などを活用し、聴取する内容を聞き漏らさないように心がけましょう。

AMPLE history

Allergy　　　　　　［アレルギー歴］
Medication　　　　［服薬中の治療薬］
Past history & Pregnancy ［既往歴、妊娠］
Last meal　　　　　［最終の食事］
Events & Environment
　　　　　　　　　　　［受傷機転、現場の状況］

診療補助以外の役割

患者・家族へのサポート

患者と家族への精神的援助も、看護師の重要な役割の一つです。予期せぬアクシデントにより、患者・家族は多大な心配と動揺を抱えて情緒も不安定になりがちです。このような状況を十分に配慮し、少しでも不安を和らげて円滑なコミュニケーションを図れるよう心がけましょう。

衣類・所持品の管理

患者の所持品は搬送時などに手渡しされるため、管理責任の所在が曖昧になり紛失の危険性も考えられます。所持品の管理ルールを作り、複数のスタッフで確認を行うと確実です。

また所持品の中には免許証など個人情報にかかわるものもあるので、取り扱いには十分配慮しましょう。

症候・身体所見

身体前面を頭から足の爪先まで、その後に背面を観察します。各身体部位の「孔」は必ず観察し、最後に再度、神経学的所見を調べます。

部位	検索すべき外傷・観察項目
頭部・顔面 詳細は➡ P.170	体表損傷、陥没骨折、頭蓋底骨折、眼外傷、顔面骨折、口腔・咽頭外傷など
頸部 詳細は➡ P.178	体表損傷、喉頭・気管損傷、頸動脈損傷、食道損傷、腕神経叢損傷、頸椎・頸髄損傷など
胸部 詳細は➡ P.187	肺挫傷、大動脈損傷、気管・気管支損傷、鈍的心損傷、食道損傷、横隔膜損傷、単純気胸、血胸など
腹部 詳細は➡ P.194	実質臓器損傷など持続する出血、腹膜炎など
骨盤・会陰 詳細は➡ P.200	骨盤骨折、尿道損傷、直腸損傷、外性器損傷など
四肢 詳細は➡ P.206	主要動脈損傷、開放骨折、脱臼・関節内骨折、コンパートメント症候群、末梢神経損傷など
背面 詳細は➡ P.179	背面全体の創傷、出血や変形の有無など
神経系 詳細は➡ P.42	GCSによる意識レベル、瞳孔所見、四肢の神経学的所見などを詳細に観察

検査

系統的な身体所見に際しては、必要に応じた血液検査や画像診断（X線撮影、FAST、CT検査、超音波診断、MRIなど）を併行して進めます。

感染予防

感染症の危険性が高い場合は、感染予防として洗浄とデブリドマンを徹底します。破傷風予防としては、破傷風トキソイドや免疫グロブリン（TIG）などを使います。開放骨折や胸腔ドレナージを行った胸部外傷などでは、一般的にはペニシリン、セファロスポリン（第一世代）などの抗菌薬を短期間予防投与します。

Chapter 3　一目でわかる！外傷別対応フロー｜症例17 ▶ 頭部外傷

転倒時に頭部を強打した

頭部外傷への対応では、脳損傷の有無を確認することが重要です。まずは意識を確かめると同時に、呼吸と循環の安定化を最優先し、二次性脳損傷を予防するために必要な処置を施します。そのうえで「切迫するD」に陥っていないかを迅速に判断します。

情報収集MIST
➡ P.162

頭部外傷のPrimary Survey
A：気道　B：呼吸　C：循環　D：意識　E：体温

第一印象の把握
▶ 呼びかけにより緊急度を把握
- 応答、発声の有無　・呼吸確認　・脈拍（CRT）
- 皮膚の冷感　・外傷部位の把握

気道確保・呼吸補助
▶ まず頸椎の安静を保つ
- 頸椎をむやみに動かさない　・頸椎保護が必要な場合

▶ 気道閉塞はないか？
- 気道確保し、呼吸を確認　・気管挿管が必要な場合

▶ 低酸素血症予防 ➡ 酸素投与・人工呼吸

循環管理
▶ 出血性ショックに注意

体温管理
▶ 体温低下を防ぐ

重症度評価　「切迫するD」の判断基準
▶ 意識レベルの推移をチェック
▶ 脳ヘルニア徴候をチェック
- 除脳固縮・除皮質固縮・瞳孔所見・その他

もっと詳しく！ ➡ P.168

まずチェックすべきこと

- **POINT 1** 意識はあるか？
- **POINT 2** 気道閉塞がないか？
- **POINT 3** 出血性ショックの徴候は？
- **POINT 4** 「切迫するD」の危険性は？

頭部外傷 救急患者の傾向

- ▶ 頭部外傷の最たる原因は交通事故
- ▶ 続いて多い原因は、転落、転倒、幼児虐待、スポーツなど
- ▶ 交通事故や高所からの転落では、重症頭蓋内損傷を来たすことが多い
- ▶ 頭以外の外傷（胸、腹、手足など）を伴うことも多い

頭部外傷のSecondary Survey

●受傷機転 ●症候・身体所見 ●既往歴などの問診 ●検査

「切迫するD」と判断した場合
▶ ただちに頭部CT検査

中・軽症の場合
▶ 中・軽症でも危険因子を見逃さない

身体所見のポイント
▶ 出血の状態をチェック
- ・バトル徴候 ・パンダの眼 ・ダブルリング

▶ クッシング現象に注意

画像評価
・頭部CT ・頭部MRI ・頭部X線

もっと詳しく！ ▶ P.170

→ 鑑別診断・疾患別治療

頭部外傷の病態

- ● 頭蓋骨骨折
  - ・頭蓋骨円蓋部骨折 ・頭蓋底骨折
- ● 局所性脳損傷
  - ・急性硬膜外血腫 ・急性硬膜下血腫 ・脳挫傷 ・外傷性くも膜下出血
- ● びまん性脳損傷
  - ・脳震盪 ・びまん性軸索損傷 ・びまん性脳腫脹

もっと詳しく！ ▶ P.172

Chapter 3 ― 頭部外傷

頭部外傷のPrimary Survey

Airway：気道　**B**reathing：呼吸 ➡ **C**irculation：循環 ➡ **D**ysfunction of CNS：意識
➡ **E**xposure & Environmental Control：体温

頭部外傷の初期治療はABCDEアプローチに基づいて進められます。重症度の迅速な判定とともに、他のアプローチも可能な限り同時に進めることが求められます。

第一印象の把握

患者に接触次第、15秒以内で迅速に行います。　➡ P.162

気道確保・呼吸補助

まず頸椎の安静を保つ

● 頸椎をむやみに動かさない

頸椎損傷の可能性があるため、まず頸椎の安静を保ちます。頸椎をむやみに動かさないよう、患者にもその旨を説明します。頭部を動かす際は両手でしっかり保持し、余計な負荷をかけず、頭部が傾きすぎないように注意してください。

● 頸椎保護が必要な場合

頸椎保護が必要な場合は頸椎カラーを装着します。装着時には患者の肩と顎の間の高さを測り、サイズを調整します。カラーの頸部が高すぎると、頸部が伸びすぎたり気道閉塞や呼吸抑制を招くので要注意。頸椎カラーがない場合は、顔の両側に枕などを置き、頸部が屈曲しないようにします。

気道閉塞はないか？

● 気道を確保し、呼吸を確認

呼吸や意識に障害が認められる場合は、気道を確保して呼吸を確認します。気道確保の際は、下顎挙上法を用います。頸部の安静を保つために両手の親指で頸部を固定し、他の両手各4本で下顎角を持ち上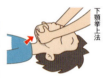
げます。同時に気道の分泌物や吐物があれば吸引し、誤嚥を防ぎます。

● 気道挿管が必要な場合

気道閉塞や昏睡、心肺停止状態の場合は、気管挿管を行います。経口気管挿管では、頸部が屈曲しないように頭部をニュートラルな位置に固定します。挿入後は患者の両胸壁が挙上すること、心窩部で気泡音が聞こえないこと、両胸壁で呼吸音が聴診できることを確認します。

低酸素血症を防ぐ

● 酸素投与、人工呼吸による呼吸補助

- 低酸素血症を予防するため、状況に応じて酸素投与、人工呼吸を行います。
- 徐呼吸では酸素投与と換気の補助、頻呼吸では酸素投与が必要です。
- 高濃度酸素を投与するには、リザーバ付きマスクで酸素流量を10L／分以上にすると、酸素濃度は100％近くになります。
- 呼吸がない、遅すぎる、浅い、酸素投与してもチアノーゼが改善しない場合は、人工呼吸を行います。

Point	Primary Surveyにおける呼吸・循環の管理目標
呼吸管理目標	● 動脈血酸素飽和度（SpO$_2$）＞ 95％ ● 動脈血酸素分圧（PaO$_2$）＞ 80Torr ● 動脈血炭酸ガス分圧（PaCO$_2$）または呼吸終末時炭酸ガス分圧（PetCO$_2$） ・頭蓋内圧亢進時 30〜35Torr ・頭蓋内圧正常時 35〜45Torr ・手術による減圧を準備する場合など、一時的PaCO$_2$を30Torr以下にすることもある
循環管理目標	● 収縮期血圧＞ 120mmHg ● 平均血圧＞ 90mmHg ● 脳灌流圧＞ 60〜70mmHg（頭蓋内圧を測定している場合） ● ヘモグロビン値＞ 10g/dL ※予防的、盲目的な長期にわたる換気療法は原則避ける。

転倒時に頭部を強打した

循環管理

出血性ショックに注意

酸素投与が行われても循環血液量が減少していれば、必要な酸素を組織に送ることができません。頭部外傷による出血性ショック、および脳循環障害のリスクを回避するため、収縮期血圧 120mmHg の維持を目安に輸液を行います。乳酸リンゲル液や酢酸リンゲル液など、適当な輸液の種類と量を薬剤師と調整しておく必要があります。

体温管理

体温低下を防ぐ

初期輸血や出血に加えて衣服をとって全身の損傷を確認するため、患者の体温は下がります。体温を測定し、体表の血液や体液を清拭したうえで、毛布、温水還流ブランケット、放射加熱器などで保温します。室温を高くすることも有効です。可能であれば 38℃に加温した輸液を投与し、外傷による生体侵襲を最小限におさえます。

重症度評価 　切迫するD(脳ヘルニアの徴候)は？

意識レベルの推移をチェック

脳圧亢進や脳ヘルニアの徴候を「切迫するD」と定義し、GCS（グラスゴー・コーマ・スケール）によって評価します。開眼、言語反応、運動反応を数値で加算し、右に挙げた3つの特徴のいずれかが確認されたなら「切迫するD」として対応します。この場合は気管挿管や呼吸補助が必要となるので、気道確保の準備をします。

Point
「切迫するD」の判断基準
① GCS 合計 8 点以下
② 経過中に GCS 合計点が 2 以上低下
③ 脳ヘルニア徴候を伴う意識障害

脳ヘルニア徴候をチェック

● 除脳固縮

脳幹、とりわけ中脳に重篤な外傷があると、二次的虚血やテント切痕ヘルニアが生じ、四肢が伸展する特異反応を示します。予後不良となる危険な徴候です。

● 除皮質固縮

大脳の広範な障害によって生じる特異反応で、上肢が屈曲して胸の上に置かれ、手は手のひら側に屈曲。下肢は伸展して内側に反り、足先が裏側へと曲がります。

● 瞳孔所見

左右どちらかの散瞳は、同じ側の血腫や脳浮腫といった頭蓋内病変を示唆します。頭部外傷によって頸部交感神経が損傷を受けると、患側瞳孔が縮瞳します。

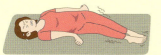 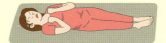

● クッシング(Cushing)現象

頭蓋内圧が亢進すると、血圧が上昇して徐脈になるクッシング（Cushing）現象をきたします。この時の脈圧は、圧迫脈となります。

低血圧を伴う場合は、他の部位の外傷による出血性ショック、および頸髄損傷による血液分布異常性ショックを疑うことが重要です。

● その他の神経学的徴候

身体の片側に麻痺（片麻痺）が認められれば、麻痺とは反対側の頭蓋内に出血などの病変が存在する可能性が高くなります。

また、言語や計算などを司る優位半球（一般的に右利きの人は左半球）で出血が起きると、失語症を引き起こします。

頭部外傷のSecondary Survey

受傷機転 ➡ 症候・身体所見 ➡ 既往歴などの問診 ➡ 検査

バイタルサインが安定していることを確認できたら、頭蓋内病変や頸髄損傷などの内部臓器損傷の有無を診断します。GCS13点以下では全例にCT検査を行い、内部臓器損傷が強く疑われる場合には、最初にCTを撮影します。

「切迫するD」と判断した場合

ただちに頭部CT検査

ただちに頭部CT検査を行い、骨折や頭蓋内損傷、脳浮腫、正中構造偏位の有無などを調べます。頭蓋内に空気が侵入した気脳症の有無を確認するため、CTのwindow幅を調整して空気の有無も確認。外傷性の脳血管損傷が疑われる場合には、3D-CTアンギオグラフィで確認します。

検査後の処置

除去すべき病変が存在して脳ヘルニア徴候が進行している場合は、頭部を15〜30度挙上し、マンニトール0.25〜1.0g/kg（通常は20%溶液なので100〜400mL）を急速に点滴静注します。気管挿管されているケースが多いので、チューブの閉塞や循環、尿量にも注意を払います。

頭蓋内圧亢進の場合

GCSスコアが8点以下、収縮期血圧＜90mmHg、CTで正中偏位や脳槽消失が認められる際は、頭蓋内圧のモニタリングを行います。

Point　頭部外傷のCT基準

Canadian CT Head Rule（意識障害、健忘、失見当識を伴うGCS13〜15の頭部外傷）	
High Risk	①受傷2時間後のGCSスコア≦14
	②開放あるいは陥没骨折
	③頭蓋底骨折の徴候（鼓膜内血腫、パンダの目、バトル徴候、髄液鼻漏、髄液耳漏）
	④2回以上の嘔吐
	⑤65歳以上
Medium Risk	①30分以上の進行性健忘
	②危険な受傷機転（歩行者対車の歩行者、車外放出、1mもしくは階段5段以上からの転落）

中・軽傷の場合

中・軽傷でも危険因子を見逃さない

- 中・軽傷でも危険因子（右表）を見逃さないことが大切で、Secondary Surveyの中で頭部CTを施行します。
- 軽症頭部外傷の場合：頭蓋骨骨折が認められた上に抗血凝固療法や抗凝療法が行われている症例では、特に注意が必要。一過性意識障害、健忘、頭痛を訴えている場合にも頭部CTが必要です。
- 中等症頭部外傷の場合：経過観察のために入院させて頭部CTを施行し、意識レベル、麻痺や瞳孔不同の有無などを経過観察します。

Point　頭部CTが必要な危険因子

A. 来院時の意識障害や失見当識、健忘、GCSスコア14以下、あるいはその他の神経学的異常所見の存在

B. 上記所見がなくても、下記のいずれかに該当するもの
　①受傷後の意識消失や健忘、失見当識の症状の有無
　②頻繁な嘔吐や頭痛の存在
　③てんかん発作があった場合
　④陥没骨折や頭蓋底骨折を疑わせる場合
　⑤頭蓋単純撮影で骨折が疑われる場合
　⑥外傷機転が重症を疑わせる場合（交通外傷や高所墜落など）
　⑦高齢者の場合
　⑧抗凝固薬（ワルファリンカリウムなど）や抗血小板薬（アスピリン、バファリンなど）の常用による凝固能異常が疑われる場合
　⑨V-Pシャントなどの脳神経外科的手術の既往の存在

転倒時に頭部を強打した

身体所見のポイント

● 視診

頭皮や顔面の外傷に加え、鼻出血、外耳孔出血、耳介後部の皮下出血（バトル徴候）、眼窩周囲の皮下出血（パンダの眼）、鼻漏、耳漏などの有無を確認します。また、左右の瞳孔径や対光反射の有無も確認します。この際、直接対光反射だけでなく間接対光反射も評価することで、視神経損傷の診断ができます。

● 触診

頭髪内の損傷、陥没や血腫の有無を確認します。開放性頭蓋骨骨折の有無を確認することも重要です。

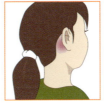
バトル徴候

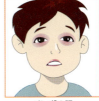
パンダの眼

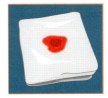
ダブルリング

出血の状態をチェック

バトル徴候やパンダの目は頭蓋骨骨折の特徴的な徴候で、外鼻孔や外耳孔から髄液が漏れ出します。髄液漏かどうかを確認するには、血性でなければウリスティックスなどの尿検査試薬を用い、糖質が確認できれば髄液と判断します。血液に髄液が混ざっている場合には、ガーゼや濾紙に滴下した跡が「二重の輪」に見えます（ダブルリングテスト）。

問診票

現病歴	●頭部を打撲した時の状況を詳しく教えてください。 ●頭部を打撲した後に、意識を失いましたか？ ●吐気や嘔吐はありますか？ ●頸部痛や手足のしびれはありますか？
既往歴	●もともと痴呆や麻痺はありませんでしたか？ ●不整脈などの心臓疾患はありますか？ ●高血圧、または低血圧の既往症はありますか？
生活歴	●アルコールはどれくらい飲んでいますか？ ● ADL（日常生活動作）は問題ありませんか？

画像評価

	検査の役割	評価ポイント
頭部CT	外傷による骨折・頭蓋内損傷の有無や、脳浮腫、正中構造偏位などの有無がわかり、重症度や治療の優先順位の判断に役立ちます。単純撮影と造影撮影の両方を行うのが一般的です。	受傷側だけでなく対側にも損傷がないか、頭蓋内に空気が侵入した気脳症がないかもチェック。外傷性脳血管損傷が疑われる際は、3D-CTアンギオグラフィも考慮。
頭部X線	頭蓋骨骨折の場所を確定するのに適しています。一般的には、正面、側面、タウン（Towne）法（後頭骨を評価）の3方を撮影します。	骨折線が中硬膜動脈の血管溝を横切っている場合は、急性硬膜外血腫を合併する可能性があるので要注意。
頭部MRI	脳実質性病変（脳挫傷・脳浮腫など）、びまん性軸索損傷、頭蓋骨病変の診断に適しています。	T2スター強調画像ではあらゆる時期の出血を、拡散強調画像では急性期のびまん性軸索損傷や脳挫傷を、FLAIRではCTで検出の難しい実質病変を明瞭に描出。

頭部外傷の病態

頭部外傷によって発生する病態は多様で、軽症から重症まで多岐にわたります。ここに挙げたものは代表的な病態ですが、一般的には頭痛、嘔吐、運動麻痺、感覚障害、言語障害、意識障害、けいれん発作などが共通して出現し、場合によっては重篤な状態に至ります。

頭蓋骨骨折

頭蓋骨骨折は、頭蓋円蓋部骨折と頭蓋底骨折の2つに分けられ、前者はさらに線状骨折、陥没骨折、粉砕骨折の3つに分けられます。

頭蓋円蓋部骨折

- 線状骨折、陥没骨折、粉砕骨折の3つに分類されます。線状骨折では硬膜動静脈を損傷する可能性があり、急性硬膜外血腫を合併すると状況によって手術適応となります。
- 陥没骨折は頭蓋内腔に向けて陥没した骨折。陥没骨折が開放性の場合や、脳に対する圧迫が明らかな場合には手術適応となります。
- 粉砕骨折は骨折片がいくつにも分かれたもの。陥没していれば陥没骨折に属し、非開放性で陥没もない場合には線状骨折の一種となります。

頭蓋底骨折

- 頭蓋冠の骨折が頭蓋底にまで及ぶ場合と、眉部の打撲による前頭蓋底骨折、耳介後部の打撲による側頭骨骨折などがあります。
- 当初は髄液漏（髄液鼻漏、髄液耳漏）として認められる場合がほとんどで、中頭蓋底骨折ではバトル徴候、前頭蓋底骨折ではパンダの眼が、受傷後数時間を経て出現します。
- 前頭蓋底骨折では嗅覚障害、側頭骨骨折では受傷側半分の顔面の運動麻痺や聴覚障害が現れます。

局所性脳損傷

頭部に衝撃が加わって起こる脳損傷で、原因の大部分は若者の交通事故と高齢者の不慮の事故による墜落です。

急性硬膜外血腫

- 頭蓋骨と硬膜の間に出血が溜まって凸レンズ型の血腫になった病態。受傷直後には意識障害が現れますが、脳自体の一次的損傷が少ない場合には、すぐに意識が回復します（意識清明期）。
- しかし、血腫が増大すれば再び意識障害をきたし、同時に瞳孔不同、片麻痺、除皮質、除脳固縮などが現れます。
- さらに脳ヘルニアの状態にまで進行すると、深部にある脳幹が侵され、呼吸障害などを引き起こします。

急性硬膜下血腫

- 硬膜と軟膜の間に出血が溜まって血腫になった病態。短時間のうちにゼリー状に固まって三日月形に増大し、脳を圧迫します。
- 通常は受傷直後から意識障害を起こしますが、脳自体の損傷はなく血管の損傷が主体の場合は、意識障害が徐々に現れることもあります。
- いずれにしても意識障害は次第に悪化し、多くは昏睡レベルに達します。意識障害が現れた後は急激に悪化することが多く、予後はきわめて不良です。

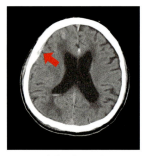

急性硬膜外血腫

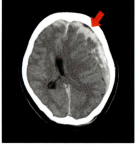

急性硬膜下血腫

転倒時に頭部を強打した

脳挫傷
- 頭部打撃によって、脳実質そのものに損傷が生じた病態。挫傷した部位は死滅して再生しません。重症度はその範囲と部位によって決まります。
- ある程度の脳内出血を伴うことが多く、頭蓋内圧が亢進するため、激しい頭痛、嘔吐、意識障害などが現れます。
- 局所の症状として、半身の麻痺、半身の感覚障害、言語障害、けいれん発作などが現れることもあります。

外傷性くも膜下出血
- 外傷が原因となって起こるくも膜下出血。脳挫傷によって発生した脳内出血がくも膜下腔に流れ込むことによって起こります。
- くも膜下出血の症状としては、激しい頭痛、嘔吐、意識障害などが生じます。さらに脳挫傷の症状も現れ、半身の麻痺、感覚障害、けいれん、言語障害なども合併し、生命にかかわる危険性が高くなります。
- 出血量が高いほど重篤となりやすいものの、出血量が少ない場合でも脳の深部で出血している場合があります。少量の出血でも細心の注意が必要です。

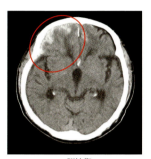
脳挫傷

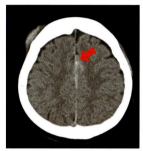
外傷性くも膜下出血

びまん性脳損傷

オートバイ事故による頭部外傷など、回転加速度を生じるような衝撃による損傷で、脳全体に脳実質損傷が生じます。

脳震盪
- 受傷直後に意識障害や神経機能麻痺が現れますが、受傷後6時間以内に回復する病態。短時間の場合でも、当人は何が起こったか理解できない場合が大半です。
- 一般的には肉眼的にも頭部CTやMRIでも異常を認めることはなく、頭痛、悪心、吐気などの神経症状も一過性のもので、時間とともに回復します。

びまん性軸索損傷
- 受傷から6時間以上の意識障害が継続する重篤な病態。受傷直後から高度の意識障害が生じ、脳浮腫の程度によっては植物状態に至ります。退院後も認知障害や人格変化が現れることが少なくありません。
- CTでは小さな血腫が数多く点在するのが認められます。MRIでは、経時的に出血、脳室、脳梁、などの変化などが確認されます。

びまん性脳腫脹
- 両側大脳半球が膨張し、頭蓋内圧が著しく上昇している病態。脳に損傷を伴う場合では、受傷直後から意識障害を起こし、頭痛、嘔吐、けいれん発作などを起こします。
- 受傷によって脳の血液がうっ血し、脳組織の容積が増すことが原因とされています。成人では脳挫傷を伴っていることが多く、予後も後遺症を伴う危険があります。

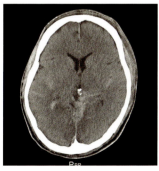

頭部CTで撮影すると、脳脊髄液が満たされている脳のすきま(脳室や脳槽)が圧迫されている所見がみられる。

びまん性脳腫脹

Chapter 3　一目でわかる！外傷別対応フロー｜症例18 ▶ 脊椎・脊髄損傷

頭頸部を打って ぐったりしている

脊椎・脊髄損傷のほとんどは、外傷によって脊髄を損傷し知覚と運動に異常をきたしています。この異常は麻痺の形で現れるため、どのような麻痺が起きているか、その重症度分類を速やかに行い、悪化を回避することが重要です。

情報収集MIST ➡ P.162

脊椎・脊髄損傷のPrimary Survey
A：気道　**B**：呼吸　**C**：循環　**D**：意識　**E**：体温

全身固定患者が搬送されてきた場合
- ▶ 搬送後の体位管理
- ▶ アンパッケージングの注意点

気道確保
- ▶ 第一印象から気道の確認
  - 上気道閉塞、舌根沈下、口内異物　→　気管挿管

呼吸管理
- ▶ 呼吸様式に注意
  - 呼吸停止の場合　→　気管挿管
  - 横隔膜のみの腹式呼吸の場合　→　致命的胸部外傷、頸髄損傷の疑い
- ▶ 低酸素血症・高二酸化炭素血症の場合

循環管理
- ▶ ショック症状は？
  - 心原性ショック　・循環血液減少性ショック
  - 血液分布異常性ショック　・閉塞性ショック

中枢神経障害
- ▶ 意識レベルは？
  - 頸髄損傷を考慮した疼痛刺激
  - 「切迫するD」と判断

もっと詳しく！ ➡ P.176

まずチェックすべきこと

- **POINT 1** 気道閉塞がないか？
- **POINT 2** 呼吸停止がないか？
- **POINT 3** ショック症状の兆候は？
- **POINT 4** 「切迫するD」の危険性は？

脊椎・脊髄損傷 救急患者の傾向

- ▶ 交通事故や転落が多い
- ▶ 大半が脊髄ショックの状態
- ▶ 横隔膜のみの呼吸となる場合が多い
- ▶ 血圧低下とともに徐脈を伴う場合が多い

脊椎・脊髄損傷のSecondary Survey

● 受傷機転　● 症候・身体所見　● 既往歴などの問診　● 検査

切迫するD → YES → 気管挿管　頭部CT
↓ NO

受傷機転

頸部・後頭部の観察
- ▶ 問診 →痛み、しびれなどの自覚症状は？
- ▶ 視診・聴診・触診 →圧痛（後頸部棘突起、傍脊柱筋）は？

直腸診
- ▶ 肛門括約筋の緊張度合は？　▶ 球海綿体反射は？

四肢の観察
- ▶ 手足の麻痺、感覚障害　▶ 深部腱反射

背面の観察
- ▶ 体位変換　▶ 視診・触診　▶ 褥瘡に注意

もっと詳しく！ ➡ P.178

→ 鑑別診断・疾患別治療

脊髄の解剖と重症度分類

- ● 脊髄横断面と機能
- ● 脊髄の支配髄節とチェックポイント
- ● 脊髄の障害パターン
- ● 重症度分類

もっと詳しく！ ➡ P.180

脊椎・脊髄損傷のPrimary Survey

Airway：気道　**B**reathing：呼吸 ➡ **C**irculation：循環 ➡ **D**ysfunction of CNS：意識
➡ **E**xposure & Environmental Control：体温

特に重要なのは、呼吸・循環の安定と、脊柱の不安定性による二次損傷の予防。患者には脊椎・脊髄損傷が存在するものとして対処し、常に脊柱の安定を保ちながら処置します。

全身固定患者が搬送されてきた場合

搬送後の体位管理

●**脊椎・脊髄損傷が存在するものとして対処**

強い衝撃が加わった外傷患者の場合、救急隊によって頸椎カラーを装着され、バックボードとヘッドイモビライザーで全身固定されて搬送されてくるのが一般的です。

対処に際しては、最初から脊椎・脊髄損傷が存在するものと考え、その悪化を回避するように患者を取り扱うことが重要です。外傷患者への初期治療は、脊柱の安定状態を保ちながら行うことになります。

●**基本は正中中間位**

患者を移動させたり体位変換を行う際は、患者の鼻筋と体幹の正中線とを一直線に合わせ、バスケットボールを持つように、両手全体で頭部をしっかりと保持します。

この「正中中間位固定法」は、頸椎カラー装着の有無にかかわらず、診断によって頸椎損傷の疑いがなくなるまでは必ず実施します。後頭部を少し浮かせ、頸椎がストレートになるように保持します。

アンパッケージングの注意点

患者が安静を保てるかどうか判断し、意識が正常な場合は安静を促します。

まず、正中中間位を保ちながら、ヘッドイモビライザーを外します。次に、患者が暴れないことを確認したうえで、体幹からベルトを外します。先に体幹固定を外してしまうと、身体が動いた際に頸椎がねじれ、大きな負担がかかってしまいます（スネーキング）。

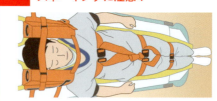

Point　スネーキングに注意！

アンパッケージングは、スネーキングを防ぐために、ヘッドイモビライザーの除去から始める。

気道確保

第一印象から気道の確認

口腔内を吸引しても上気道閉塞が続く場合は、気道確保のために気管挿管を行います。頸椎カラーの全面をいったん外し、一人が足側から頸部を正中中間位でしっかり保持しながら挿管します。

時間がかかる場合は介助者が疲れないように体位にも気を配り、正中中間位の保持を交代する際には、患者の頸部が動かないように声をかけ合います。特に後屈させないように注意します。

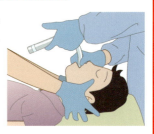

Point　気管挿管時の頭部保持

気管挿管時は、足側から正中中間位によって、頭部を挟むようにしっかり保持する。

呼吸管理

呼吸様式に注意

● 呼吸停止の場合
　高位脊髄損傷を受けていると、呼吸停止が起きる可能性があります。その際は頸椎を保護しながら、緊急気管挿管を行います。

● 横隔膜のみの腹式呼吸の場合
　第4頸髄より下位で脊髄損傷が起きると、横隔膜のみが機能する腹式呼吸となることがあります。状況に応じて気管挿管を行います。

低酸素血症・高二酸化炭素血症の場合

　気道が開通していても低酸素血症や高二酸化炭素血症が続く場合は、いったん頸椎カラーを外し、頸部を正中中間位で保持しながら、気管挿管を行います。
　第4頸髄以上で障害が起きた高位頸髄損傷では、横隔膜や呼吸補助筋である肋間筋も動かすことができないため、呼吸停止が起こります。迅速な対応が求められます。

循環管理

外傷を原因とする様々なショック症状

　外傷を原因とするショックのほとんどは出血性ショックと閉塞性ショックです。ただし脊髄損傷の場合は、血液分布異常性ショックが起こる危険性もあり注意が必要です。交感神経の緊張低下によって副交感神経優位となり、血圧低下とともに徐脈を伴います。
　治療では輸液の効果は少なく、血管収縮薬が有効です。状況に応じて気管挿管が必要となります。

脊髄ショックとは脊髄機能の一時的消失

　脊髄受傷後にすべての脊髄機能を一時的に消失することを「脊髄ショック」と呼び、障害レベル以下の弛緩性麻痺、感覚脱出、反射消失をきたします。
　膀胱は拡張し弛緩性となり、腸管の蠕動運動不能、発汗も停止します。持続期間は受傷後数時間〜数日で、その後は次第に病変部以下の脊髄反射機能が回復します。

中枢神経障害

意識レベルを評価

● 脊髄損傷を考慮した疼痛刺激
　中枢神経障害は意識障害（GCS）、瞳孔所見、対光反射から診断します。GCSにおいて首から下の刺激で開眼しない場合は、頸髄損傷を考慮して顔面でも疼痛刺激を加える必要があります。
　「切迫するD」に該当しなくても、GCS合計点が14未満である場合は、状況に応じてSecondary Surveyで頭部CT検査を行います。

● 「切迫するD」と判断
　GCS合計が8点以下である／搬入後にGCSに2点以上の低下が見られた／瞳孔不同やクッシング現象がある／意識障害を伴う脳ヘルニア徴候がある⇒このいずれかの徴候がある場合、「切迫するD」と判断します。
　ただちに気管挿管を行い、Secondary Surveyで頭部CT検査を行います。瞳孔不同やクッシング現象も脳ヘルニアの所見です。

脊椎・脊髄損傷のSecondary Survey

受傷機転 ➡ 症候・身体所見 ➡ 既往歴などの問診 ➡ 検査

切迫するDと判断した場合は、迅速に気管挿管して頭部CT検査を行います。切迫するDでなければ、順に各部を観察し、病態の重症度を確認します。頸部観察中は頸椎カラーを外しますが、それ以外ではカラーは装着しておくのが原則です。

切迫するDと判断

気管挿管し、ただちに頭部CT検査 ➡ P.169

受傷機転

交通事故、高所からの落下、転倒が多い

脊椎・脊髄損傷の原因は交通事故が最も多く、40％を超えています。中高年では自動車事故が多く、若者ではバイク事故が多い傾向にあります。

交通事故に次いで、高所からの落下、転倒、打撲・下敷き、スポーツ等の順となります。また老人では骨粗鬆症などがあり、軽度な外傷でも起こりえます。

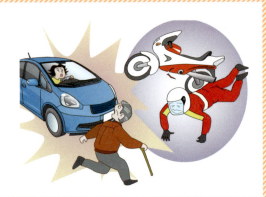

頸部・後頭部の観察

● 問診

頸部観察時に患者本人から、頸部痛、四肢の脱力、しびれなどの自覚症状がないか確認します。他にも視力低下、複視、聴力障害、呼吸困難、咽頭部の違和感、血痰の有無などを尋ねます。問診と頸部観察の結果とを合わせながら、病態をしっかり把握することが重要です。

Point　頸部観察で検索する病態
- 体表損傷
- 喉頭・気管損傷
- 頸動脈損傷
- 食道損傷
- 頸椎・頸髄損傷　など

頸部の診察

● 視診、聴診、触診

頭部を正中中間位に保持し、頸椎カラーを外してから診察します。

視診では腫脹、挫傷、血腫、ベルト痕、頸静脈の怒張など、聴診では嗄声（かすれ声）、頸動脈雑音など、触診では圧痛、皮下気腫、気管の偏移などを確認します。

これらの所見は生命にかかわる損傷を示唆します。

● 検査

鈍的外傷の検査では、造影CT検査や超音波ドップラー、血管造影などによって行います。

後頸部の診察

● 視診、聴診、触診

頸部の診察が終わったら、続いて後頸部の診察へと移行します。視診では腹式呼吸、持続勃起、運動・知覚麻痺など、触診では棘突起の圧痛の有無を確認します。四肢の麻痺、感覚障害、深部腱反射などのチェックも加えて、脊髄損傷の有無を確認します。

● 検査

頸椎X線3方向（正面／側面／開口位）を単純X線撮影します。症状がある場合や下位頸椎の描写が困難な場合は、頸部CT検査を行います。

直腸診

肛門括約筋の状態は？

脊髄損傷による膀胱機能・直腸機能障害では、尿や便の排出が困難になります。この状態で直腸診を行うと、肛門括約筋の緊張がなく、筋収縮の消失が確認できます。

括約筋の緊張度に加えて、感覚低下の有無、直腸粘膜の連続性、出血、圧痛の有無、前立腺の高位・浮動感も確認します。

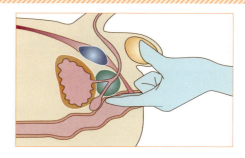

また、亀頭や陰核部をつまんで肛門括約筋の収縮をみることで（球海綿体反射）、脊髄ショック離脱の指標とすることがあります。

 ## 四肢の観察

手足の麻痺、感覚障害は？

痛み刺激に対する四肢の反応を観察し、緊急度を判断します。片麻痺は脳ヘルニアが切迫した危険な状態であり、頭蓋内病変の検索を優先します。

除皮質固縮・除脳固縮、allodynia（触ると激痛がある）や知覚過敏がみられる場合も、脳ヘルニアの切迫を示すきわめて危険な状態です。

深部腱反射をチェック

脊髄中心部の灰白質に損傷を受けた「中心性脊髄損傷」は立証困難ですが、深部腱反射のチェックが有用な立証手段です。

刺激はバビンスキー反射を使い、足の裏をとがったもので踵から爪先に向けてゆっくりとこすります。神経系の損傷があると、親指が反り返り、他の4本の指は外側に開きます。

 ## 背面の観察

体位変換

体位変換は、ログロール（患者の頸椎や脊椎をねじらないように固定しながら、丸太を転がすように側臥位をとる方法）、またはフラットリフト（左右からできるだけ均等に支えて持ち上げる方法）により、脊椎に負担をかけないようリーダーのかけ声に従って行います。

視診・触診

ログロールまたはフラットリフトによって体位を変換させたら、背面を視診と触診によって観察します。

視診では背面全体の創傷、出血、正中部の異常な飛び出しや陥没の有無、触診では同じく正中部の変形や圧痛の有無を確認し、脊椎損傷の状態を調べます。

> **Point** 褥瘡に注意
>
> 脊髄損傷患者は早い時期から褥瘡ができやすいので、十分なケアが必要です。特に肩甲骨部、仙骨部、胸背部正中など、骨が突出した部位には圧迫力が集中するため、褥瘡ができやすくなります。
>
> バックボードの使用は2時間までを限度とし、皮膚を清潔に保ちながら、除圧用クッションなどを使用して圧を和らげます。

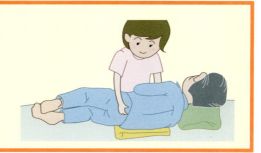

脊髄の解剖と重症度分類

病態の重症度には、2つの分類法（フランケル分類・ASIA分類）が一般的に用いられます。これに損傷部位の高位診断を合わせると、どのような運動ができ、どのような日常生活レベルとなるかが、ある程度予測できます。

脊髄横断面と機能

脊髄の断面は、縦走する神経細胞で構成される白質が、神経核であるH型をした灰白質を囲む構造となっています。中央には脳脊髄液で満たされた中心管があります。

温・痛・触感は、脊髄の精髄の中心部を通って反対側に交差し、錐体路、脊髄視床路の線維は頸部が最も内側に、仙部が最も外側に位置しています。

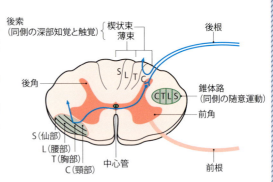

脊髄の障害パターン

オートバイ事故による頭頸部外傷など、回転加速度を生じるような衝撃による損傷で、脳全体に脳実質損傷が生じます。

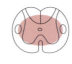
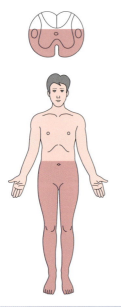

前脊髄型損傷

損傷部以下が完全麻痺し、温痛覚障害が起きます。深部知覚は残存しています。

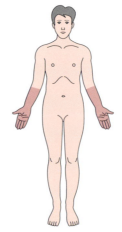

中心性脊髄損傷

下肢より上肢にかけて強い麻痺が現れ、温痛覚障害が起きます。

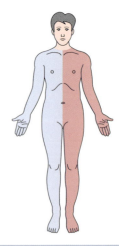

ブラウン-セカール症候群

損側輪の運動麻痺と深部知覚低下が生じ、同時に反対側の温痛覚障害が起きます。

頭頸部を打ってぐったりしている

脊髄の支配髄節とチェックポイント

各脊髄レベルの感覚分布、支配筋肉、反射は、覚えるのは難しいものの、ポイントを押さえておく必要があります。

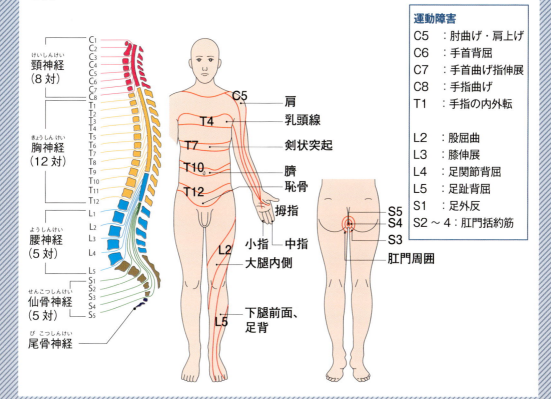

運動障害	
C5	：肘曲げ・肩上げ
C6	：手首背屈
C7	：手首曲げ指伸展
C8	：手指曲げ
T1	：手指の内外転
L2	：股屈曲
L3	：膝伸展
L4	：足関節背屈
L5	：足趾背屈
S1	：足外反
S2～4	：肛門括約筋

重症度分類

脊椎・脊髄損傷の重症度分類には、フランケル分類とその改良型であるASIA分類が、一般的に使用されています。

グレード	フランケル分類	ASIA分類
A	完全麻痺 損傷部以下の運動・知覚の完全麻痺	完全麻痺 S4～S5髄節まで運動・知覚が完全に喪失
B	運動喪失・知覚残存 損傷部以下の運動は完全に失われているが、仙髄域などに知覚が残存するもの	不完全麻痺 損傷部以下の運動完全麻痺 知覚は障害レベル以下（S4～S5髄節まで）残存
C	運動残存（非実用的） 損傷部以下にわずかな随意運動機能が残存しているが、実用的運動（歩行）は不能なもの	不完全麻痺 損傷部以下の運動機能は残存しているが、筋力はMMT3/5未満である
D	運動残存（実用的） 損傷部以下にかなりの随意運動機能が残存し、歩行も補助員の要否にかかわらず可能	不完全麻痺 損傷部以下の運動機能は残存しており、筋力もMMT3/5以上である
E	回復 神経脱落症状を認めない（反射異常は残ってもよい）	正常 運動・知覚ともに正常

Chapter 3 ｜ 脊椎・脊髄損傷

Chapter 3　一目でわかる！外傷別対応フロー｜症例19 ▶ 胸部外傷

胸を強く打ち、息苦しそうにしている

胸部は呼吸・循環の要となる心臓や肺などの臓器が集まり、外傷を負えば緊急性の高い病態となりやすい部位です。対応の遅れがPTD（防ぎえた外傷死）につながるケースも多いため、迅速な診療と看護が求められます。

情報収集MIST ➡ P.162

➡

胸部外傷のPrimary Survey
A：気道　B：呼吸　C：循環　D：意識　E：体温

気道確保
▶ 第一印象による気道状態の評価
・気道閉塞の可能性は？

呼吸管理
▶ 視診・聴診・触診による評価
・呼吸数・呼吸補助筋の動き・胸郭、胸壁の動き

循環管理
▶ 脈拍、血圧などの評価
・ショックの徴候をチェック
頸静脈の怒張 ➡ 心タンポナーデの疑い

[検査]
▶ FAST　▶ 胸部X線検査

Primary Surveyで同定すべき致命的外傷
▶ 気道閉塞　▶ フレイルチェスト　▶ 開放性気胸
▶ 緊張性気胸　▶ 大量血胸　▶ 心タンポナーデ

もっと詳しく！ ➡ P.184

まずチェックすべきこと

- **POINT 1** 気道閉塞を起こしていないか？
- **POINT 2** 呼吸の異常は？
- **POINT 3** ショックの徴候は？
- **POINT 4** 胸郭・胸壁に異常はないか？

胸部外傷　救急患者の傾向

- 低酸素血症、ショックで致命的な病態となる。
- A・B・C・Dいずれの異常も起こりうる。
- 85％が鈍的外傷、残りの15％が穿通性外傷。
- 鈍的外傷では、交通事故が約3/4を占める。

胸部外傷のSecondary Survey
●受傷機転　●症候・身体所見　●既往歴などの問診　●検査

受傷機転
- 鈍的外傷
- 穿通性外傷

身体所見のポイント・問診
- 視診
  - 創傷、打撲痕、胸郭の動揺性、呼吸様式、頸静脈など
- 聴診
  - 呼吸音、心音、肺音など

  肺音の減弱 ➡ 気胸の疑い

- 触診
  - 握雪感、肋骨・胸骨の圧痛、軋轢音など

  握雪感 ➡ 皮下気腫の疑い

[検査]
- 胸部単純X線　▶ 胸部CT　▶ FAST　▶ 心電図
➡ "PATBED 2X"の検索

Secondary Surveyで診断・治療を要する病態
- 気胸　▶ 血胸　▶ 肺挫傷　▶ 気管・気管支損傷
- 鈍的心損傷　▶ 外傷性大動脈損傷
- 外傷性横隔膜損傷　▶ 外傷性食道損傷

もっと詳しく！ ➡ P.187

➡ 鑑別診断・疾患別治療

胸部外傷のPrimary Survey

Airway：気道　**B**reathing：呼吸 ➡ **C**irculation：循環 ➡ **D**ysfunction of CNS：意識
➡ **E**xposure & Environmental Control：体温

Primary Surveyでは、A（気道）B（呼吸）C（循環）などの異常から、気道閉塞・フレイルチェスト・緊張性気胸・心タンポナーデなどの致命的外傷を迅速に同定、ただちに蘇生を試みます。

気道確保

第一印象による気道状態の評価

まずは、患者の全身状態を迅速に観察します。呼びかけや質問に答えられるようなら、気道の開放や換気については良好と判断できます。

● 気道閉塞に注意

息苦しそうな様子、特に陥没呼吸やシーソー呼吸などは上気道閉塞のはっきりした所見ですが、顔面の傷や腫れ、口腔内の異物、分泌物による異常音、喘鳴、嗄声なども気道閉塞の可能性があります。気道の開放が確認できない場合は、即刻、気管挿管から外科的気道確保に至るまで、それぞれの処置について十分な準備が必要です。

呼吸管理

視診・聴診・触診による評価

第一印象で特別な異常が見つからなければ、手順に従ってバイタルサイン、酸素飽和度などをチェック。この時点でも異常が見つからなければ緊急処置を要する病態はないものと判断できます。

● 呼吸数は？　呼吸音の左右差は？

呼吸の状態については第一印象より詳細に、呼吸数、呼吸補助筋の動き（努力呼吸の有無）、胸郭（左右均等か？）・胸壁の動き（フレイルチェストはないか？）に注意します。肺野全体の呼吸音を聴診して左右差のないことを確認し、触診によって頸部の気管偏位、皮下気腫、軋轢音の有無もチェックします。

循環管理

脈拍、血圧などの評価

血圧が正常範囲内でも問題がないとは限りません。循環血液量の30％程度まで出血していても、収縮期血圧は低下しないからです。

● ショックの徴候をチェック

胸部外傷では生命に直結する臓器の損傷が危惧されます。開放性の創傷でも内部出血でも出血性ショックの危険性があるので、血圧測定の数値だけでなく、湿潤や冷感などの皮膚所見、毛細血管再充満時間や意識レベルなどを参考にチェックします。頸静脈怒張がみられれば、心タンポナーデを疑います。

Point	注意すべき身体所見
視診	● 頸部打撲痕：喉頭損傷、気管・気管支損傷 ● 頸部皮下血腫：気道閉塞 ● 頸静脈怒張：心タンポナーデ、緊張性気胸 ● 片側胸郭膨隆：緊張性気胸 ● 胸壁動揺：フレイルチェスト ● 胸壁吸い込み創：開放性気胸 ● チアノーゼ、呼吸補助筋の使用：気道閉塞・呼吸不全も存在
聴診	● 呼吸音の左右差：気胸、血胸（緊張性気胸では高度） ● 心音減弱：心タンポナーデ ● 胸腔内腸雑音：横隔膜損傷
触診	● 皮下血腫：気管・気管支損傷、気胸 ● 頸部気管偏位：緊張性気胸 ● 脈拍の左右差：大血管損傷 ● 胸郭の変形、軋轢音：肋骨・肋軟骨骨折、胸骨骨折
打診	● 鼓音：気胸、緊張性気胸 ● 濁音：血胸

一般社団法人 日本救急看護学会：外傷初期看護ガイドライン, p.171, へるす出版, 2010年

検査

FAST (Focused Assessment with Sonography for Trauma)	胸部X線検査
超音波検査によって外傷患者の致死的な臓器損傷を迅速に発見し、外科手術の必要性を判断します。心嚢、左右肋間、モリソン窩、ダグラス窩、脾臓周囲をターゲットにします。特に心嚢液貯留の診断能は90％以上とされています。ただし、皮下気腫がある場合や肥満患者では使用が限られます。	胸部X線により、正しく気道が確保されているか？ 肺挫傷や多発肋骨骨折（フレイルチェストの原因）はないか？ 気胸（陽圧呼吸では緊張性気胸の危険性）がないか？ チューブやカテーテルが正しく挿入されているか？ をチェックします。X線写真は、後にショックが生じた場合にも役立ちます。

Primary Surveyで同定すべき致死的外傷

気道閉塞

喘鳴、頸部皮下気腫、疼痛ならびに呼吸不全、嗄声、血痰などが見られたら気道閉塞が疑われます。一刻も早く気道を開放（確保）しなければ、患者は呼吸困難から酸素不足となって死に至ります。外傷急性期における気道閉塞の発見は身体所見のみが頼りです。画像を待っている余裕はありません。

応急処置
とにかく気道を確保します。外傷による気道確保では気管挿管が第一選択になります。頸部損傷が疑われる場合でも、優先度は気道確保にあります。

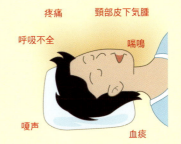

フレイルチェスト

フレイルチェストとは、肋骨骨折の一様式。日本語では胸壁動揺、動揺胸郭と呼ばれます。多発肋骨骨折により胸郭の動きと胸壁の動きの連続性が失われ、吸気時に陥没し呼気時に膨隆する奇異呼吸が見られます。強い疼痛があり、呼吸障害を引き起こします。

応急処置
まずは酸素投与です。呼吸不全やショックが疑われたら機を逃さず気管挿管の上、陽圧換気を行います。また、激しい疼痛を避けるため持続硬膜外麻酔などによる除痛が必要です。

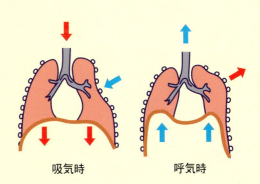

Primary Surveyで同定すべき致死的外傷（続き）

開放性気胸

胸壁に大きな開放創（気管径の2/3以上）ができると、吸気のたびに陰圧に保たれた胸腔内に開放創から直接的に空気が流入します。胸腔内圧と大気圧が同じになり、肺は虚脱（縮まり）し、肺胞内に空気が送られず、低換気・低酸素が生じます。

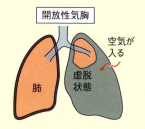

応急処置
胸腔ドレーンを留置してから、開放創を閉鎖します。チューブは開放創から離れた清潔な部位に挿入します。ドレーンチューブがすぐに手配できないときは滅菌被覆材による三辺テーピング法でしのぎます。開放創が大きく、胸壁の欠損部分が大きい場合は気管挿管の上、陽圧換気とします。

緊張性気胸

肺または胸壁に生じた損傷によって一方弁が形成され、空気が胸腔内に閉じ込められた状態。患側の胸腔内圧が上昇して肺が虚脱すると同時に、健側の肺は縦隔の偏位に圧排されて呼吸不全に陥ります。また、静脈還流も障害されて循環不全に陥ります。

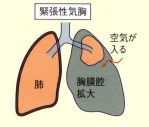

応急処置
胸腔ドレーンによって迅速に胸腔内圧を減圧します。ドレーンチューブやドレナージに必要な機器がすぐに手配できない時には胸腔穿刺（減圧のための姑息的手技）を行います。手配が整い次第、ドレナージに切り替えます。

心タンポナーデ

心嚢内に貯留した液体や空気によって心臓の拡張運動が急激に阻害され、心室への血液還流が妨げられて生じる循環異常（閉塞性ショック）です。外傷では60～100mL程度の血液や凝血塊が貯留しても症状が現れます。FASTによる心嚢液貯留所見が有力な診断手法です。

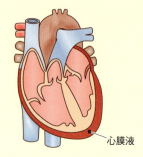

応急処置
可及的速やかに心嚢内の液体や空気を除去して、心臓の拡張運動を回復させます。心嚢穿刺で15～20mLの液体が吸引できれば、一時的な症状の改善が望めます。ただしその効果は一時的なもので、状態を安定させるためにはドレナージが必要になります。

大量血胸

ショックの原因となる血胸を大量血胸として区別しています。胸腔に1500mL以上の血液が貯留した状態です。その結果、肺が虚脱して換気・血流分布不均衡が生じて呼吸不全をきたし、さらに循環血液量の減少と胸腔内圧上昇による循環不全を招きます（出血性ショック）。

応急処置
出血性ショックに対する蘇生処置と、貯留した血液を排除するため胸腔ドレナージを施行します。ドレーンからの出血量、輸液に対する循環動態の反応などから開胸手術の必要性を判断するため、ドレナージ管理を含めた経時的観察が重要です。

胸部外傷のSecondary Survey

受傷機転 ➡ 症候・身体所見 ➡ 既往歴などの問診 ➡ 検査

Primary Survey で患者の生命の安全を確保した後、Secondary Survey に移行します。受傷機転を明らかにし、身体所見、問診、検査などから胸部に多い8外傷（PATBED 2X）を中心に検索していきます。

受傷機転

鈍的外傷

直接的な外力によって胸腔内圧が急激に上昇し、加速度的に生じた胸腔内の固定部位と非固定部位の「ずれ（歪み）」により鈍的外傷を受けます。

前後方向の減速外力によるハンドル外傷などは、鈍的外傷の典型例です。骨格への外力により骨折が生じることもあります（肋骨骨折など）。

穿通性外傷

刃物による刺創、銃弾による銃創などがあります。

刺創では、刺入部近傍の臓器だけでなく刃先の移動によって広範囲の臓器に損傷が及ぶことがあります。銃創では、射入口と射出口から損傷部位を推定します。ザウエルの危険域と呼ばれる部位（右図参照）に穿通性外傷を認める場合は、心臓損傷を考えます。

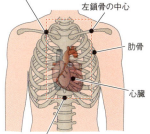

〈ザウエルの危険域〉
右鎖骨内側から3分の1
左鎖骨の中心
肋骨
心臓
危険域（点線内）

身体所見のポイント・問診

視診、聴診、触診でチェック

受傷時の状態について、できるだけ詳細な情報収集を心がけます。呼吸困難、胸背部痛、血痰の有無などを問診した後、創傷や穿通創、打撲痕、さらに呼吸様式、胸郭の変形、頸静脈怒張などを視診にて再評価します。

呼吸音の聴診では、両側中腋窩線や鎖骨中線など2カ所以上で左右差を確認。ドレーンが挿入されている場合は、チューブの位置異常や屈曲などを繰り返しチェックします。肺音が減弱している場合は、気胸を疑います。

触診では、握雪感（皮下気腫の存在）、肋骨や胸骨の圧痛や変形、また軋轢音に注意しましょう。

問診項目
- 胸痛、呼吸困難、胸背部痛は？
- 呼吸器や循環器疾患の既往は？
- 抗血小板薬、抗凝固薬などの薬歴は？

検査

胸部外傷では、次の"PATBED 2X"に注意して、胸部単純X線、胸部CT、FAST、心電図などの検査を行います。内部臓器損傷が強く疑われる場合は、X線よりCT撮影を優先します。

Secondary Surveyで検索すべき病態 "PATBED 2X"

Pulmonary contusion（肺挫傷）
Aortic rupture（大動脈損傷）
Tracheobronchial tree injuries（気管・気管支損傷）
Blunt cardiac injury（鈍的心損傷）
Esophageal injury（食道損傷）
Diaphragmatic injury（横隔膜損傷）
pneumothora**X**（気胸）
hemothora**X**（血胸）

胸部外傷のSecondary Survey

Secondary Surveyで診断・治療を要する病態

Secondary Surveyで根本治療が必要な胸部外傷は、呼吸管理と胸腔ドレナージ、除痛などによる対処がほとんどです。各病態についての知識を深めることが、適切な看護につながります。

気胸

- ●診断 呼吸音の減弱（聴診）、鼓音（打診）、皮下気腫（触診）が認められ、胸部X線写真、CT検査、超音波検査などの画像で確定診断します。ただし、胸腔内の空気貯留が200～400mLより少ない場合、X線写真では認められずCT検査で明らかになるケース（occult pneumothorax：見えない気胸）もあります。
- ●治療 多くのケースでは、胸腔ドレナージが根本治療となります。

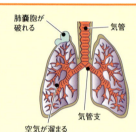

血胸

- ●診断 胸部X線写真による診断が一般的ですが、仰臥位での撮影では血液が200～300mL以上貯留していないと発見できません。FASTによる評価でも診断可能です。
- ●治療 血胸が認められたら胸腔ドレナージを施行し、その後血液喪失量を持続的に評価します。止血のために開胸術を要するものはドレナージ施行例の1割以下といわれています。

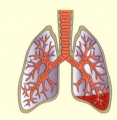

肺挫傷

- ●診断 肺胞毛細血管構造の断裂・破壊から肺間質・肺胞への出血、ならびに周囲浮腫と微小無気肺による酸素化能の低下は、胸部X線写真で診断されます。CT検査では肺挫傷所見が鋭敏に描出されますが、診断的意義の少ないものも含まれることがあります。
- ●治療 酸素化能低下への対処が最優先されます。低酸素血症では人工呼吸器の使用も考慮します。

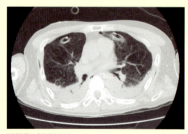

肺挫傷（胸部CT）
境界不明瞭な斑状・網状陰影や、肺内血腫による腫瘤様の高濃度陰影などがみられる。

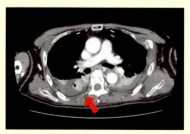

肺挫傷と血胸（胸部CT）
肺挫傷に加えて血胸がみられる（赤矢印）。

気管・気管支損傷

- **診断** 呼吸困難や血痰を主症状とし、確定診断は気管支ファイバースコープによります。CT の診断能は未確定とされています。
- **治療** 穿通性外傷の8割が頸部気管の損傷であり、気道確保が治療の第一歩。損傷部については保存的治療と手術療法（分離肺換気が必要です）が適応ですが、気管の1/3周を超えなければ保存的治療が可能とされています。

鈍的心損傷

- **診断** 鈍的心損傷とは、鈍的外力による心臓外傷の総称。明確な診断基準や標準的な診断法がないので、臨床的にはまったく症状を呈さない心筋挫傷もあれば、重篤な不整脈、心不全、心破裂などを生じる例もあります。大切なのは、心破裂や重篤な不整脈、心不全といった危険度の高い徴候を見逃さないことです。診断上最も重要な検査は12誘導心電図です。

外傷性大動脈損傷

- **診断** 患者の85%が受傷現場で即死し、治療の対象となるのは残りの15%程度です。診断では、受傷機転の情報と胸部X線写真がスクリーニング目的で使用されます。マルチCTによる診断感度は95%以上と言われ、除外診断では100%可能とされています。
- **治療** 外科的治療が原則ですが、これに優先する手術や生命にかかわる条件によっては待機的処置が行われます。近年は経皮ステントグラフト挿入による治療が注目されています。

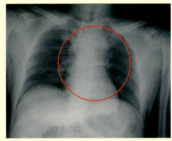

外傷性大動脈損傷（胸部X線）
縦隔拡大、Aortic knob（遠位大動脈弓の先端）の不鮮明化などがみられる。

外傷性横隔膜損傷

- **診断** 左横隔膜の損傷が60～80%を占めます。腹腔内臓器損傷を高率に合併しますが、特に右横隔膜損傷では肝損傷に注意が必要です。鈍的外傷によるものの50%以上でショックを呈します。また受傷から数時間ないし数日後に本損傷が明らかになることがあり、場合によっては長期間経過後に後遺症として診断される例もあります。
- **治療** 外科的治療を原則としますが、損傷部位によってアプローチ方法が変わります。

外傷性食道損傷

- **診断** 大部分は穿通性外傷によります。損傷部位と程度、汚染度、受傷からの経過時間によって臨床所見は変化します。嚥下困難、吐血、口腔咽頭出血、皮下気腫、縦隔気腫、疼痛、血気腫、膿胸など、さまざまな症状が見られます。ガストログラフィン食道造影検査または内視鏡検査が施行されます。
- **治療** 受傷早期に発見された場合は損傷部の直接縫合閉鎖が行われます。ただし発見が遅れて汚染が進み、広範な組織壊死などが見られた場合は胸腔・縦隔ドレナージが施行されます。

Chapter 3 　一目でわかる！外傷別対応フロー ｜ 症例20 ▶ 腹部外傷

腹部を強く締めつけ、内出血の疑いがある

腹部外傷では鈍的外傷が9割近くを占め、体表から見えない腹腔内出血や後腹膜出血の発見の遅れが、防ぎえた外傷死（PTD）の大きな原因となっています。患者の発するすべてのサインを鋭敏にくみ取り、緊急事態に臨機応変に対応する能力が要求されます。

情報収集MIST
→ P.162

腹部外傷のPrimary Survey
A：気道　B：呼吸　C：循環　D：意識　E：体温

第一印象の把握
▶呼びかけにより緊急度を把握
- 応答、発声の有無　・呼吸確認　・脈拍（CRT）
- 皮膚の冷感　・外傷部位の把握

ショック・意識障害を確認
▶ショックを認める場合の対応
▶意識障害が伴う場合・伴わない場合の対応

腹腔内出血の有無を確認
▶FAST
（focused assessment with sonography for trauma）
肝周囲、モリソン窩、脾周囲、ダグラス窩をチェック

重症度評価　致死的三徴
▶低体温　→　34℃以下
▶アシドーシス　→　pH＜7.20
▶出血傾向・凝固異常
　→　APTT＞60秒またはPT-INR＞2.0

⬇

Damage control surgery

もっと詳しく！ P.192

まずチェックすべきこと

- **POINT 1** 外傷のみにとらわれず、全身をよく観察
- **POINT 2** バイタルサインを確認
- **POINT 3** 意識レベルを確認
- **POINT 4** 腹部の打撲痕を検索

腹部外傷 救急患者の傾向

- ▶ 出血（内外含む）と腹膜炎が多い
- ▶ 鈍的外傷が約9割
- ▶ 防ぎえた外傷死が高率にみられる
- ▶ 鋭的外傷は包丁によるものが多い

腹部外傷のSecondary Survey

●受傷機転 ●症候・身体所見 ●既往歴などの問診 ●検査

受傷機転
- ▶ 鈍的外傷 → 交通事故、労災事故、墜落、暴力など
- ▶ 穿通性外傷 → 銃創、刺創、杙創（よくそう）

身体所見のポイント
- ▶ 視診
  - ・腹部膨満、打撲痕、シートベルト痕など
- ▶ 聴診
  - ・腸雑音の有無 など
    腸雑音の減弱、消失 → 腸管麻痺の疑い
- ▶ 触診
  - ・髄膜刺激症状
    反跳圧痛、腹部板状硬 → 内部臓器損傷の疑い
  - ・腸内ガスや腹腔内液体貯留の確認

画像診断
- ▶ 腹部単純X線 ▶ CT検査 ▶ FAST

もっと詳しく！ ▶ P.194

→ 鑑別診断・疾患別治療

腹部外傷の解剖学的知識

- ● 腹腔の分類
  - ・真性腹腔 ・胸郭内腹腔 ・骨盤腔 ・後腹膜腔

もっと詳しく！ ▶ P.195

Chapter 3 ｜ 腹部外傷

腹部外傷のPrimary Survey

Airway：気道　**B**reathing：呼吸 ➡ **C**irculation：循環 ➡ **D**ysfunction of CNS：意識
➡ **E**xposure & Environmental Control：体温

何よりもまず、患者の命にかかわる危険な兆候をいち早く発見することです。腹腔内出血や腹膜炎が隠れていないか、ショックや意識障害の兆候を見逃さず、FASTで出血を確認します。

 ## 第一印象の把握

患者に接触次第、15秒以内で迅速に行います。　➡ P.162

 ## ショック・意識障害を確認

腹部外傷の緊急度

大きく分けて、循環異常（出血性ショック）と組織汚染（腹膜炎）があります。循環異常に対しては、受傷後すぐに止血処置が実施されること、また組織汚染に対しては、遅くとも6時間以内に開腹手術を含む対処が必要。消化管穿孔による腹膜炎や骨盤骨折による後腹膜炎に対しては、炎症が進行して患者の生命への脅威となる前に開腹手術が必要です。（右図参照）

ショックへの対応

大量の腹腔内出血により出血性ショックを呈した場合、早急に根本的止血術を施行します。一見循環が安定していて保存的治療が適応と思われる場合でも、活動性の出血が隠れている可能性があるため、徹底した検索が大切です。患者の救命のためには、受傷後遅くとも2～4時間以内に開腹の要否を決断する必要があります。

ショックを認める患者にはまず急速補液を行います（細胞外液1～2L 全開で観察）。血圧上昇と脈拍減少が見られ、補液速度を変更しても血圧に変化がなければ安定したと判断できます（responder）。補液速度を緩めると血圧も低下する場合（transient responder）は急速補液を続行します。急速補液にも反応がない場合（non-responder）は緊急止血処置が必要です。突然の意識障害や換気障害に備えて、気管挿管を実施します。

意識障害への対応

意識障害がある場合、一般的な理学所見（圧痛、反跳痛、筋性防御など）は取れないため、ショックの有無によって対応を決定します。

ショックを伴う大量腹腔内出血
受傷より1時間以内に根本的止血

⬇

ショックを伴わない腹腔内出血
受傷より2～4時間以内に開腹の要否決断

⬇

腹膜炎の治療
受傷より6時間以内に手術施行

Point 「防ぎえた外傷死（PTD）」を防ぐ

系統立った緊急度把握と治療優先順位が大切です。現在ではJATECに基づいた外傷患者の初期診療が全国の医療機関で定着しています。

意識が正常な場合

意識障害がなければ理学所見をとります。腹部を深く押した時に圧痛がある場合は、膵損傷や腎損傷が考えられますが、打撲部や挫傷部の痛みと紛らわしいこともあります。

自発痛、理学所見異常、蠕動音消失のうち1つでも認めたら腹部外傷を疑います。筋性防御がある場合、消化管穿孔による腹膜炎に注意します。圧痛や反跳痛は腹膜炎、腹腔内出血いずれでもみられます。

腹部を強く締めつけ、内出血の疑いがある

腹腔内出血の有無を確認

● 外傷超音波検査
(FAST：focused assessment with sonography for trauma)

腹部外傷が疑われる場合は全例に対して腹部超音波検査を行います。目的はあくまで腹腔内出血の有無を確認することで、決められたいくつかの部位（肝周囲、モリソン窩、脾周囲、ダグラス窩）をチェックして、開腹止血処置が必要かどうかを評価します。

● FASTの適応

循環不安定	
腹部所見がとれない時	意識障害（頭部外傷などによる） 脊髄損傷の合併 アルコール摂取 薬物（睡眠薬・鎮痛薬など）服用 他部位の損傷による疼痛の存在 高齢者, 乳幼児, 精神疾患など 気管挿管後
腹部所見の異常	
近接部位の異常	下位胸郭〜骨盤まで体表損傷 シートベルト痕 下位肋骨骨折 肺挫傷, 血気胸 骨盤骨折 血尿
腹部外傷をきたす受傷機転	ハンドル外傷 腹部強打

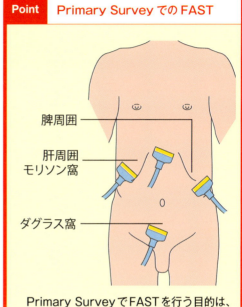

Point Primary SurveyでのFAST

脾周囲
肝周囲 モリソン窩
ダグラス窩

Primary SurveyでFASTを行う目的は、損傷臓器の詳細な診断ではなく、出血しているかどうかを迅速にチェックすること。Secondary SurveyでもFASTを行いますが、それぞれの段階で目的は異なります。

重症度評価 「致死的三徴」

低体温・アシドーシス・凝固異常に注意

低体温・アシドーシス・凝固異常の3つの徴候は人体の生理学的破綻を意味し、「致死的三徴」と呼ばれています。これらの徴候が現れる前に初期治療を完了しないと、根治的治療は不可能となります。

これらが回避できないと予想される状況では、とりあえず患者の生命を維持するためのdamage controlでその場をつなぎ、24〜48時間以内に根治手術に移行します。

Point
▶ 低体温：≦ 34℃　　▶ アシドーシス：pH < 7.20
▶ 出血傾向・凝固異常：APTT > 60秒またはPT-INR > 2.0

● damage control surgery（DCS）

damage controlで行われる手術をDCSと言います。ほとんどは緊急時の止血と臓器の温存を目的としています。この手技の研究・進歩によって救命率が大幅に向上しています。

腹部外傷のSecondary Survey

受傷機転 ➡ 症候・身体所見 ➡ 既往歴などの問診 ➡ 検査

腹部外傷のほとんどが鈍的外傷であることから、非開放性の損傷が多く、体表面からの観察だけでは重症度を過小評価する危険があります。問診、視診、聴診、触診などを通して、患者の全身状態を正しく把握することが大切です。

受傷機転

鈍的外傷

交通事故、墜落などによる鈍的外力が、腹腔内で様々な形の損傷を引き起こします。剪断力により、体表の受傷部位と実際に損傷された臓器とが一致しないこともあります。

ハンドルやシートベルトによる外傷では、直接的な外力による表面的な損傷と、急激な減速によって発生した剪断力による腹腔内の臓器損傷があるので、見逃さないように注意します。

穿通性（鋭的）外傷

鋭的外傷の重症度は、血管、実質臓器、管腔臓器の穿通の有無と程度に左右されます。また、何で傷を負ったかによっても変わります。大きくは銃による銃創とナイフなど刃物による刺創に分けられます。銃創は刺創より重症化することが多く、銃器の種類、銃器との距離、射入部位、貫通する方向などで損傷の程度も様々に変わります。

身体所見のポイント

● 問診：意識が清明な患者に対しては、腹痛の部位、痛さの種類や程度、経過時間、心当たりなどを尋ねます。
● 視診：胸部下方から前腹部、側腹部、鼠径部さらには会陰部も含み、体表の創傷や打撲痕、異物刺入などを調べます。シートベルト痕やタイヤ痕は損傷臓器の推定に役立ちます。腹腔内出血があると腹部膨満が認められます。
● 聴診：腸雑音の有無ならびに減弱をチェックします。腹腔内に漏れ出した血液などの液体によって腸管麻痺が起こると、腸雑音は減弱しやがて消失します。ただし、実際に腸管麻痺が発生するまでには2～3時間かかるため、繰り返し腹部を聴診して確認する必要があります。
● 触診：痛みのない部位から軽く触れる程度で開始します。通常は患者を仰臥位として膝を立て、腹部の緊張をとることが言われますが、脊椎や骨盤の問題が疑われる場合はその限りではありません。まずは筋性防御、続いて圧痛、反跳痛の有無と位置を確認します。

Point
● 腸雑音の減弱、消失
　　→ 腸管麻痺の疑い
● 反跳痛、腹部板状硬
　　→ 内部臓器損傷の疑い

画像診断

● **FAST**
Primary Survey では腹腔内出血の確認を最優先しますが、Secondary Survey では損傷臓器の特定と損傷形態ならびに重症度を評価・診断します。

● **腹部単純X線**
Secondary Survey においては、すべての腹部外傷患者への施行が原則となっています（FAST ですでに大量の腹腔内出血を認めた場合は省略されることもあります）。

● **CT検査**
静脈内への造影剤注入に合わせ、可能なら消化管内にも造影剤を入れて、上下腹部から骨盤まで包括的に撮影します。腹部実質臓器損傷の範囲や重症度まで診断できます。

腹部を強く締めつけ、内出血の疑いがある

腹部外傷の解剖学的知識

腹腔内出血や腹膜炎など体表から見えない部分の病態を推定するためには、腹部の解剖学的知識が必要です。体表観察や受傷機転から患部をイメージできるよう、確かな知識を身につけておきましょう。

腹腔の分類

真性腹腔

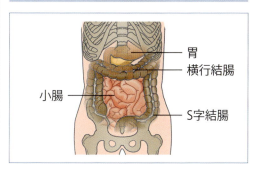

腹筋のみで覆われ身体前面の軟らかい部分を「真性腹腔」といいます。肋骨弓から鼠径靭帯・恥骨までの前腹部で、主に消化管があります。鈍的外傷では腹壁と椎体の間で消化管や大血管が損傷されます。

骨盤腔

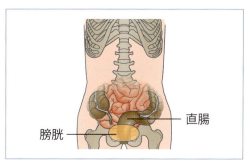

直腸と泌尿・生殖器がおさまっています。そのため、骨盤骨折があればそれら臓器の損傷が疑われます。

胸郭内腹腔

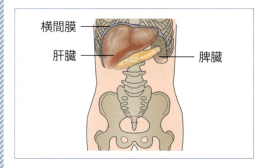

「真性腹腔」を除き、骨性要素で内臓が保護された部分には「胸郭内腹腔」と「骨盤腔」があります。「胸郭内腹腔」は肋骨と椎体で被覆された部分で、肝臓、脾臓、腎臓などの実質臓器と結腸の一部があります。体表面では乳頭（前面）、第6肋間（側面）、肩甲骨下縁（背面）から、肋骨弓（前面）、骨盤腸骨稜近縁（側背面）までが含まれます。骨で保護されてはいますが、強い外力が働けば実質臓器が損傷され、出血性ショックの原因になります。

後腹膜腔

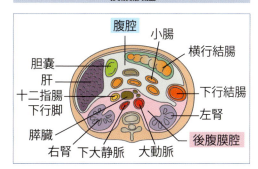

腹膜より外側で、腹部体幹を構成する筋肉までの軟部組織です（自由腔ではないことに注意）。一般的には腹腔の背側（肋骨より下の後背部）をいいます。大動脈、下大静脈、十二指腸、膵臓、腎臓、尿管、さらには上行・下行結腸の一部も含みます。脂肪組織や結合織で構成されているため、損傷によって漏出した血液などの液体はゆっくりと広がります。加えて、体表から深い位置にあるため臨床徴候が出現しにくく、損傷の評価に困難を伴います。

Chapter 3 一目でわかる！外傷別対応フロー｜症例21 ▶ 骨盤外傷

腰を強打し、ショックの徴候がある

骨盤外傷は生命の危険を及ぼし、著しい機能障害を生じる重大な損傷です。急性期の死亡原因の多くが血管損傷からの大量出血であり、迅速な初期診断と適切な止血治療がきわめて重要です。循環動態を安定させること、特に後腹膜血腫のコントロールが救命の鍵となります。

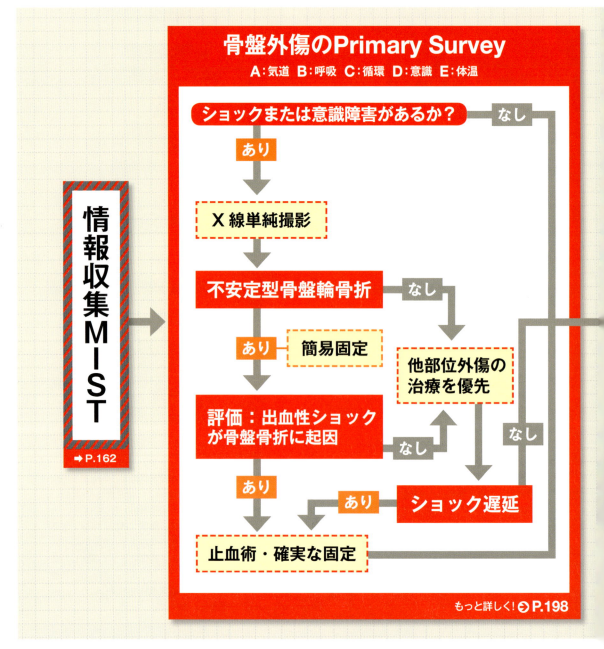

もっと詳しく！ ▶ P.198

まずチェックすべきこと

- **POINT 1** 出血性ショックの有無
- **POINT 2** 意識障害はないか？
- **POINT 3** 骨盤骨折はないか？
- **POINT 4** 不安定型骨折か？

骨盤外傷 救急患者の傾向

- ▶ ほとんどが自動車事故によるもの
- ▶ 続いて多いのが転落や墜落による骨折
- ▶ しばしば後腹膜へ大量に出血する
- ▶ 不安定型骨盤輪骨折ではショック状態の危険が高い

骨盤外傷のSecondary Survey

●受傷機転 ●症候・身体所見 ●既往歴などの問診 ●検査

身体診察 → 所見なし → **X線撮影不要**

所見または骨折あり
- ・骨盤骨折は？
- ・骨盤内出血は？
- ・尿路損傷は？
- ・膀胱損傷は？
- ・婦人科臓器損傷は？

↓

X線を含めた種々の画像診断

検査
- ● X線単純撮影
- ● 骨盤CT
- ● 動脈造影術

→ **鑑別診断・疾患別治療**

もっと詳しく！ ➡ P.200

骨盤骨折の分類

- **● 不安定型骨盤輪骨折**
  - ・部分不安定型 ・完全不安定型
- **● 安定型骨盤輪骨折**
- **● 寛骨臼骨折**

もっと詳しく！ ➡ P.201

骨盤外傷のPrimary Survey

Airway：気道　**B**reathing：呼吸 ➡ **C**irculation：循環 ➡ **D**ysfunction of CNS：意識
➡ **E**xposure & Environmental Control：体温

まず緊急度の高さを迅速に判断することが求められます。最も緊急度の高いのは、内腸骨動脈損傷による出血性ショック。意識レベルを確認しながらX線撮影を行い、骨盤骨折の有無を確認します。出血性ショックを認めた際は、速やかに止血処置に入ります。

第一印象の把握

患者に接触次第、15秒程度で迅速に行います。

➡ P.162

ショックまたは意識障害があるか？

緊急度が高い出血性ショック

● 出血性ショックの評価

　骨盤骨折で最も重篤な症状は、大量出血による出血性ショック。体表上に徴候がなくても、すでに大量出血が発生している可能性があります。
　出血性ショックは、皮膚所見、X線単純撮影、CRT、脈拍、意識レベル、血圧等から総合的に判断します。骨盤正面X線撮影は必ず行い、骨盤骨折の有無を確認。同時に骨盤周囲や会陰部からの出血の有無もチェックします。

● 意識レベルの評価

　意識障害がある場合も、骨盤のX線撮影を行います。通常は骨盤前後像のみを撮影し、骨折の有無と大まかな骨折型を確認します。
　ショックと外傷の合併によって、意識障害は頻繁に起こりえます。GCSによって意識障害のレベルを判定します。GCSを記録する際は、合計点のみでなく、各項目の得点を記載することが必要です。

⬇ ショック・意識障害

X線単純撮影

骨盤正面X線像で診断

● 骨盤骨折がないかを確認

　骨盤骨折の有無を確認するのに最も有効な方法は、臥位による骨盤正面X線単純撮影です。正面像1枚でもおよそ90％以上の骨折部位を描出できます。
　特に重点を置くべきは、不安定型骨盤輪骨折の有無の確認です。骨盤輪の2カ所以上が骨折している不安定型骨盤輪骨折では、後腹膜腔出血が重篤な出血性ショックの原因となることが少なくありません。緊急止血処置が必要となります。

> **Point** 異常可動性の有無をチェックしてはいけない
>
> 不安定型骨盤輪骨折がある場合は出血を誘発してしまうので、骨盤骨折が疑われても異常可動性の有無をチェックしてはいけません。

骨盤の異常可動性チェックはNG！

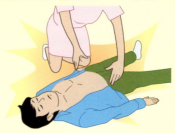

腰を強打し、ショックの徴候がある

▼ 不安定型骨盤輪骨折

簡易固定

簡易的に骨盤を安定化

● シーツラッピング

　シーツラッピングは、専用用具なしで行える最も簡便な方法です。
　①止血効果を高めるため両下肢を内旋させ、膝上を細紐で軽くしばる。
　②シーツなどで幅10～20cmの堅縛帯を作り、骨盤部に巻きつける。
　③左右の2名が強く締め上げ、骨盤部を堅縛固定する。

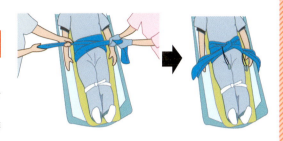

Point
　側方圧迫型骨折では骨折部の転位が大きくなる可能性があるので、シーツラッピングは行いません。

▼ 骨盤骨折による出血性ショック

止血術・確実な固定

骨折部を密着させて骨折腔を狭小化し、止血効果を高めます。両下肢を内転内旋させ、強くしばる方法がとられます。

● 経カテーテル動脈塞栓術（TAE）

　足の付け根から動脈内にカテーテルを挿入。骨盤骨折によって引き起こされた動脈損傷部の近くまでカテーテルを進め、ゼラチンスポンジや金属コイルなどで損傷部を塞栓する治療法。動脈性出血を85％以上の確率でコントロールできますが、静脈性出血は止めることができません。

● Pelvic C-clamp

　骨盤後部（両側腸骨）にピンを刺入し、両側から挟み込むように圧迫固定する治療法。骨折部や静脈叢からの出血を減少させることができます。
　蘇生時期における一時的な方法として使用し、後で創外固定や骨盤内固定への変更追加手術を行います。

● 骨盤ガーゼパッキング

　下腹部の皮膚を切開し、腹膜外から骨盤の前面をガーゼなどでパッキングして圧迫止血する治療法。
　短時間で施行でき、動脈・静脈・骨折部からの出血すべてに対応できますが、感染症などの合併症に注意が必要です。

● 創外固定

　手術によって骨盤後部にピンを刺入し、体外に出た部分を金属棒やレジン（樹脂）などで固定する方法。固定して強固にすることで、骨折部からの出血を抑制します。
　回旋不安定型骨折や粉砕骨折の固定に有用です。また、損傷部への手術操作によって感染リスクが高まる恐れのある時も有用な治療法です。

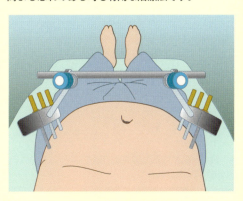

骨盤外傷のSecondary Survey

受傷機転 ➡ 症候・身体所見 ➡ 既往歴などの問診 ➡ 検査

重度の意識障害がなくバイタルサインが安定していれば、Secondary Survey に移行します。重要なポイントは、身体所見を詳細に観察し、骨盤骨折の見落としがないか、尿路・膀胱損傷などの見落としがないかチェックすることです。

身体診察

骨盤内出血、尿道・膀胱損傷に注意

まず骨盤内出血と尿道・膀胱損傷を疑います。骨盤内の臓器が同時に損傷していれば、腸骨動脈の損傷も考慮します。

尿道出血や会陰部に血腫が見られる場合、直腸診で前立腺に高位浮揚感がある場合には、尿道損傷を疑い、尿道造影と膀胱造影を行います。下肢の麻痺があるなら脊髄損傷、膀胱直腸障害があるなら馬尾症候群を疑います。

Point 不安定型骨盤輪骨折を認める時はログロール法は禁忌

不安定型骨盤輪骨折を認める時は、骨盤にさらなる変形を引き起こして出血を増やしかねないので、ログロール法は禁忌です。背面観察時にはフラットリフト法を用います。

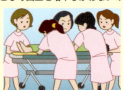

▼ 所見あり または骨折あり

検査

内臓臓器損傷の疑い

● 骨盤 CT

骨盤内臓器の損傷や骨盤内出血を疑う場合、骨盤CTを撮影します。CTによって骨折の位置を詳しく調べられるだけでなく、造影CTを用いれば血管損傷や膀胱損傷などの合併損傷を診断できます。

膀胱損傷をチェックするため、フォーレーは後から挿入します。CTの後腹部単純X線を撮影すると、経静脈的腎盂造影術 IVP の代わりになって尿管損傷もチェックできます。

動脈性骨盤内出血の疑い

● 血管造影＋TAE

骨盤骨折に伴う血管損傷部位を診断するために行います。また、大量輸血が必要な場合、後腹膜に巨大血腫が認められる場合、離脱困難なショック状態の場合などでは、骨盤血管造影を行って出血源を確認します。

血管造影と同時に経カテーテル動脈塞栓術（TAE）を行い、動脈性出血を止血します。ただし、静脈性出血に関しては、血管造影検査で診断はできるものの止血はできません。

問診

- 挟まれたのは、前後？左右？
- 転落したのか？
- 下肢の麻痺や膀胱直腸障害の既往は？
- 腹部手術の経験は？
- 抗血小板薬や抗凝固剤の服用は？

Point 問診や救急隊から患者を引き継ぐ際、可能な限りのアンプルヒストリーを聴取します。

- Allergy：アレルギー
- Medication：常用薬
- Past history and Pregnancy：既往歴と妊娠
- Last meal：最終飲食
- Event：受傷機転

骨盤骨折の分類

骨盤骨折は、大きく分けて骨盤輪骨折と寛骨臼骨折の2つがあります。骨盤輪骨折は骨盤に及んだ外力と、安定型か不安定型かによって、さらに3つに分類されます。JATECによる骨盤骨折の分類が一般的であり、治療方針の違いや予後の判定に役立ちます。

不安定型骨盤輪骨折

部分不安定型

　不安定型は骨盤輪の前側、後側の2カ所以上に骨折や靭帯損傷があり、骨盤の輪状構造が保たれていない状態を指します。

　このうち、後方部分の損傷が一部にとどまるものを「部分不安定型」（回旋不安定型）と呼びます。回旋性に不安定を生じているものの、垂直性には安定しています。

　前後方向に圧迫されて骨盤腔が不安定になったものと、骨盤側方からの外力によって骨盤腔が狭くなったものの2つがあります。

完全不安定型

　不安定型のうち、後方部分が完全に破綻したものを「完全不安定型」（回旋垂直不安定型）と呼びます。

　回旋性／垂直性ともに不安定な状態で、大量出血の可能性は部分不安定型よりも高くなります。

　高所からの墜落によって生じることがあり、後腹膜腔に大量の出血をきたすことも少なくありません。分類中で最も死亡率の高いのが、この完全不安定型です。

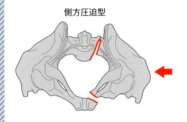
側方圧迫型

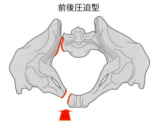
前後圧迫型

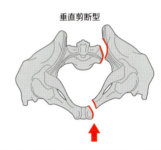
垂直剪断型

安定型骨盤輪骨折

　骨盤の輪状構造が保たれている病態です。損傷の内容は裂離骨折や仙骨の横骨折などで、骨盤輪全体への影響がないのが特徴です。

　骨盤輪の骨折で、前側、後側の2カ所以上を折ってしまっていても、転位（ずれ）がなければ安定型となります。

　安定型骨盤輪損傷は、特に若者に多く見られます。後方成分に破綻がないため、通常は、安静のみの保存治療で対処できます。

寛骨臼骨折

　股関節は、骨盤側の寛骨臼と大腿骨側の大腿骨頭の2つの関節面が接してできています。この寛骨臼が折れた状態が寛骨臼骨折で、股関節の関節内骨折です。

　大腿骨に沿った方向からの強い外力によって生じるのが代表的な原因で、股関節の後方脱臼を伴います。

　骨盤内血管損傷や出血性ショックの発現は少ないものの、関節内骨折であるため、なるべく正しい整復位置に戻すことが重要です。

Chapter 3 一目でわかる！外傷別対応フロー ｜ 症例22 ▶ 四肢外傷

足を骨折し、出血が続いている

激しい疼痛、重症外傷の高頻度な合併など、四肢外傷は最も目立つ外傷です。ただし、四肢外傷のみで生命の危機に瀕することは少なく、外見に気をとられてより重篤な体幹部損傷への対処が遅れないよう注意が必要です。

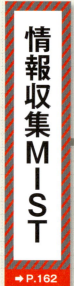

情報収集MIST ➡ P.162

四肢外傷のPrimary Survey
A：気道　B：呼吸　C：循環　D：意識　E：体温

第一印象の把握

全身観察・バイタルサイン
▶ 6P徴候
- Pain：疼痛
- Paleness：蒼白
- Paralysis：麻痺
- Paresthesia：感覚異常
- Pulselessness：拍動喪失
- Poikilothermia：温度変化

出血状態の確認
▶ ショックへの対応
▶ 開放創、動脈性出血はないか？
　＜止血＞・直接圧迫止血法・関接圧迫止血法・止血帯法
　＜創傷処置＞・洗浄・デブリドマン・創閉鎖など

骨折
▶ 大腿骨骨折、複数部位の骨折は致死的
- 骨折に伴う出血量
▶ 血管損傷・神経損傷の合併症は？

> **四肢外傷の特殊な病態**
> ▶ コンパートメント症候群（筋区画症候群）
> ▶ クラッシュ症候群（圧挫症候群）

もっと詳しく！ ➡ P.204

まずチェックすべきこと

- **POINT 1** 致死的外傷の検索
- **POINT 2** 出血源と骨折部位の検索
- **POINT 3** バイタル（特に6P徴候）の確認
- **POINT 4** 循環障害の有無

四肢外傷 救急患者の傾向

- ▶ ほとんどの重症例は出血性ショックを伴う
- ▶ 致死性損傷を見逃さないように注意が必要
- ▶ 創部の汚染から重篤な感染症が発生する
- ▶ 機能障害（喪失）

四肢外傷のSecondary Survey

●受傷機転　●症候・身体所見　●既往歴などの問診　●検査

受傷機転・問診
- ▶ いつ、どのように受傷したか？

四肢の観察
- ▶ 開放創、腫脹、血管損傷は？
  - ・開放創と開放骨折の合併、感染に注意
- ▶ 骨髄炎に注意
- ▶ 知覚異常・麻痺はないか？
  - ・四肢の末梢神経障害・徒手筋力テスト
- ▶ 循環障害はないか？
  - ・脈拍触知・血管損傷の有無
- ▶ 変形部位の対処
  - ・シーネで固定

もっと詳しく！ ➡ P.206

→ 鑑別診断・疾患別治療

四肢外傷の救急処置

- ● 止血処置
  - ・直接圧迫止血法　・間接圧迫止血法　・止血帯法
- ● 創傷処置
  - ・洗浄　・デブリドマン　・創閉鎖　・破傷風の予防

もっと詳しく！ ➡ P.208

四肢外傷のPrimary Survey

Airway：気道　**B**reathing：呼吸 ➡ **C**irculation：循環 ➡ **D**ysfunction of CNS：意識
➡ **E**xposure & Environmental Control：体温

四肢外傷のみで死に至るほどの重症に陥るケースのほとんどが、出血性ショックによるもの。その他では、クラッシュ症候群やコンパートメント症候群といった特殊な病態が考えられます。

第一印象の把握

患者に接触次第、15秒以内で迅速に行います。

➡ P.162

全身観察・バイタルサイン

6P徴候をチェック

腫脹や出血により血管や神経が圧迫されて起こるのが、コンパートメント症候群（筋区画症候群）。大腿ではまれですが、下腿ではよく起こります。
その進行過程では、疼痛、感覚異常、脈拍消失、麻痺など循環障害による症状（6P徴候：右記参照）が見られます。放置すれば阻血壊死に陥るため、早期発見のうえ減圧処置が必要です。

Point Pの数が多いほど、血管・神経損傷を合併している場合が多い

- **P**ain：疼痛
- **P**aresthesia：感覚異常
- **P**aleness：蒼白
- **P**ulselessness：拍動喪失
- **P**aralysis：麻痺
- **P**oikilothermia：温度変化

出血状態の確認

ショックへの対応

収縮期血圧の数値のみでショックの判断はできません。循環系の代償機能により30%程度の血液量減少では収縮期血圧が維持されるからです。心拍数や脈圧などの数値も参考に患者のショック状態を正しく判断し、出血性ショックの徴候が見られたら、静脈路を確保して輸血・輸液を開始します。

開放創、動脈性出血はないか？

四肢外傷においてショックに陥る病態としては、大腿動脈や上腕動脈などの断裂（四肢切断を含む）、大腿骨開放骨折、四肢多発骨折などがあり、切断端や開放創からの出血が大きな問題です。
開放創では創汚染による重篤な感染症にも注意が必要です。骨髄炎や敗血症を招来する危険があり、生命予後にも影響します。

Point 静脈路確保は健常側で

四肢外傷で静脈路を確保し、急速輸液や輸血を行う場合には注意が必要です。
必ず骨折が疑われる損傷肢は避けるようにして、健常側の末梢静脈を確保するように配慮しましょう。

止血と創傷処置

活動性の出血源を認めた場合は、出血性ショックを起こす前に緊急の止血処置が必要です。Primary Surveyにおいては一時的止血法（直接圧迫止血）が行われます。また、開放骨折などで感染の危険がある時は、受傷から6時間以内に十分な洗浄のうえ、抗生物質を経静脈投与します。十分な洗浄に自信がなければ創閉鎖は行わず、適宜洗浄を繰り返します。

止血、創傷処置の詳細 ➡ P.208

足を骨折し、出血が続いている

 ## 骨折

●大腿骨骨折、多発骨折は致死的外傷

左右の大腿骨骨折は出血量が多く、致死的外傷と考えられます。大腿骨以外でも複数部位の骨折は大量出血を招き、生命を危険にさらすことがあります。体表上の外傷（開放創、打撲痕など）、骨折に伴う変形、腫脹などを検索し、圧痛、軋音などをチェックします。骨折が疑われる部位では2方向以上のX線撮影で確認します。

●骨折に伴う血管損傷と神経損傷

骨折のみに目を奪われることなく、周囲の神経、血管を含めた軟部組織にも目を配ります。たとえば、上腕骨の骨折では橈骨神経、膝関節や膝周囲の骨折では膝窩動脈や大腿動脈、それぞれの損傷程度と創周囲の汚染状態に配慮します。

骨折自体は整復されても、血管や神経が損傷されたままでは機能障害に陥り、患者のQOLを著しく低下させます。開放骨折があれば緊急手術が必要になります。

Point　骨折部位から出血量推定

骨折部位	推定出血量
上腕骨	300〜500mL
肋骨1本	100mL
大腿骨	1000〜2000mL
下腿骨	500〜1000mL
血胸	1000〜3000mL
腹腔内	1500〜3000mL
骨盤	2000〜2500mL

四肢外傷の特殊な病態

クラッシュ症候群（圧挫症候群）

●長時間圧迫による循環不全とショック

重量物の下敷きになるなど長時間四肢を圧迫された時に生じます。圧迫部分より先の末梢側では循環不全となり、筋壊死が進みます。

圧迫が解除されると、筋壊死に伴って血液中に流れ出た様々な物質が全身を巡り、同時に体液が圧迫解除部に集中します。このため、ビル倒壊現場で下敷きから救助された直後にショックを起こして死亡した例も多く、急性腎不全やコンパートメント症候群（筋区画症候群）に陥る危険性も高いとされます。

●2時間以上の圧迫は要注意

患者が2時間以上圧迫下にあったとされる場合は、早期から本症を疑い準備します。血液検査で、CPK上昇、高ミオグロビン血症、代謝性アシドーシスが認められたら、クラッシュ症候群として治療を開始します。

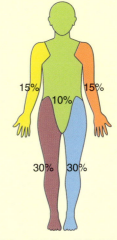

成人の骨格筋の体積分布
Rinker AG Jr

コンパートメント症候群（筋区画症候群）

●筋虚血と阻血壊死

高度の腫脹や内出血で筋区画内圧が上昇し、筋虚血に陥ります。下腿、前腕、大腿や上腕の血管や神経が圧迫され、阻血壊死に陥ります。

●骨折と腫脹に注意

骨折と腫脹があれば本症を念頭に置き患者の全身状態に注意。骨折部の疼痛が増強したり、皮膚の冷感、蒼白、しびれなどが見られれば、早急に筋膜切開が必要になります。

四肢外傷のSecondary Survey

受傷機転 ➡ 症候・身体所見 ➡ 既往歴などの問診 ➡ 検査

とりあえず状態が安定し、生命の危険がない状態では、発見された骨折の観血的整復やデブリドマンを含む感染創への対処、ならびに機能障害を避けるための血管ないし神経損傷の検索と治療が大切です。

受傷機転・問診

いつ、どのように受傷したか？

いつ、どのように受傷したかという情報が損傷部位や合併症の推測に役立ちます。たとえば、四輪車の正面衝突では下肢骨折、側面衝突では骨盤・寛骨臼骨折の合併頻度が高いとされています。

出血傾向の高い疾患（肝硬変、血友病など）の既往歴、抗凝固系薬品（抗血小板薬あるいは血管拡張薬など）の服用歴なども大切で、本人や家族はもとより、受診中の医療機関にも問い合わせます。

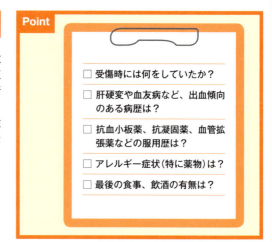

Point
- □ 受傷時には何をしていたか？
- □ 肝硬変や血友病など、出血傾向のある病歴は？
- □ 抗血小板薬、抗凝固薬、血管拡張薬などの服用歴は？
- □ アレルギー症状（特に薬物）は？
- □ 最後の食事、飲酒の有無は？

四肢の観察

開放創、腫脹、血管損傷は？

創傷は、まず骨折がある場所より末梢部分の状態を把握し、必要に応じた処置を行います。

衣服を取り除き、擦過傷、開放創、変形、腫脹の有無を観察。四肢の変形や腫脹については、損傷部より先の血行障害、知覚異常をチェック。骨折の疑われる損傷部では、急速に広がる皮下血腫に注意。血管損傷が疑われる場合は動脈損傷の有無を確認。

骨髄炎に注意

開放創では開放骨折の感染による骨髄炎に注意します（ガスティロ分類）。骨髄炎の危険性がある時は、受傷から遅くとも6時間以内に確実な洗浄が必要であり、さらに挫滅を伴って汚染が激しい場合にはデブリドマンも必要になります。

ガスティロ分類

タイプ	開放創	汚染	軟部組織損傷	骨折部の被包	動脈修復
Ⅰ	1cm 未満	なし	軽度		
Ⅱ	1cm 以上	中等度	中等度		
Ⅲa	挫滅伴う	高度	高度	可能	不要
Ⅲb	挫滅伴う	高度	高度	不可能	不要
Ⅲc	挫滅伴う	高度	高度		必要

足を骨折し、出血が続いている

知覚異常・麻痺はないか？

神経損傷の徴候として、四肢の知覚異常や運動障害にも十分に注意します。骨折部位およびそれより末梢側に異常がある時は、骨折による末梢神経損傷が疑われます。筋力を評価する場合は、徒手筋力テストなどを行います。

知覚・運動の異常に腫脹が伴う場合は、コンパートメント症候群の可能性も考慮します。

徒手筋力テスト➡P.149

四肢の末梢神経障害

	知覚障害	運動障害
尺骨神経	小指	示指の外転障害
正中神経	示指	拇指の対立障害
橈骨神経	拇指 示指間背側部	MP関節部での 指伸展障害
腋窩神経	肩外側部	肩の外転障害
後脛骨神経	足底部	足趾底背屈障害
深腓骨神経	第1・2趾 背側部	足関節、 第一趾背屈障害
坐骨神経	足部全体	足関節、 足趾底背屈障害

循環障害はないか？

橈骨動脈および足背動脈の触知、四肢末端の皮膚色、温度は必ず最初にチェックします。血行障害の徴候としては、色調変化（蒼白）、拍動の減弱ないし消失、冷感、知覚異常（しびれ）、運動障害など、必ず健常側と比較しながら記録します。

血管損傷が疑われる場合は、血管造影検査を経て確認の後、血行再建術へと進みます。血行が途絶した場合、4〜8時間以内に血行再建がなされないと障害が残ると考えられています。この時期を失すると切断のやむなきに至ることもあります。

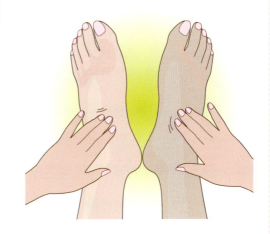

変形部位の対処

骨折や脱臼に伴う四肢の変形部位では、神経や血管など重要な臓器が圧迫されている危険があります。可及的早期に整復する必要があります。

X線写真で骨の状況を把握してから、用手的に整復してシーネで固定します。必要ならば鎮痛薬ないし鎮静薬の投与も行います。用手的な整復が難しい場合は観血的整復が行われます。

また整復の前後では、必ず循環・運動・感覚を観察して、変化がないことを確認することが大切です。

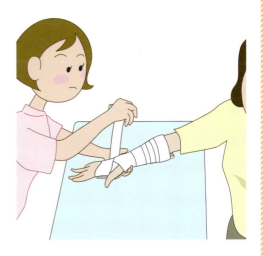

四肢外傷の救急処置

四肢外傷による出血で、重篤な機能障害を残さないためにも、迅速で適切な救急処置が求められます。初期治療時に必要な、基本処置としての止血法と創傷処置をしっかり身につけておきましょう。

止血処置

創部をしっかり観察するためにも、無血野の確保が大切です。静脈性の出血ならば、ガーゼや指先による10～15分間の圧迫止血で効果が望めます。しかし、拍動性（動脈性）の出血では、より確実な止血を得るために各種器具が必要な場合もあります。創の状態に応じて適切な止血方法が実施できるよう準備しておきましょう。

直接圧迫止血法

清潔なガーゼを出血部位に直接当てて手のひらで強く押さえます。完全に止血が得られるまで、力を抜かず押し続けます。

<注意点・ポイント>
- ガーゼは厚みのあるものを用意。
- 片手で圧迫しても効果のない場合は両手で押さえる。

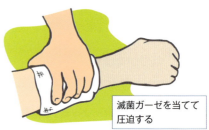

滅菌ガーゼを当てて圧迫する

間接圧迫止血法

出血部位より心臓に近い解剖学的止血点を指や手で圧迫します。四肢外傷の出血では一般的ですが、ガーゼや包帯を準備する間に行う救急処置にすぎません。

<注意点・ポイント>
- 止血点を圧迫しないと効果がない。
- 患者を移動する際は、止血点がずれないように注意する。

●止血点

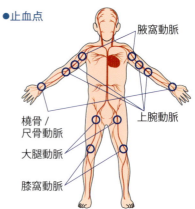

腋窩動脈
上腕動脈
橈骨/尺骨動脈
大腿動脈
膝窩動脈

止血帯法（緊縛止血）

直接止血法や間接止血法では止血が得られない場合に行います。止血効果は確実ですが、止血部位より末梢側に壊死が生じる危険があります。出血部位より少し心臓側をエスマルヒやターニケットで駆血して、出血をコントロールします。

<注意点・ポイント>
- 動脈駆血時間が90分以上経過すると、虚血障害を生じる。
- 虚血障害を避けるために、定期的な再灌流を行う。

●ターニケット

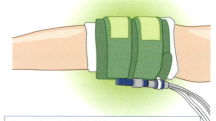

ターニケットを使う場合は、上肢で250～300mmHg、下肢で450～500mmHgを目安とする。

創傷処置

筋膜を越える開放創では、深部の観察や処置については手術室で行います。救急の現場では、感染予防のための洗浄とデブリドマンを徹底します。

＜準備するもの＞

持針器、クーパー剪刃、止血鉗子、有鉤ピンセット、縫合針、メスなど一般的な縫合セットをあらかじめ滅菌し、ひとまとめにしておきます。

●縫合セット

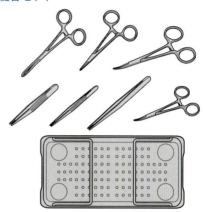

洗浄

創周囲の汚染が強い時は石けんと水道水で汚れを洗い流します。創部にはたっぷりの生理食塩液を使用し、砂利粒など細かい汚れが創部に付着していたら、ブラシやガーゼで除去します。

デブリドマン

創の感染防止と創傷治癒のためには適切なデブリドマンが必要です。壊死した組織は切除しても出血することはありません。受傷後6〜8時間以上経過した創はメスやクーパー剪刃などで除去します。

創閉鎖

＜一次閉鎖＞

創を一期的に閉鎖することを一次閉鎖といいます。早期の創傷治癒が期待でき、創瘢痕も最小にとどめられます。ただし、受傷後6〜8時間以内で、汚染が少なく組織の欠損もほとんどなく、十分に洗浄できていることが条件です。

＜二次閉鎖＞

一方、開放創のまま肉芽創とし、瘢痕化させるか遅延縫合することを二次閉鎖といいます。十分な洗浄ができない、明らかに感染している、汚染が強い、高度挫滅している、動物の咬創、受傷後長時間経過している、などの場合に適応となります。

破傷風の予防

咬創や広範な軟部組織の挫滅を伴う創、土壌などで汚染された創には、抗菌薬の予防的投与が適応になります。破傷風には破傷風トキソイドや免疫グロブリン（TIG）が使用されます。

破傷風を起こす可能性が高い創	
経過時間	受傷後6時間以上
創の深さ	1cm以上
創の性状	複雑（剥離、創面が不整など）
受傷機転	事故等による挫創、刺創、熱傷、凍傷、銃創など
その他	発赤・腫脹などの感染徴候、壊死組織、土壌や糞便など異物の混入、創部の虚血、創部の神経障害を伴う

Chapter 3　一目でわかる！外傷別対応フロー｜症例23 ▶ 熱傷

火傷を負い、息苦しそうである

熱傷における急性期死亡の主な原因は、一酸化炭素中毒、有毒ガス中毒、血液量減少性ショックなど、合併症によるものが大半です。熱傷の初期対応では局所所見のみにとらわれず、患者の全身状態を迅速に評価しましょう。

情報収集MIST ➡ P.162

熱傷のPrimary Survey
A：気道　B：呼吸　C：循環　D：意識　E：体温

気道確保と呼吸管理
▶ **気道熱傷の可能性は？**
- 気道狭窄、気道閉塞症状　→　気管挿管

▶ **顔面・頸部熱傷の場合**
- 輸液療法とともに早期に気管挿管

▶ **低酸素血症の場合**
- 早期の人工呼吸が必要

循環管理
▶ **循環維持のための輸液**
- 静脈路確保　→　初期輸液

意識状態の確認
▶ **意識障害を起こしていないか？**
- 急性一酸化炭素中毒、頭部外傷、薬物中毒など

脱衣・体温管理
▶ **身体の露出と洗浄**
- 化学熱傷など皮膚障害の進行対策

▶ **体温測定と保温**

もっと詳しく！ ➡ P.212

まずチェックすべきこと

- **POINT 1** 気道熱傷の可能性
- **POINT 2** 顔面・頸部の浮腫
- **POINT 3** 呼吸困難がないか
- **POINT 4** 意識障害がないか

熱傷　救急患者の傾向

- ▶ 男女比は3：2、70歳以上では1：1
- ▶ 受傷原因は火炎が50％、過熱液体が33％
- ▶ 死亡率は火災23％、過熱液体7％
- ▶ 年齢分布は10歳未満が最多

熱傷のSecondary Survey
●受傷機転　●症候・身体所見　●既往歴などの問診　●検査

受傷機転・問診
- ▶ いつ、どのように熱傷を負ったか？
- ▶ 病歴の聴取

全身の観察と評価
- ▶ 外傷などの合併症はないか？
- ▶ 受傷早期の局所処置

熱傷創の面積と深度
- ▶ 9の法則・5の法則
- ▶ Lund and Browder の図表
- ▶ 熱傷深度

重症度の評価
- ▶ アルツ（Artz）の基準
- ▶ Burn Index（BI）
- ▶ Prognostic Burn Index（PBI）

もっと詳しく！ ➡ P.213

→ 鑑別診断・疾患別治療

熱傷のPrimary Survey

Airway：気道　**B**reathing：呼吸 ➡ **C**irculation：循環 ➡ **D**ysfunction of CNS：意識
➡ **E**xposure & Environmental Control：体温

初期対応においては、受傷後1時間以内に適切な輸液が行われることが望ましいとされ、受傷からの時間経過を把握することは重要です。「見て」「聴いて」「触って」迅速に評価します。

気道確保と呼吸管理

●気道熱傷では気管挿管
熱によって声門・喉頭などの浮腫が進行する危険性があります。浮腫が増強してからでは気管挿管が困難になるため、気道熱傷が疑われた際には、早期に気道確保を目的とした気管挿管を行います。

●顔面・頸部熱傷の場合
循環維持のための輸液療法を行う過程で、顔面・頸部に高度な浮腫が生じることがあります。その場合は上気道が狭窄する危険性があるので、早期に気管挿管を行って呼吸を管理する必要があります。

●低酸素血症には人工呼吸
肺壁に広範囲の熱傷が生じると、低酸素血症をきたし拘束性障害を引き起こします。呼吸困難から呼吸筋疲労に陥る場合もあり、早期の人工呼吸器管理が必要です。

Point　気道熱傷を疑う所見
- 口腔・鼻腔にススが付着
- 鼻毛焼け焦げ
- 嗄声
- ラ音聴取
- 意識障害

循環管理

●初期輸液で熱傷ショックを防ぐ
血管透過性が亢進して循環血液量が減少するため、早期に輸液を開始して熱傷ショックを防ぎます。尿道バルーンカテーテルを挿入し、時間尿量を測定しながら輸液を行います。
主な輸液公式にはParkland法やBrooke法などがありますが、あくまでも目安です。実際に必要な輸液量は、0.5mL/kg/時の尿量が十分に得られ、循環動態が安定する量となります。

●主な輸液公式

	受傷後初期〜24時間
Parkland (Baxter)	乳酸化リンゲル ⇒ 4×熱傷面積（%）×体重（kg） 受傷後8時間で半量、16時間で半量
Brooke	乳酸化リンゲル ⇒ 1.5×熱傷面積（%）×体重（kg） コロイド⇒ 1×熱傷面積（%）×体重（kg） 5%糖液：2000mL 受傷後8時間で半量、16時間で半量

意識状態の確認

●意識障害はないか？
輸液を開始した後、意識障害がないか確認します。意識障害が見られる場合、急性一酸化炭素中毒、頭部外傷の合併、何らかの原因によるショック、受傷前の薬物服毒などを考慮します。
熱傷のみで意識障害をきたすことはありません。意識障害があれば、他の原因を検索する必要があります。受傷状況の確認が欠かせません。

脱衣・体温管理

●身体の露出と洗浄
衣服を脱がせて大量の流水で洗浄し、創面の泥、異物、油脂類の汚れを洗い流します。衣服の上からの熱傷の場合、冷却後に脱がせるか、ハサミで衣服を切り取ります。

●体温測定と保温
洗浄水による体温低下に注意し、洗浄後は体温を測定。室温を上げ、可能であれば毛布で保温します。熱傷創は、乾いた滅菌ガーゼやシーツを使用して創面を被覆します。

火傷を負い、息苦しそうである

熱傷のSecondary Survey

受傷機転 ➡ 症候・身体所見 ➡ 既往歴などの問診 ➡ 検査

Secondary Survey では、まず受傷機転の情報収集を行ったうえで、系統立った身体の診察と各種検査を進めていきます。全身を頭の先から爪先まで細かく検索しながら、治療に向けて重要な指針となる熱傷の重症度評価を行います。

受傷機転・問診

いつ、どのように熱傷を負ったか？

熱傷の受傷機転は、火災によるもの、高温液体によるもの、化学物質によるもの、電撃によるものに区別されます。問診にあたっては、まずこの受傷機転とその時の状況をしっかり確認します。

問診と同時に、口腔・鼻腔スス付着、鼻毛焼け焦げなど気道熱傷を疑う所見を観察します。基礎疾患の有無とその治療状況、体重・身長、最後の食事時間、女性であれば妊娠の有無も確認します。

Point

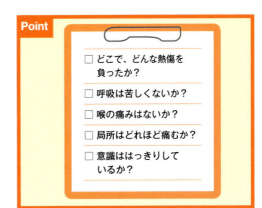

- □ どこで、どんな熱傷を負ったか？
- □ 呼吸は苦しくないか？
- □ 喉の痛みはないか？
- □ 局所はどれほど痛むか？
- □ 意識ははっきりしているか？

全身の観察と評価

外傷などの合併症はないか？

頭部から足先まで外傷を観察すると同時に、合併症がないかチェックします。外傷による合併症では、皮膚バリア障害による熱傷部位の感染症に注意します。

他に、呼吸器合併症（肺水腫、肺血栓、肺炎など）、消化器障害（ストレスによる急性胃潰瘍であるカーリング潰瘍など）、代謝障害（代謝性アシドーシスなど）、血液凝固異常、電解質異常、急性腎不全、血小板減少などに注意します。

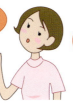

- 呼吸器の合併症は？
- 外傷骨折、脱臼はないか？
- ガス中毒の可能性は？

受傷早期の局所処置

熱傷の受傷初期においては、創面の保護と滲出液の対策を主体に処置していきます。

Point 熱傷初期の局所処置

- まず、創面を微温生理食塩水やシャワーで洗浄。
- 水疱はハサミで小孔を開けて内容液を排出。水疱膜はそのまま残しておく。
- 非固着性ガーゼを用い、創面をガーゼで厚めに被覆した後、弾力包帯で軽く巻く。
- 後で浮腫が生じる可能性があるので、包帯はきつくなりすぎないように注意。
- 滲出液が多い時期にはかえって不潔になるので、油紙やラップ、疎水性の軟膏は避ける。
- 創面を疎水性のもので覆うと、その下の滲出液や膿が溜まりやすくなる。

次ページへ続く ➡

熱傷のSecondary Survey

熱傷創の面積と深度

9の法則・5の法則

熱傷面積の早期の大まかな測定法としては、9の法則（成人）と5の法則（小児）、もしくは手掌法が適しています。

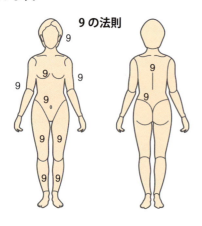

手掌法

手掌を体表面積の1%と概算

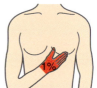

Lund and Browderの図表

視診で初診が済み次第、Lund and Browderの図表を用いながら、より正確な熱傷面積を算出します。

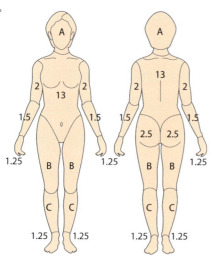

● 年齢によって左図数値に下表数値を換算

年齢	A 頭部の1/2	B 大腿部の1/2	C 下腿部の1/2
0歳	9 1/2	2 3/4	2 1/2
1歳	8 1/2	3 1/4	2 1/2
5歳	6 1/2	4	2 3/4
10歳	5 1/2	4 1/4	3
15歳	4 1/2	4 1/2	3 1/4
成人	3 1/2	4 3/4	3 1/2

火傷を負い、息苦しそうである

> **熱傷深度**

発赤しても水疱のないものがⅠ度、水疱ができているものがⅡ度、創部の弾力性が消失して白色化したものをⅢ度と大別します。

熱傷深度	症状	治療期間
Ⅰ度	紅斑、熱感、疼痛	数日
Ⅱ度（浅達性）	紅斑、水疱、ヒリヒリ痛い	約10日
Ⅱ度（深達性）	紅斑、水疱、知覚麻痺	3〜4週間
Ⅲ度	白色〜黒色、水疱なし、無痛	自然治癒困難、瘢痕拘縮

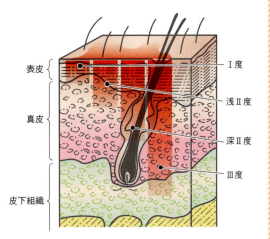

重症度の評価

アルツ（Artz）の基準	1）重症熱傷	●熱傷専門施設での入院加療を要する ・Ⅱ度熱傷で30％以上のもの ・Ⅲ度熱傷で10％以上のもの ・顔面、手足のⅢ度熱傷 ・以下の合併症を有する熱傷 　⇒気道熱傷、軟部組織の損傷、骨折、電撃傷
	2）中等度熱傷	●一般病院での入院加療を要する ・Ⅱ度熱傷で15〜30％のもの ・Ⅲ度熱傷で10％未満（顔面、手足は除く）
	3）軽症熱傷	●外来通院でよいもの ・Ⅱ度熱傷で15％未満のもの ・Ⅲ度熱傷で2％未満のもの
Burn Index（BI）		●Ⅱ度熱傷面積（％）× 1/2 ＋Ⅲ度熱傷面積（％） ・BI 10〜15以上であれば重症とする
Prognostic Burn Index（PBI）		●Burn Index ＋年齢 　120〜　　　　：致死的熱傷で救命はきわめてまれ 　100〜120　：救命率20％程度 　80〜100　　：救命率50％程度 　〜80　　　　：重篤な合併症、基礎疾患がなければ救命可能

さくいん ［数字・ギリシア文字～か］

※太文字は、本書で扱われている「症状」「外傷」のページを示します。
※太数字は、その語の項目（見出し等）があるページを示します。

欧文さくいん

数字・ギリシア文字

12誘導心電図	90、93、**105**
Ⅱ度房室ブロック（モビッツⅡ型）	**57**
2峰性発熱	141
Ⅲ度房室ブロック	**57**、105
50%ブドウ糖液	41、51、67
5H&5T	18
5Ps	**30**、112
5の法則	**214**
6P徴候	202、**204**
9の法則	**214**
β遮断薬	60、107、153、154、159

A

ABCDEアプローチ	163
AED	10、13、**17**、24
AF	106
AFL	106
ALS（Advanced Life Support）	12、**18**、19
AMPLE history	**165**
ABC評価	**30**（ショック）、**38**（意識障害）、64（麻痺）、120（吐血・下血）、128（嘔吐）、152（中毒）
ASIA分類	**181**

B

Babinski徴候	**85**
BLS（Basic Life Support）	**12**
BLSアルゴリズム	12、16
Brudzinski徴候	**73**

C

C-A-B	16
CO_2ナルコーシス	97、**99**、101
CPR	10、12、18、19、146
CT検査	43、66、77、165、170、194、200

D

DKA	129、**131**

E

ECS（Emergency Coma Scale）	38、**44**

F

FAST	164、185、186、**193**、194

G

GCS（Glasgow Coma Scale）	30、**45**、64、73、164

H

Hugh-Jonesの呼吸困難重症度分類	**101**

I

IVP	200
IVR（Interventional Radiology）	122

J

JCS	30、38、**44**、64、80

K

Kernig徴候	**73**

M

MIST	**162**
MMT	**149**、181
MRI検査	43、59、69、77、171

N

NSAIDs	74、123
N-アセチルシステイン	157

P

P波	105
PaO_2	97、168
$PaCO_2$	98
PATBED 2X	**187**
PCI	19、26
PEA	26
Pelvic c-clamp	**199**
$PetCO_2$	168
Primary Survey	161、**163**
PSVT	57

Q
- Q波 … 90、93
- QRS幅・波 … 57、105
- QT延長症候群 … **57**

R
- Romberg徴候 … **85**
- ROSC … 18、26

S
- SBチューブ … **122**
- Secondary Survey … **165**
- SLR … **149**
- SpO₂ … 50、97、138、154
- SSS … **57**
- ST上昇 … 26、90、93
- ST上昇型心筋梗塞 … **91**、**107**
- ST変化 … 90、92、93、105
- ST低下 … 93

T
- T波 … 90、93
- TAE … **200**

V
- VF … 19、24、26
- VT … 19、24、106

W
- WPW症候群 … **57**、106

和文さくいん
あ行
【あ】
- 悪性症候群 … 136、137、**139**
- アシドーシス … 18、96、98、193
- 足踏み試験 … **85**
- 亜硝酸ナトリウム … 157
- アスピリン … 91、107、153、158、170
- アセトアミノフェン … 74、157
- アセトン臭 … 38、101、152
- 圧挫症候群 … **205**
- アテローム血栓性脳梗塞 … 41、51、67、75
- アドレナリン … 33、97、154
- アトロピン … 25、153、154、158
- アナフィラキシーショック … 31、32、**33**、34、35
- アミオダロン … 24、25
- アルカリ化（尿） … 157
- アルカローシス … 38
- 安定型骨盤輪骨折 … **201**

【い】
- **意識障害** … 30、**36**
- 意識レベル … **38**、39、44、45、**96**
- 意識レベル判定スケール … **44**
- 胃・十二指腸潰瘍 … 92、112、117、120、122、**123**
- 胃洗浄 … 138、**156**
- 一次救命処置 … 10、**12**、124
- 一酸化炭素（中毒） … 53、153、157、212
- イレウス … 92、112、113、114、115、128、**129**
- インスリン … 42、131、157
- インターベンショナルラジオロジー（IVR） … 122
- 咽頭カフ … 21

【う】
- うっ血性心不全 … 57、58、59、84、99、101、105

【え】
- エアウェイ … 31、40、50
- エタノール … 157、158
- 嚥下障害 … 58、138、147
- エフェドリン … 153、158

【お】
- **嘔吐** … 53、61、72、114、**126**、133

か行
【か】
- 外傷初期看護アルゴリズム … **161**
- 外傷性横隔膜損傷 … **189**
- 外傷性食道損傷 … **189**
- 外傷性大動脈損傷 … **189**
- 開放性気胸 … 163、184、**186**
- 下顎挙上法 … **14**、**40**、163、168
- 過換気症候群 … 56、96、98、108
- 角膜混濁 … 131
- 下肢伸展挙上テスト … **149**
- 片麻痺 … 41、53、**68**、164、169、172、179

さくいん ［か〜し］

活性炭	157	胸骨圧迫	10、12、**15**、**16**、17、18、20、22、24、40
喀血	120	狭心症	92、93、98、117
カフェイン	153、154、158	強直性けいれん	47、49
下部消化管穿孔	112	**胸痛**	86
カプノグラフィ	21	胸部X線検査	43、154、185
カフ用注射器	20、21	**胸部外傷**	163、**182**
カルシウム拮抗薬	59、60、107、154、159	胸部CT検査	93、187
眼位	42、**43**、58、72	局所性脳損傷	172
間欠熱	141	キリップ分類	93
肝硬変	120、121、123、124、125、206	筋区画症候群	205
寛骨臼骨折	**201**、206	緊張性気胸	89、**91**、96、97、**186**
患者・家族への対応	11	【く】	
眼振	72、**81**、84、85、128、132、158	クエン酸マグネシウム	157
間接圧迫止血法	208	クスマウル呼吸	38、**100**、128、132
感染性ショック	30、137	くも膜下出血	**41**、53、59、71、77
感染性心内膜炎	137、**139**、140	クッシング現象	73、164、**169**、177
間代性けいれん	49	クラッシュ症候群	205
【き】		【け】	
奇異呼吸	31、100、185	経カテーテル動脈塞栓術	200
気管カフ	21	経口挿管	20
気管支喘息	98、**99**、101、145	頸椎カラー	163、168、176、177、178
気管・気管支損傷	165、184、**189**	頸椎損傷	58、163、168、176
気管挿管	14、18、**20**、21、212	経鼻胃管	115、131
気管チューブ	20、21	経鼻カニューラ	**23**、97、98
気胸	184、187、**188**	経鼻挿管	20
起坐呼吸	14、100	頸部痛	171、178
拮抗薬	157	稽留熱	141
気道確保	12、14、16、20、22、23	けいれん	40、42、**46**、153、155
気道閉塞	31、39、40、96、163、168、184	けいれん重積	40、**49**、50
奇脈	89、145	**下血**	**118**、120、121、123、124
救急カート	13、64	血液ガス分析	43、93
救急蘇生法	10、12	血液浄化法	157
急性冠症候群	26、82、89、**91**、107、133	血液分布異常性ショック	29、32、169
急性腎不全	205、213	血管造影検査	200、207
急性大動脈解離	58、64、67、88、89、**91**	血胸	32、184、186、187、**188**、205
急性上気道疾患	95、**97**	欠神発作	**49**、52
急性中毒	150	血尿	193
急性腹症	115、131	解毒薬	157
急性緑内障	72、131	下痢	112、124、128、130、132
凝固異常	193	言語障害	64、83、137、172、173
胸腔穿刺	33、91、99、186	【こ】	
胸腔ドレナージ	33、91、99、186、188	抗うつ薬中毒	159

高血圧	38、39、40、51、61、74、158
抗コリン薬	108、153、158
高体温	38、136、137、138、**155**、158
喉頭鏡	20、21
高二酸化炭素血症	177
項部硬直	53、72、77
絞扼性イレウス	113、115、129、131
誤嚥性肺炎	101
呼吸困難	35、64、65、66、90、**94**
呼吸数	30、100、140、163、184
呼吸性アルカローシス	38
呼吸停止	13、21、**97**、177
呼吸パターン	35、96、100
呼吸リズム	100
骨盤ガーゼパッキング	199
骨盤外傷	**196**
骨髄内投与	24
骨髄路確保	24
鼓膜温	136
コンパートメント症候群	165、205、207
コンビチューブ	20、21

さ行

【さ】

細菌性髄膜炎	137、**139**
細菌培養検査	35
サリチル酸	155、157、158
酸塩基平衡障害	43
三次元CTアンギオグラフィ	77
酸素投与法	97
酸素マスク	**23**、66、90、97、98
散瞳	43、69、72、131、**153**、158、169
サンフランシスコ失神ルール	58

【し】

ジアゼパム	50、82、155
シアン	157
シーソー呼吸	14、**100**、184
止血処置	123、192、193、198、204、**208**
止血帯法	**208**
自己心拍再開	18、26
四肢外傷	**202**
四肢麻痺	65、68

死戦期呼吸	12、13、14、97
弛張熱	112、141
失神	**54**、80、104、106、154
失調性呼吸	73、100
自動体外式除細動器	17
ジメルカプロール	157
周期熱	141
徒手筋力テスト	149、207
縮瞳	43、69、72、**153**、155、158、169
出血性ショック	146、163、167、169、184
循環器用薬中毒	**159**
循環血液量減少性ショック	32
消化管潰瘍	114
消化管穿孔	112、114、**115**、116、130、192
消化性潰瘍	121
上室頻拍	57
上腸間膜動脈閉塞症	**115**
上部消化管出血	121、125
静脈穿刺法	**25**
静脈路確保	24、50、59、82、114、130、146、204
褥瘡	179
食道静脈瘤破裂	121、122、125
除細動	10、22、24、40、154
ショック	**28**、112
ショックの5Ps	**30**、112
除脳固縮	42、169、179
除皮質固縮	42、169、179
徐脈性不整脈	56、57、59、**60**
心エコー検査	56
心筋梗塞	90、91、92、93、97、**107**
神経学的所見	31、**42**、**58**、72、**153**、164、165
神経学的評価	31
心原性失神	56、57、59
心原性ショック	31、32、34、35、88
人工呼吸	**16**、22、154、168、188、212
心室細動	24、48、60、107、154
心室性期外収縮	93、**105**
心室性不整脈	154
心室頻拍	**105**、154
心静止	26
靭帯損傷	201

さくいん [し〜ふ]

心タンポナーデ	**33**、101、145、147、163、184、**186**
心停止	10、14、18、19、26、48、104
心停止アルゴリズム	18、19、26
心嚢穿刺	33、186
心肺蘇生	24、25、32、40、146
心房細動	48、60、64、106、108
心房粗動	60、106

【す】

髄液検査	77
髄膜炎	38、53、72、**75**
睡眠薬中毒	**159**
頭蓋骨骨折	170、171、172
頭蓋内圧亢進	72、73、74、83、170
スタイレット	20、21、24
頭痛	**70**

【せ】

生理食塩水	154、156、213
脊髄ショック	177、179
脊髄損傷	**174**
脊椎損傷	**174**
切迫するD	163、164、165、**169**、177、178
セルシン	82、155
前脊髄型損傷	180
穿通性外傷	**187**、189

【そ】

総頸動脈	31
創傷処置	204、**209**
創外固定	**199**

た行

【た】

ターニケット	208
第一印象(外傷)	**162**
代謝性アシドーシス	30、96、129、130、158、205
体性痛	112
大腿神経伸展テスト	**149**
大腿動脈	31、205、208
大動脈弁閉鎖不全症	108
大動脈瘤破裂	116、145
多臓器不全	115、155
脱臼	165、201、207、213
脱水症状	131、136
多尿	53
打撲	171、172、178、187、192
炭酸水素ナトリウム	82、157
単麻痺	65、68

【ち】

チアノーゼ	34、48、49、50、53、88
チェーン・ストークス呼吸	**100**
チオ硫酸ナトリウム	157
致死的三徴	**193**
致死的不整脈	25、59
中心性脊髄損傷	179、180
中枢神経障害	161、164、**177**
中枢神経症状	79、153、159
中枢性抗コリン剤	157
中枢性めまい	80、81、82、84、85
中毒	**150**
超音波検査	35、112、188
直接圧迫止血法	**208**
直腸温	136

【つ】

椎間板ヘルニア	65、149
対麻痺	65、68
椎骨脳底動脈循環不全	**83**

【て】

低酸素血症	**89**、90、93、96、97
低酸素脳症	48、49、**51**、53
低血圧	82、90、109、152、154
低血糖	38、**41**、43、53、64、65
低体温	18、31、38、114、155、164、193
低体温療法	26
デブリドマン	165、206、209
電解質異常	42、69、213

【と】

動悸	**102**
瞳孔不同	128、164、170、172、177
橈骨動脈	31、207
洞性徐脈	25
疼痛	61、72、112、113、114、149
糖尿病	42、48、53、68、84、128
糖尿病性ケトアシドーシス	**131**
糖尿病性昏睡	38、100
頭部外傷	**166**

頭部後屈顎先挙上法	**14**、40
頭部CT検査	66、69、82、165、170
洞不全症候群	**57**、60、105
動脈血ガス分析	35、96
特発性食道破裂	**123**、125
吐血	**118**
突発性難聴	**83**、84、85
ドパミン	154
トライエージ	156
トリアージ	11
努力性呼吸	14、100
鈍的外傷	178、187、189、194
鈍的心損傷	165、187、**189**

な行
【な】
内臓痛	112
ナロキソン	157
軟部組織損傷	206

【に】
二次救命処置	**18**
ニトログリセリン	90、107
乳児の意識レベル判定法	**45**
尿管結石	117、148
尿道損傷	165、200

【ね】
熱傷	**210**
熱傷深度	215
熱中症	38、53、137、138、**139**

【の】
脳炎	53、66、72、84、137、141
脳血管障害	40、42、53、65
脳血管性失神	59
脳梗塞	**41**、59、80、84、133
脳腫瘍	49、53、65、82、**83**
脳卒中	38、39、42、64、76
脳動静脈奇形	41
脳内出血	**60**、130
脳ヘルニア	164、169、170
ノルアドレナリン	154

は行
【は】
敗血症	**33**、108、128、141、204
敗血症性ショック	32、33、34
肺挫傷	165、185、187、**188**
肺塞栓	32、89、93、98、**99**
バイトブロック	20、21
波状熱	141
バソプレシン	25
バッグ・バルブ・マスク	20、**22**、23、98、163
発熱	53、68、72、76、77、104、108、**134**
羽ばたき振戦	53
パルスオキシメータ	32、35、50、73、74

【ひ】
ビオー呼吸	**100**
鼻出血	11、120、171
ヒ素	152、157
ヒドロキソコバラミン	157
びまん性脳損傷	**173**
標準12誘導心電図	90、93、**105**
頻脈性不整脈	**107**

【ふ】
フィゾスチグミン	157、158
フェイスマスク	22、23
フェノバルビタール	157
フェンタニル	158
不穏	11、30、44、96、101
腹腔内出血	192、193、194
腹腔の分類	**195**
複視	59、65、81、158、178
腹痛	**110**
腹部外傷	**190**
腹部大動脈瘤破裂	59、**115**
腹部単純X線検査	35
腹部閉塞性疾患	129
腹膜刺激症状	112、**113**、116、140
不正性器出血	116
不整脈	32、40、56、137、138、152
ブラウン・セカール症候群	180
フランケル分類	**181**
ブルンベルグ徴候	112

さくいん [ふ〜ろ]

フレイルチェスト	163、184、**185**
プロポフォール	50、154
【へ】	
閉塞性疾患	59、130
閉塞性ショック	31、32、34、177、186
ヘパリン	157
ヘロイン	153
ペンタゾシン	158
ベンチュリーマスク	**23**
【ほ】	
膀胱炎	117
乏尿	30、53、140
発作性上室頻拍	57、106

ま行

【ま】	
末梢神経障害	84、207
末梢性めまい	81、84、85
麻痺	**62**
麻薬中毒	159
マロリー・ワイス症候群	120、**123**、125
【み】	
ミオクロニーけいれん	**49**
【む】	
無尿	30、53、121
無脈性心室頻拍	24
【め】	
メイロン	82
メタノール	153、157
メニエール病	80、83、84
めまい	**78**
【も】	
モルヒネ	153、157、158

や行

【ゆ】	
有機リン化合物	157
【よ】	
用手的気道確保	40、163
腰痛	142、145、148
腰背部痛	**142**

ら行

【ら】	
ラリンゲアルマスクエアウェイ	20、**21**
【り】	
リザーバフェイスマスク	**23**
リドカイン	25、153
硫酸アトロピン	90、154、155、157
硫酸プロタミン	157
良性発作性頭位めまい症	**85**
緑内障	76、129、130、**131**
リン酸コデイン	157
【ろ】	
ログロール	179、200
ローンの重症度分類	**93**

本書に関する正誤等の最新情報は下記のURLでご確認下さい。
http://www.seibidoshuppan.co.jp/support

※上記URLに記載されていない箇所で正誤についてお気づきの場合は、書名・発行日・質問事項（ページ数等）・氏名・郵便番号・住所・FAX番号を明記の上、郵送かFAXで成美堂出版までお問い合わせ下さい。
※電話でのお問い合わせはお受けできません。
※ご質問到着確認後10日前後に回答を普通郵便またはFAXで発送いたします。

ゼロからわかる救急・急変看護

2016年6月20日発行

監　修　佐々木勝教（ささきかつのり）

発行者　深見公子

発行所　成美堂出版
　　　　〒162-8445　東京都新宿区新小川町1-7
　　　　電話(03)5206-8151　FAX(03)5206-8159

印　刷　凸版印刷株式会社

©SEIBIDO SHUPPAN 2016　PRINTED IN JAPAN
ISBN978-4-415-32162-2

落丁・乱丁などの不良本はお取り替えします
定価はカバーに表示してあります

・本書および本書の付属物を無断で複写、複製(コピー)、引用することは著作権法上での例外を除き禁じられています。また代行業者等の第三者に依頼してスキャンやデジタル化することは、たとえ個人や家庭内の利用であっても一切認められておりません。

救急・急変看護
これだけ！要点チェック

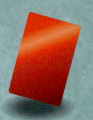

赤シートで隠して覚える！

成美堂出版

一次救命処置

Check Point

■ 患者の反応確認
- 躊躇せず迅速に行動。
- 応援要請時は患者のもとを離れない。
- 呼吸や脈拍の確認が難しい体位の場合は、頸部を保護しながら仰臥位にする。

■ 呼吸の確認
- 気道を確保し、呼吸と脈拍を 10 秒以内で同時に確認する。
- 呼びかけの反応で、気道が開通しているかを判断する。
- 呼吸数・リズム・深さは正常かを確認。
- 異常な呼吸音がないかチェックする。

■ 胸骨圧迫
- 圧迫は 1 分間に 100 〜 120 回以上の速さで、強く速く押す。
- 圧迫の深さは成人の場合は 5cm 以上 6cm 以下、小児は約 5cm、乳児は約 4cm 程度を目安とする。
- 圧迫の解除もしっかり行い、両手を胸壁から離さない。離すと圧迫点がずれたり、リズムが遅れたりする恐れがある。
- 胸骨圧迫の中断は最小限におさえ、10 秒以内とする。

■ 胸骨圧迫 + 人工呼吸
- 100 〜 120 回/分の胸骨圧迫を 30 回行ってから、人工呼吸を 2 回行う。
- 送気は 1 回 1 秒とする。
- 送気は、患者の胸部上昇が目視できる程度の強さで行う。
- 胸骨圧迫の中断を長引かせないよう、人工呼吸は 10 秒以内で行う。
- 気道確保の保持ができているか、常に確認しておく。
- 2 人の救助者がいる場合は、1 〜 2 分ごとに役割を交代する。

■ 除細動（AED）
- 胸部が発汗などで湿っている時には拭き取る。
- ネックレスなどの貴金属類は取り外す。
- 電極パッド装着時も胸骨圧迫は継続し、中断を最小限におさえる。
- 電気ショック後は、ただちに胸骨圧迫を再開する。

二次救命処置

Check Point

■ 高度な気道確保

- 高度な気道確保では、**気管挿管、コンビチューブ、ラリンゲアルマスクエアウェイ**を使う。
- 手技に気をとられ、**CPR**の質を下げないよう注意。
- 気道確保による胸骨圧迫中断は**10**秒以内の最小限に留める。
- バッグ・バルブ・マスクでの換気が十分な場合、**気管挿管**は必ずしも必要ない。

■ 高度な気道確保器具を用いたCPR

- 胸骨圧迫（毎分**100〜120**回）と人工呼吸（毎分約**10**回）を非同期で継続。
- **胸骨圧迫**の中断を最小限にする。
- 換気量は毎回**1**秒かけて、**胸郭**の挙上が認められる程度まで。

■ 循環の評価と補助療法

- 質の高い**胸骨圧迫**を継続する。
- VF/無脈性VTの場合は**電気的除細動**を行う。
- **静脈路・骨髄路**を素早く確保する。
- 適切な**薬剤投与**で循環管理を行う。

■ 治療可能な原因の検索と是正

- 質の高い**CPR**を実施しながら、**治療可能な原因**を検索。
- 心停止に至った**状況**、**既往歴**、**身体所見**、様々な**検査**などから、5H＆5Tを鑑別。

治療可能な原因　5H＆5T

5H	5T
Hypovolemia：**大量出血**	Tension pneumothorax：**緊張性気胸**
Hypoxia：**低酸素血症**	Tamponade, cardiac：**心タンポナーデ**
Hydrogen ion：**アシドーシス**	Toxins：**毒物**
Hypo-/hyperkalemia：**低／高カリウム血症**	Thrombosis pulmonary：**血栓症、肺動脈**
Hypothermia：**低体温**	Thrombosis coronary：**血栓症、冠動脈**

■ 心停止後のケア

- 心拍再開後の治療は、**吸入酸素濃度**と**換気量**の最適化、**血行動態**の最適化、**低体温療法**、**経皮的冠動脈インターベンション（PCI）**などを組み合わせて行う。

症例 01　ショック

Check Point

■ ショックを見抜くポイント

- **Point 1** ▶ 第一印象から**ショック徴候**を感じ取る。
- **Point 2** ▶ ショックは緊急事態。常に**心肺蘇生の必要性**を判断。
- **Point 3** ▶ 問診・検査で可能な限りの**判断材料**をそろえる。
- **Point 4** ▶ **病態把握・評価・治療**を同時に速やかに。

■ まず最初にチェックすること

- 患者の第一印象から「**ショックの5Ps**」を迅速に確認する。
- 可能な限り病態を正確に把握するための**情報収集**を心がける。
- **5Psに当てはまらないショック症状**もあるので注意する。

■ 緊急度 判定ポイント

ショックとは、急性循環不全の結果、組織の代謝需要に対し**酸素**と**栄養**の補給が不十分となる状態です。緊急度に応じて**蘇生的介入**の必要性も高いので、**酸素循環**に重点を置いた緊急度の判定が必要となります。

■ 救急対応の流れ

Step 1 ▶ 初期治療
まず緊急治療により**バイタルサインを安定**させる。
Step 2 ▶ ショックの分類鑑別
まず、原因がわかればすぐに回復可能な**緊張性気胸**や**心タンポナーデ**を診断し解除。次に、**ショックの分類**を鑑別することで治療法を決める。

■ ショックで行う検査

心電図（虚血性変化→**心原性ショック**を疑う）、血液、動脈血ガス（低酸素血症→**心原性ショック**を疑う）、細菌培養、胸部・腹部単純X線（肺水腫→**心原性ショック**を疑う）、超音波検査、胸腹部CT検査など。
▶ バイタルサインチェックでは、**血圧・脈拍・呼吸数・SpO_2・体温・血糖**などを確認。
▶ 敗血症ショックが疑われる場合は、**細菌培養検査**を行う。

■ 見逃してはいけない緊急疾患

アナフィラキシーショック、心タンポナーデ、緊張性気胸、敗血症、肺塞栓、脳血管障害、脊髄損傷、外傷による出血 など

Basic Data

ショックの5Ps

蒼白 Pallor	「顔色が悪く青白い」「血の気がない」など見た目の印象。皮膚や粘膜の蒼白は末梢血管の収縮に起因する。
虚脱 Prostration	ぐったりしたり、意識が朦朧とした状態。脳血流の低下に起因する。「生あくび」にも要注意。
冷汗 Perspiration	皮膚が冷たくじっとり汗をかいている状態。自律神経の緊張に起因する。
呼吸不全 Pulmonary insufficiency	頻呼吸、呼吸困難感、呼吸回数の低下など。組織の低酸素・代謝性アシドーシスに起因する。
脈拍触知なし Pulselessness	橈骨動脈の触知が認められない場合は、ほぼショックと考えられる。心拍出量低下に起因する。

ショックの診断基準

血圧低下

収縮期血圧 90mmHg 以下

- 平時の収縮期血圧が 150mmHg 以上の場合
  ➡ 平時より 60mmHg 以上の血圧低下
- 平時の収縮期血圧が 110mmHg 以下の場合
  ➡ 平時より 20mmHg 以上の血圧低下

小項目（※3項目以上を満たす）

- 心拍数 100 ／分以上
- 脈拍微弱
- 爪床毛細血管のrefilling遅延
  （圧迫解放後 2 秒以上）
- 意識障害（JCS2 桁以上またはGCS10 点以下）、不穏、興奮
- 乏尿・無尿（0.5mL／kg／時以下）
- 皮膚蒼白と冷汗、または 39℃以上の発熱（感染性ショックの場合）

出血性ショックの重症度評価

	クラスⅠ	クラスⅡ	クラスⅢ	クラスⅣ
出血量（ml）	＜ 750	750〜1500	1500〜2000	
出血量（%循環血液量）	＜ 15	15〜30	30〜40	
脈拍数（回／分）	＜ 100	＞ 100	＞ 120	
血圧	不変	拡張期圧⬆	収縮期圧⬇ 拡張期圧⬇	収縮期圧⬇ 拡張期圧⬇
呼吸数（回／分）	14〜20	20〜30	30〜40	＞ 40 か無呼吸
意識レベル	軽度の不安	不安	不安、不穏	不穏、無気力

体重70kgを想定（American College of Surgeons Committee on Trauma : Trauma Evaluation and Management（TEAM）: Program for Medical Students : Instructor teaching guide. American College of Surgeons, Chicago, 1999より改変）

ショックのSAMPLE

自他覚症状（Signs and Symptoms）	痛み、不安感、疲労感、呼吸困難・努力の増加、異常な呼吸パターン、意識変容（興奮・不安）・意識障害、発熱、下痢・嘔吐、出血
アレルギー（Allergy）	食物、薬剤、接触物
服薬歴・状況（Medications）	常用薬の種類・量、最終服薬時間など
既往歴・妊娠の有無（Past history / Pregnancy）	基礎疾患の有無、既往歴、手術歴
最終食事（Last meal）	最終摂食の内容と時間
現病歴・受診理由（Events）	発症から受診にいたるまでの経過、アレルゲンの種類と接触時間（アナフィラキシーショック）

（American Heart Association. PALSプロバイダーマニュアル日本語版　東京　シナジー　2008　366P）

症例 02　意識障害

Check Point

■ 意識障害を見抜くポイント

- **Point 1** ▶ **ABC 評価**を最優先する。
- **Point 2** ▶ **ABC** の異常があれば迅速に救急処置。
- **Point 3** ▶ **低血糖**など可逆性疾患を見逃さない。
- **Point 4** ▶ 病歴聴取と**神経学的所見**を重視する。

■ まず最初にチェックすること

- まず**気道・呼吸・循環**を評価し、異常があれば救命処置を優先する。
- **バイタルサイン**や身体所見から、できるだけ多くの情報を得るよう心がける。
- 状況に応じた方法で、**意識レベル**を的確に把握する。

■ 緊急度 判定ポイント

意識障害の急性期は生命の危険性が高く、ただちに**救急処置**が必要なケースが多い。意識障害が疑われる患者に遭遇したら、まず**気道・呼吸・循環**の評価を行い、異常があれば**バイタルサイン**の安定化を図ることが先決となる。

■ 救急対応の流れ

Step 1 ▶ 呼吸管理
舌根沈下や異物による気道閉塞を起こしやすいので**気道を確保**し、必要に応じて**人工呼吸**、**酸素投与**を行う。

Step 2 ▶ 循環動態の確認
心肺停止状態であれば**心肺蘇生**、血圧が低くショック状態であれば**ショックに対する処置**、けいれんが続いていれば**けいれんを止める**など、状態に合わせた治療を行う。

■ 意識障害で行う検査

- ▶ 低血糖や低酸素血症などによる意識障害は、対処が遅れると重篤な後遺症が残る。バイタルサインが落ち着いたら、**血糖値**を測定、**血液ガス分析**を行う。
- ▶ 低血糖を否定した後に、**頭部 CT** で頭蓋内病変を検索。必要に応じて **MRI** を行うこともある。
- ▶ その他に**血液検査**、**尿薬物検査**、**心電図**、**胸部 X 線検査**なども行う。

■ 見逃してはいけない緊急疾患

くも膜下出血、脳内出血、脳梗塞、低血糖、髄膜炎、肝性脳症、急性薬物中毒 など

Basic Data

JCS (Japan Coma Scale)
ジャパン・コーマ・スケール

Ⅰ 刺激なしでも覚醒している	
だいたい**意識清明**だが、いまひとつはっきりしない	1
見当識障害あり	2
自分の**名前・生年月日**が言えない	3
Ⅱ 刺激すれば覚醒する	
ふつうの**呼びかけ**で、容易に開眼	10
大声、身体の**揺さぶり**で開眼	20
痛み刺激でかろうじて開眼	30
Ⅲ 刺激しても覚醒しない	
痛み刺激を**払いのける**	100
痛み刺激で**手足**を動かす、**顔**をしかめる	200
痛み刺激に**反応**しない	300

必要に応じ、患者の状態を付加する。
R（restlessness）：不穏
I（incontinence）：失禁
A（akinestic mutism, apallic state）：自発性喪失
［例］3R、100RI　など

GCS (Glasgow Coma Scale)
グラスゴー・コーマ・スケール

E 開眼（eye opening）	
自発的に開眼	4
呼びかけにより開眼	3
痛み刺激により開眼	2
まったく開眼しない	1
V 言語反応（best verbal response）	
見当識が良好	5
会話が混乱	4
言葉が混乱	3
理解不明の声	2
発語しない	1
M 運動反応（best motor response）	
指示に従う	6
痛み刺激を認識できる	5
逃避反射がある	4
四肢の**異常屈折**がある	3
四肢の**異常伸展**がある	2
まったく動かない	1

開眼（E）、言語反応（V）、運動反応（M）の合計点で判定する。
最重症＝**3**点　正常＝**15**点

AIUEOTIPS（意識障害の鑑別診断）

A	Alcohol	アルコール
I	Insulin	インスリンによる**低血糖**
U	Uremia	尿毒症
E	Encephalopathy Endocrine Electrolytes	脳症・脳炎 内分泌 電解質異常

O	Overdose	薬物中毒
T	Trauma	外傷
I	Infection	感染症
P	Psychosis	精神疾患
S	SAH / Stroke	脳血管障害

四肢の運動機能

左右差に着目しながら、けいれん、麻痺、深部腱反射、異常反射、姿勢の異常などがないかを調べる。

除皮質固縮（異常屈折）
上肢の肘関節が屈曲、前腕が回外、下肢を伸展させる。大脳半球の広域な障害で発生。

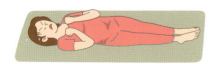

除脳固縮（異常伸展）
四肢の関節がともに伸展。足関節は底屈、前腕が回内。中脳、橋上部の両側性障害で発生。

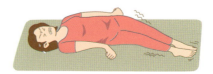

症例 03　けいれん

Check Point

■ けいれんを見抜くポイント

Point 1 ▶ **意識**と**呼吸**の状態をしっかり把握する。
Point 2 ▶ **けいれんを止める**ことをまず考える。
Point 3 ▶ けいれんが止まったら**早期に原因究明**。
Point 4 ▶ けいれんの診断には**問診**も重要。

■ まず最初にチェックすること

- **呼吸**の状態や**脈拍**、**チアノーゼ**の有無、**循環**の様子、**失禁**などを確認。
- けいれん部位の**観察**や**問診**など、鑑別に役立つ情報をできるだけ集める。
- 発作前後の**意識状態**をまわりの人に尋ね、**低血糖症**や**薬物中毒**と見分ける。

■ 緊急度 判定ポイント

けいれんだけで命を落とすケースはまれだが、**窒息**や**呼吸抑制**、**低血糖**、**循環障害**が伴う場合は大変危険となる。また**発作の型**や**けいれんする部位**によって原因が推測できる場合があるので観察が重要。

■ 救急対応の流れ

Step 1 ▶ **気道確保・呼吸管理**
分泌物の吸引などで**気道を確保**したうえ、状態に応じて**補助呼吸**や**酸素投与**を行う。

Step 2 ▶ **循環管理**
脈拍や**経皮的動脈血流酸素飽和度（SpO$_2$）**を測定、モニタリングする。可能なら、**心電図**や**血圧測定**、**血糖**チェック。点滴による薬物投与に備えて、**静脈路**を確保。

Step 3 ▶ **薬物投与**
けいれんを速やかに止めるため、**抗けいれん薬**を投与。**ジアゼパム**を第一選択とする。

■ けいれんで行う検査

▶ 救急対応時の循環管理では、**SpO$_2$**、**EtCO$_2$**、**観血血圧**、**非観血血圧**、**心電図**、**体温**などを測定する。
▶ 鑑別のためには、**心電図**、**血液ガス**、**一般血液**、**生化学**、**血糖値**、**髄液**、**頭部CT**、**MRI**、**脳波**などの検査を行う。

■ 見逃してはいけない緊急疾患

低酸素脳症、低血糖、脳内出血、脳梗塞、くも膜下出血、髄膜炎、肝性脳症 など

症例 04　失神

Check Point

■ 失神を見抜くポイント

- **Point 1** ▶ まず**心疾患（心原性失神）**を疑う。
- **Point 2** ▶ **心疾患**の既往がある**高齢者**は特に注意。
- **Point 3** ▶ **外傷を負っていないか**にも着目する。
- **Point 4** ▶ **脳血管障害**、**大量出血**を伴う場合も緊急を要する。

■ まず最初にチェックすること

- **心電図**は必ずとり、まず**心原性失神**（心疾患）を疑う。
- まれに**脳血管障害**の一時的症状として失神をきたすことがある。
- **大量出血**を伴う**起立性低血圧**による失神も救急対応が必要。

■ 緊急度 判定ポイント

失神で最も危険なのは**心原性失神**。失神した患者に対しては、まず心疾患を疑うこと。**脳血管障害（くも膜下出血**など）が原因の失神や、**大量出血**を伴う起立性失神も緊急度が高い失神である。

■ 救急対応の流れ

Step 1 ▶ 気道、呼吸、循環の安定化
まず**バイタルサイン**を確認。**気道、呼吸、循環**のいずれかに異常がある場合は、**気道確保・酸素投与・静脈路確保**を考慮する。

Step 2 ▶ 失神の原因鑑別
心原性失神が疑われる場合は、不整脈・心疾患・閉塞性疾患に分類し、診断へと進む。**脳血管障害**による失神、**大量出血**を伴う**起立性低血圧**も危険度が高い。

■ 失神で行う検査

- ▶ 心原性失神が疑われる場合は、**12誘導心電図**、**ホルター心電図**、**心エコー**、**単純X線**、**血液**など。
- ▶ 脳血管性失神が疑われる場合は、**頭部CT**、**MRI**など。
- ▶ 出血性疾患による失神が疑われる場合は、**血液**、**血圧**、**大動脈造影CT**など。

■ 見逃してはいけない緊急疾患

徐脈性・頻脈性不整脈、くも膜下出血、脳内出血、急性大動脈解離、弁膜疾患、心筋症、肺高血圧症、外傷による出血 など

症例 05　麻痺

Check Point

■ 麻痺を見抜くポイント

Point 1 ▶ **意識障害**を合併していないか。
Point 2 ▶ **呼吸・循環**の異常を把握。
Point 3 ▶ 麻痺の**種類**と**程度**を把握。
Point 4 ▶ 主に**神経所見**から病変部位を推測。

■ まず最初にチェックすること

- **意識状態**と**バイタルサイン**をチェック。
- **脳血管障害**を想定し緊急頭部 CT の手配を行う。
- 麻痺の状態、程度を**問診**、**テスト**で確認。

■ 緊急度 判定ポイント

緊急を要する場合は、**呼吸・循環**の状態をまず把握。さらに、麻痺の**症状**から原因疾患を推定できれば、緊急度をより正しく判定でき、その後の適切な鑑別・治療につながる。そのためにも、麻痺の**分類**や**原因疾患**を系統的に把握しておくことが大切。

■ 救急対応の流れ

Step 1 ▶ バイタルサインの安定
意識障害を伴う場合は、麻痺の原因究明より**蘇生処置**が先決。**バイタルサイン**を安定させることが重要。

Step 2 ▶ 緊急頭部 CT 検査
麻痺が認められる多くの症例、特に**脳血管障害**が疑われる場合は、**頭部 CT 検査**が必須。CT 検査では、**出血**の存在と部位を特定する。

■ 麻痺で行う検査

- ▶ 脳血管障害が疑われる場合は、緊急**頭部 CT 検査**を行う。脳出血が認められる場合は**脳内出血**か**くも膜下出血**かを特定する。脳出血がない場合は、**脳梗塞**を疑う。
- ▶ 血液検査では、**糖尿病**、**膠原病**などの自己免疫疾患、**電解質異常**、**感染症**、**炎症性疾患**など、麻痺症状を呈する疾患の関与を評価。
- ▶ 誤嚥の可能性がある場合は、**胸部単純 X 線検査**を行う。

■ 見逃してはいけない緊急疾患

脳梗塞、脳内出血、くも膜下出血、低血糖、急性大動脈解離、脊髄損傷 など

Basic Data

麻痺の障害部位と原因疾患

障害部位	概要	疾患
上位運動ニューロン障害	大脳皮質から脳幹、脊髄、脊髄前角細胞までの神経経路に障害がある。筋が痙直しているが、萎縮または線維束攣縮がない。また感覚が時々変化し、筋伸展反射は亢進する。バビンスキー反射が見られる。	●脳血管障害 ●頭部外傷 ●脳腫瘍 ●多発性硬化症 ●ミエロパチー ●運動ニューロン疾患 ●ポリオ　など
下位運動ニューロン障害	脊髄前角細胞から末梢部で筋につながる神経経路に障害がある。筋力が低下し、萎縮または線維束攣縮がある。感覚の変化があり、筋伸展反射は減弱または消失している。	●多発ニューロパチー ●ギラン・バレー症候群 ●糖尿病 ●アルコールによる多発性神経炎 ●絞扼性神経障害 ●外傷 ●フグ中毒　など
神経筋接合の障害	筋力は正常または低下し、萎縮または線維束攣縮がない。筋伸展反射は正常または減弱している。眼瞼下垂、複視がある。	●重症筋無力症 ●ランバート・イートン症候群 ●有機リン中毒　など
筋肉の疾患	筋力は正常で線維束攣縮がない。筋伸展反射は正常または減弱している。筋硬直が見られる。四肢の近位筋に左右対称な筋力低下が見られることもある。	●多発性肺炎 ●多発筋炎 ●筋ジストロフィー症 ●甲状腺疾患 ●周期性四肢麻痺　など

麻痺の分類と病変部位

	状態	病変部位と疾患
単麻痺	四肢のうち1肢だけの運動麻痺。	筋萎縮がなければ、脳血管障害（出血や梗塞）や腫瘍などの上位運動ニューロン障害、筋萎縮があれば、下位運動ニューロン障害を疑う。
片麻痺	上下肢の片側だけの運動麻痺。	内包付近の脳血管障害（出血や梗塞）が最も多い。大脳皮質、大脳白質、脳幹の障害の場合もある。外傷によって生じることもある。また、低血糖によって一時的に引き起こされる場合もある。
対麻痺	両方の下肢の運動麻痺。	脊髄障害が最も多い。痙性の場合は上位運動ニューロン障害、弛緩性の場合は下位運動ニューロン障害を疑う。また、突発性の場合は脊髄損傷や脊髄血管障害、慢性の場合は脳性麻痺、脊髄腫瘍、椎間板ヘルニア、慢性脊髄硬膜外腫瘍、脊髄空洞症、筋萎縮性側索硬化症が疑われる。なお、ギラン・バレー症候群、感染性脊髄炎、多発性硬化症、急性散在性脳脊髄炎などもこのタイプの麻痺を引き起こす。
四肢麻痺	両方の上下肢の運動麻痺。	脳幹や頸髄の病変（外傷、腫瘍、炎症、椎間板ヘルニア、後縦靱帯骨化症、頸椎管狭窄症、多発性硬化症など）が多い。大脳、末梢神経、神経筋接合部の病変の場合もある。完全に麻痺している場合はギラン・バレー症候群、頸髄病変が、代謝性なら周期性四肢麻痺が疑われる。

脳血管障害以外の緊急を要する病態

単純ヘルペス脳炎	単純ヘルペスウイルス1型（HSV-1）によって引き起こされる脳炎。両側頭葉（海馬を含む）が出血壊死することもある。進行は比較的急速。
大動脈解離	3層構造の大動脈の中膜に、血流が入り、各層が解離してしまう疾患。麻痺症状は下肢に現れる。
頸髄損傷	外圧力によって頸椎が損傷を受け、その時内部の頸髄も損傷を受けた病態。

症例 06　頭痛

Check Point

■ 頭痛を見抜くポイント

Point 1 ▶ 頭痛は**突然起こったのか？**
Point 2 ▶ **今までにない痛み**を訴えているか？
Point 3 ▶ **意識障害**はないか？
Point 4 ▶ **致死的疾患**の徴候はないか？

■ まず最初にチェックすること

- まず問診で**発症時の状態**と**既往歴（生活習慣を含む）**情報を収集する。
- **バイタルサイン**を手早く測定して、異常があれば即刻ドクターコール。
- 患者の**全身をチェック**。頭痛の原因は頭部にあるとは限らない。

■ 緊急度 判定ポイント

頭痛で緊急度・重症度の高い疾患は、**くも膜下出血**、**頭蓋内出血**、**大動脈解離**や**急性脳梗塞**など。まずは最も危険度の高い**くも膜下出血**を念頭に置き、**意識レベル**や**バイタルサイン**から緊急疾患の徴候を見落とさないように心がけること。

■ 救急対応の流れ

Step 1 ▶ 安静の保持
頸部の屈曲や伸展がない限り**仰臥位**で安静を保持する。**くも膜下出血**などの重篤な疾患が疑われる場合は、移動時も含めて**絶対安静**に。

Step 2 ▶ バイタルサインの安定化
心拍、**血圧**、**呼吸**、**体温**など、バイタルサインを安定させる。

Step 3 ▶ 緊急処置と検査
呼吸障害、**けいれん**、**高血圧**などが伴う場合は、それぞれの症状にあった緊急処置と検査を行う。

■ 頭痛で行う検査

▶ **頭部CT**、**MRI**、**3D-CTA**などの画像検査を行う。画像検査で明確な診断がつかない場合は、**腰椎穿刺**などで髄液を調べる。

■ 見逃してはいけない緊急疾患

くも膜下出血、脳内出血、脳梗塞、髄膜炎、脳腫瘍、慢性硬膜下血腫、特発性頭蓋内圧亢進症 など

症例 07　めまい

Check Point

■ めまいを見抜くポイント

- **Point 1** ▶ **急性脳血管障害**と**急性心血管障害**によるめまいを見逃さない。
- **Point 2** ▶ **意識障害**が伴わないかをまず確認。
- **Point 3** ▶ **麻痺**など**中枢神経症状**がないか確認。
- **Point 4** ▶ **めまいのタイプ**を適切に判断する。

■ まず最初にチェックすること

- **中枢性めまい**と**失神性めまい**を見逃さない。
- 著明な低血圧→**心血管障害**？　著明な高血圧→**脳出血**？
- **麻痺**、**けいれん**、**眼振**、**耳鳴り**などの随伴症状はないか？

■ 緊急度 判定ポイント

めまいで最も注意しなければならないのが、原因疾患が**脳血管障害**や**心血管障害**のケースである。原因が鑑別できない状態では、患者を臥位の状態で**安定**させておくことが大切である。

■ 救急対応の流れ

中枢性めまい
中枢性めまいで意識障害がある時は、**急性脳血管障害**を疑う。

全身疾患に伴うめまい
めまいや吐気・嘔吐が激しい場合は、とりあえず症状を軽減するために薬剤投与を行う。めまい軽減には**炭酸水素ナトリウム（メイロン）**、吐気・嘔吐には**ジアゼパム（セルシン）**などを使う。

■ めまいで行う検査

▶ 中枢性めまいにより急性脳血管障害や脳腫瘍の疑いがある場合は、**頭部 CT 検査**を行う。頭部 CT 検査で疑いが残る場合は、**頭部 MRI・MRA 検査**を行う。

▶ めまいの基本的な誘発試験として、**眼球運動障害**や **Romberg 徴候**を調べる。さらに詳細な試験として、**足踏み試験**、**Babinski 徴候**、**腕偏倚試験**などがある。

■ 見逃してはいけない緊急疾患

脳血管障害、椎骨脳底動脈循環不全、突発性難聴、脳腫瘍、メニエール病、良性発作性頭位めまい症、前庭神経炎、脱水、自律神経障害 など

症例 08　胸痛

Check Point

■ 胸痛を見抜くポイント

Point 1 ▶ **一目で重症**と感じられるか？
Point 2 ▶ **冷汗・チアノーゼ**の有無を確認。
Point 3 ▶ **頸静脈怒張**はないか？
Point 4 ▶ 著明な**血圧低下**に注意。

■ まず最初にチェックすること

- **冷汗・チアノーゼ**の有無を確認し、**一目で重症**と感じられる場合は要注意!!
- 頸静脈怒張があれば、**右心不全**、**心タンポナーデ**、**緊張性気胸**などを疑う。
- 著明な血圧低下は**心不全**、血圧の左右差は**大動脈解離**のサイン。

■ 緊急度 判定ポイント

胸痛を訴える患者の診療に先立って、想定すべき代表的な救急疾患には、**急性冠症候群**、**急性大動脈解離**、**心タンポナーデ**、**緊張性気胸**、**肺塞栓**などである。これらの疾患が疑われる場合は、細心の注意を怠らないこと。

■ 救急対応の流れ

Step 1 ▶ バイタルサインの安定
胸痛においては**呼吸**と**循環**の管理、**不整脈**への迅速な対応が求められる。さらに患者の心理的不安を取り除くために、投薬などで**鎮痛・鎮静**に努めることも大切である。

Step 2 ▶ 緊急検査による評価
胸痛を訴える患者の場合、致死的疾患として見逃してはならないのが**急性心筋梗塞**である。心電図検査では、「**ST変化**」「**T波増高**」「**異常Q波**」に注意する。

■ 胸痛で行う検査

▶ 急性心筋梗塞や心膜炎など致死的疾患の診断のために、**標準12誘導心電図**は不可欠な検査である。
▶ 虚血性心疾患が疑われる場合は**血液検査**、心不全、胸膜炎、心膜炎などの評価には**胸部X線**、他に**心エコー**や**胸部CT**などの画像検査も行う。

■ 見逃してはいけない緊急疾患

急性冠症候群、心タンポナーデ、緊張性気胸、急性大動脈解離、肺塞栓、急性胆嚢炎、食道破裂、急性膵炎 など

Basic Data

心疾患の重症度分類

〈キリップ分類（急性心筋梗塞に伴う左心不全）〉

臨床所見	症状
Class 1	●心不全の徴候なし ●自覚症状なし
Class 2	●軽～中等度の心不全 ●軽～中等度の呼吸困難
Class 3	●肺水腫　高度の呼吸困難
Class 4	●心原性ショック ●血圧 90mmHg 以下で四肢冷感

〈ローンの重症度分類（心室性期外収縮）〉

Grade	心電図所見
Grade 0	0 個（心室期外収縮なし）
Grade 1a	1 個以下／分、30 個以下／時
Grade 1b	1 個以上／分、30 個以下／時
Grade 2	1 個以上／分、30 個以上／時
Grade 3	多源性
Grade 4a	2 連発
Grade 4b	3 連発以上
Grade 5	R on T

胸痛の検査

〈標準 12 誘導心電図〉

ST 上昇	ST 低下	ST-T 変化不明
心内膜側心筋から心外膜側心筋全層にわたる重篤な心筋虚血で、その支配冠動脈の血流が途絶している状態などで上昇します。 　ST 上昇を起こす要因としては、急性心筋梗塞、肥大型心筋症、異型狭心症、心外膜炎、陳旧性心筋梗塞、心筋挫傷、急性大動脈解離、心室瘤などが挙げられます。	支配冠動脈からの心筋酸素供給が減少することで、心内膜側心筋が虚血に陥っている場合に低下します。 　ST 低下を起こす要因としては、狭心症、心内膜下梗塞、急性大動脈解離、ジギタリス効果、低カリウム血症、くも膜下出血などが挙げられます。	心電図が正常でも虚血性心疾患は否定できません。検査時の心電図が正常でも、虚血性心疾患が否定できない場合は再度心電図をとる必要があります。 　心電図を複数回とる場合や心疾患が疑われる場合は、心電図の胸部誘導の部位をマーキングして、胸部誘導部位の違いによる心電図のアーチファクトを防止します。

血液検査	虚血性心疾患が疑われる場合は、血算検査、生化学検査、凝固能検査を行います。 肺塞栓が疑われる場合は低酸素血症をきたす場合があるので、血液ガス分析を行います。
胸部 X 線	胸部 X 線は、心不全、胸膜炎、心膜炎、悪性腫瘍、肺炎、気胸などの評価に有用です。 できる限り立位か坐位で撮影します。
画像検査	●心エコー 　心エコーはベッドサイドで手軽に行える検査で、壁運動の異常、弁膜症の有無、心房内血栓の有無、心嚢液貯留などの所見を観察し、診断に役立てます。 ●胸部 CT 　撮影範囲と造影を行うか否かは、どんな所見をとりたいかによって異なります。 　大動脈解離や肺塞栓が疑われる場合は、造影 CT を行います。

症例 09　呼吸困難

Check Point

■ 呼吸困難を見抜くポイント

Point 1 ▶ **意識**はあるか？
Point 2 ▶ **チアノーゼ**、**発汗**、**末梢冷感**の有無は？
Point 3 ▶ **呼吸数**、**呼吸の状態**は？
Point 4 ▶ 本人が望む**体位**は？

■ まず最初にチェックすること

- 緊急処置を要する病態（**気道閉塞**や**緊張性気胸**など）をできるだけ早くみつける。
- 重症度にかかわらず原則として**患者のそばを離れない**。
- **致死的呼吸困難**の徴候がないか、全身を注意深く観察する。

■ 緊急度 判定ポイント

緊急度が高い致死的呼吸困難は、**意識障害**、**呼吸停止**、**上気道閉塞**、**低酸素血症**や**チアノーゼ**、重篤な**血圧低下・徐脈・不整脈**などの症状を呈している。呼吸困難にこれらの症状が伴う場合は、迅速な救命救急処置が必要となる。

■ 救急対応の流れ

Step 1 ▶ 気道確保と酸素投与
必要に応じて**用手的気道確保**、**気管挿管**を行う。意識の有無、**適切な酸素濃度**と$PaCO_2$**上昇の危険性**などを考慮し、酸素の投与方法を選択する。

Step 2 ▶ 原因疾患を検索する
既往歴・家族歴・バイタルサイン・検査所見など、原因疾患の手がかりとなる情報を可能な限り集め、原因疾患を検索する。

■ 呼吸困難で行う検査

▶バイタルサインの観察に引き続き、**生体監視モニター**を装着してSpO_2、**不整脈の有無**などを確認する。
▶**動脈血ガス分析**により、pH・$PaCO_2$・PaO_2・過剰塩基（BE）・ヘモグロビン（Hb）などを測定し、**呼吸障害**、**酸塩基平衡異常**、**貧血**の関与などを確認。

■ 見逃してはいけない緊急疾患

気管支喘息：重積発作、CO_2ナルコーシス、緊張性気胸、肺塞栓、低酸素脳症、糖尿病性ケトアシドーシス、低血糖、急性咽頭蓋炎 など

Basic Data

呼吸困難の重症度評価

〈Hugh-Jonesの呼吸困難重症度分類〉

Ⅰ度	同年齢の健常者と同様の**労作・歩行・階段昇降**が可能。
Ⅱ度	歩行はできるが、**坂・階段昇降**は健常者なみにできない。
Ⅲ度	平地でさえ健常者なみに歩けないが、**自分のペース**なら1マイル（1.6km）以上歩ける。
Ⅳ度	**休みながら**でなければ、約50mも歩けない。
Ⅴ度	会話・衣服の着脱にも**息切れ**を自覚。**息切れ**のため外出できない。

〈NYHA（New York Heart Association）の呼吸困難重症度分類〉

Ⅰ度	日常の活動に何の制限も受けない。
Ⅱ度	日常の活動に多少制限を受ける。過度の運動で**呼吸困難**、**動悸**などが出現する。
Ⅲ度	日常の活動にかなりの制限を受ける。**軽度の体動**でも症状が出現する。
Ⅳ度	**安静時**にも症状を有する。わずかの体動でも症状が増強し、病床を離れることができない。

異常呼吸

努力性呼吸	肩を上下させたり顎を突き出して、**あえぎながら**呼吸する。吸気に伴って**肋間**も陥没する。
シーソー呼吸	正常な呼吸運動とは逆に、肺が吸気時に**収縮**し、呼気時に**膨張**する。
奇異呼吸	肺が吸気時に**収縮**し、呼気時に**膨張**する。胸郭の動きに**左右差**が出る。
起坐呼吸	身体を横にすると、**肺**へのうっ血が強くなったり**横隔膜**の動きが制限されたりして呼吸が苦しくなることがある。そのため座り込んで呼吸した方が楽な場合を、起坐呼吸という。

異常呼吸パターン

チェーン・ストークス呼吸		「深い呼吸→浅い呼吸→**無呼吸**」を繰り返す。呼吸中枢の**低酸素症**などに付随。
ビオー呼吸		「深いあえぎ→突然の**無呼吸**」を繰り返す。**脳疾患**に付随することが多い。
クスマウル呼吸		「不規則に深く速い呼吸」が持続する。**糖尿病性昏睡**や**尿毒症**などに付随。
失調性呼吸		「1回の換気量は大小不同で、まったく**不規則**な呼吸」。**脳幹損傷**や**脳幹梗塞**に付随。

症例 10　動悸

Check Point

■ 動悸を見抜くポイント

- Point 1 ▶ **不整脈**をチェック。
- Point 2 ▶ **めまい、失神**はないか？
- Point 3 ▶ **呼吸困難**や**胸痛**を伴っていないか？
- Point 4 ▶ **ショック、心不全症状**は？

■ まず最初にチェックすること

- 致死的疾患の可能性がある**循環不全**を念頭に原因究明を行う。
- 原因が**不整脈**にあるのか、**他の疾患や心因**によるものなのかを見極める。
- **バイタルサイン**と他の**随伴症状**のチェックから原因に迫る。

■ 緊急度 判定ポイント

動悸の原因としては、**不整脈**によるものと**心収縮力の増強**が考えられる。それらの多くは生命に危険のないものだが、**うっ血性心不全**や**血行動態**に異常をきたすような危険性の高い不整脈に注意すること。

■ 救急対応の流れ

Step 1 ▶ 不安定な頻脈への対応
持続性動悸は頻脈が続く不安定な状態なので、**原因の不整脈をコントロール**する必要がある。必要ならばただちに**二次救命処置**のステップに移り、迅速に**同期電気ショック**を行う。

Step 2 ▶ 原因疾患の検索
不整脈をコントロールした後に、動悸の原因となる**基礎疾患（心疾患、呼吸器疾患、消化器疾患など）を検索**する。

■ 動悸で行う検査

▶ まず**心電図検査**を行う。虚血性の変化、QT 延長、WPW 症候群などがないかをチェックする。
▶ 持続的動悸では**血液検査**、敗血症が疑われる場合は、**血液培養検査**も行う。呼吸困難を伴う場合は、**動脈血ガス検査**や**胸部 X 線**なども行う。

■ 見逃してはいけない緊急疾患

急性冠症候群、ST 上昇型心筋梗塞、頻脈性不整脈、徐脈性不整脈、全身疾患による洞性頻脈、甲状腺クリーゼ、精神疾患 など

症例 11　腹痛

Check Point

■ 腹痛を見抜くポイント

- Point 1 ▶ 冷汗、顔色など**重篤感**が感じられるか？
- Point 2 ▶ **ショック**を起こしていないか？
- Point 3 ▶ **腹膜刺激症状**はないか？
- Point 4 ▶ 突発的な**激痛**はないか？

■ まず最初にチェックすること

- まずは**意識レベル**、**顔色**、**呼吸状態**から、全身の状態を把握。
- **緊急度**の高さを迅速に判断し、**ショック**が疑われる際は緊急処置を優先する。
- 続いて、「見る・聞く・感じる」の順で**問診**と**身体所見**を行う。

■ 緊急度 判定ポイント

緊急処置が必要な腹痛の病態は、**出血によるショック状態**（血管・実質臓器の破裂）、**腹膜刺激症状**（炎症の重症化、管腔臓器の穿孔）、**強烈な腹痛**（血管の閉塞・狭窄、管腔・嚢状臓器の閉塞）の3つに大別される。

■ 救急対応の流れ

Step 1 ▶ バイタルサインの安定
ショックや意識障害などを伴い**バイタルサイン**に異常がある場合は、第一に緊急の**蘇生処置**が求められる。速やかに人員の確保、酸素吸入、静脈路確保などの準備を行う。

Step 2 ▶ 緊急処置・治療
血圧が低くショック状態であればショックに対する処置、けいれんが続いていればけいれんを止めるなど、**状態に合わせた治療**を行う。

■ 腹痛で行う検査

- ▶ **単純X線**：腹腔内のフリーエアを見つけるためには、胸部正面立位で撮影。
- ▶ **超音波**：腹腔内液体貯留やイレウス、腹部大動脈瘤などが疑われる場合に行う。
- ▶ **心電図**：特に上腹部痛などで虚血性心疾患が疑われる場合には必須。
- ▶ **腹部CT**：応急処置によりバイタルサインが安定してから行う。

■ 見逃してはいけない緊急疾患

腹部大動脈瘤破裂、絞扼性イレウス、消化管穿孔、上腸間膜動脈閉塞症、急性大動脈解離、急性胃腸炎、急性虫垂炎、急性膵炎、急性大腸炎 など

症例 12　吐血・下血

Check Point

■ 吐血・下血を見抜くポイント

- **Point 1** ▶ **出血性ショック**に注意。
- **Point 2** ▶ 脈拍、血圧から**出血量**を推定。
- **Point 3** ▶ 排出血液の性状から**出血部位**を推定。
- **Point 4** ▶ 既往歴も**出血源**の鑑別に役立つ。

■ まず最初にチェックすること

- 吐物（凝血塊）による**窒息**に注意。
- バイタルサインを迅速に測定して、**状態の安定化**を図る。
- 排出された**血液の性状**を確認し、出血箇所や原疾患への対応を準備する。

■ 緊急度 判定ポイント

吐血から導かれる危険な病態としては、大量出血による**出血性ショック**が最も重大である。患者の**顔色**、**意識レベル**、**筋緊張**など、全身状態に注意して**ショック**状態を見逃さないことが大切。

■ 救急対応の流れ

Step 1 ▶ **気道確保・酸素投与**
吐物による窒息を避けるため、口腔内の**異物の除去**ならびに**気道確保**、**誤嚥防止**の処置を実施。患者の状態に合わせて**酸素投与**や**輸液**の準備を行う。

Step 2 ▶ **輸液・輸血**
循環血液量が減少した場合、**出血性ショック**を避けるため輸液を行う。

Step 3 ▶ **止血**
病態、**出血部位**に応じた止血を行う。

■ 吐血・下血で行う検査

▶ 吐血・下血では、血算・生化学・凝固能などの**血液検査**、**動脈血ガス分析**などを行う。**NGチューブによる胃洗浄**で、上部消化管出血の有無や吐血・喀血の判断を行うことができるが、食道静脈瘤の疑いがある場合は禁忌である。

■ 見逃してはいけない緊急疾患

食道静脈瘤、胃・十二指腸潰瘍、マロリー・ワイス症候群、特発性食道破裂、急性大動脈解離、腹部大動脈瘤破裂、上部消化管悪性腫瘍 など

症例 13　嘔吐

Check Point

■ 嘔吐を見抜くポイント

- **Point 1** ▶ 量・色など**吐物の性状**を把握。
- **Point 2** ▶ **髄膜**刺激・**腹膜**刺激の徴候はないか？
- **Point 3** ▶ **発熱・頭痛**を伴っていないか？
- **Point 4** ▶ **意識障害**、**ショック**サインを見逃さない。

■ まず最初にチェックすること

- **誤嚥**がないか、まず気道を確認。
- 誤嚥を防ぐ体位をとり、**バイタルサイン**を手早く測定。
- **髄膜刺激**徴候や**腹膜刺激**徴候がないかチェック。

■ 緊急度 判定ポイント

悪心や嘔吐は、単純な消化管障害から緊急処置を要する**頭蓋内病変**まで、様々な病態に結びつく。**バイタルサイン**の測定など基本的な検査手技をおろそかにすることなく、常に患者の**全身状態**に目を配り、わずかな危険徴候も見逃さない注意が大切。

■ 救急対応の流れ

Step 1 ▶ バイタルサインの安定
嘔吐では**全身管理**が大切となる。**気道確保・誤嚥予防・輸液**とともに、**バイタルサイン**を正確にモニタリングする。

Step 2 ▶ 嘔吐原因の検索
まず**消化器疾患**かどうかを判定。消化器疾患でない場合は、緊急度の高い**頭蓋内病変**や**代謝性アシドーシス**などに注意する。

■ 嘔吐で行う検査

▶ 静脈路確保の際に、血算・生化学などの**血液検査**を行う。糖尿病性やアルコール性ケトアシドーシスを疑う場合には**動脈血ガス分析**を行う。
▶ イレウスなどの閉塞性疾患には**腹部X線検査**、腹腔内病変を疑う際には、**腹部CT**を行う。急性心筋梗塞や中毒を疑うときには**心電図検査**も行う。

■ 見逃してはいけない緊急疾患

イレウス、糖尿病性ケトアシドーシス（DKA）、髄膜炎、緑内障、脳血管障害、ST上昇型心筋梗塞、敗血症、アルコール性ケトアシドーシス など

症例 14　発熱

Check Point

■ 発熱を見抜くポイント

- Point 1 ▶ **発熱の程度**を把握する。
- Point 2 ▶ **呼吸・脈拍・血圧**の異常は？
- Point 3 ▶ **ショック**、**意識障害**は？
- Point 4 ▶ **感染症**の疑いは？

■ まず最初にチェックすること

- 体温は**直腸温**や**鼓膜温**などの深部体温を測定。
- 高熱は「**発熱**」によるものか「**高体温**」によるものか同時にチェック。
- 高熱以外に**バイタルサイン**の異常を認めたら、速やかにドクターコール。

■ 緊急度 判定ポイント

発熱や高体温は頻繁に見られる症状であるが、その原因は多岐にわたり、緊急を要する疾患では迅速な処置が欠かせない。**危険度の高い疾患に特有の症状**をしっかりと把握し、速やかに**緊急度を判定**することが何よりも重要となる。

■ 救急対応の流れ

Step 1 ▶ 気道確保・呼吸管理
頭部後屈や下顎挙上で**気道確保**し、呼吸状態に異常があればただちに対処する。SpO$_2$が維持できない状況では、**酸素投与**を行う。

Step 2 ▶ 循環管理
血圧低下の場合は**ショック**に対する対処を行う。高体温の患者は**不整脈**の合併に注意し、**心電図モニター**を装着する。

Step 3 ▶ 体温のコントロール
脱衣や**室温調整**で体温をコントロール。40℃を超える場合、**急速な体温冷却**が必要。

■ 発熱で行う検査

▶原因鑑別のために、**心電図**、**血液**（**血算**、**生化学**、**動脈血ガス**）、**胸部Ｘ線**などの検査・モニタリングを行う。

■ 見逃してはいけない緊急疾患

熱中症、悪性症候群、感染性心内膜炎、細菌性髄膜炎、穿孔性腹膜炎、甲状腺クリーゼなど

症例 15　腰背部痛

Check Point

■ 腰背部痛を見抜くポイント

- **Point 1** ▶ 第一印象に一見して**重篤感**がないか？
- **Point 2** ▶ **意識障害**や**ショック**状態に陥っていないか？
- **Point 3** ▶ **痛みの性状**をしっかり把握。
- **Point 4** ▶ **随伴症状**も細かく観察。

■ まず最初にチェックすること

- これまでに経験のない、**突然の痛み**を訴えていないか。
- **意識障害**や**ショック**状態を伴っていないか。
- 腰背部痛の原因は多様。様々な観点から、**緊急度の高い疾患**を見逃さない。

■ 緊急度 判定ポイント

そのほとんどが対症療法の適応とはいえ、看過することのできない重篤かつ緊急対応が必要な病態が隠れている可能性は無視できない。**急性冠症候群、急性大動脈解離、胸・腹部大動脈瘤**などの内臓疾患を見逃さないことが大切。

■ 救急対応の流れ

Step 1 ▶ バイタルサインの安定
血圧の異常高値や左右差は**大動脈疾患**を想定し、バイタルサインを安定させて重篤化を防ぐ。**ショック状態**では医師に緊急連絡するとともに、酸素投与、静脈路確保、モニター装着を開始する。

Step 2 ▶ 緊急検査による評価
疑わしい疾患によって、様々な検査が必要となる。医師の指示により、迅速に**検査の準備**を行う。

■ 腰背部痛で行う検査

▶ 大動脈疾患の疑いがあれば、**超音波**、**CT検査**などで直接血管の状態をみる。炎症・感染性疾患には**血液検査**、骨病変には胸・腰椎の2方向**X線検査**、腎・泌尿器系疾患には**尿検査**が必要となる。

■ 見逃してはいけない緊急疾患

腹部大動脈瘤破裂、急性大動脈解離、特発性食道破裂、肺塞栓、緊張性気胸、急性冠症候群、尿路結石 など

症例 16　中毒

Check Point

■ 中毒を見抜くポイント

Point 1 ▶ **生命に危険**があるかを即時に判断。
Point 2 ▶ **意識障害**はあるか？
Point 3 ▶ **呼吸**と**循環**の状態は？
Point 4 ▶ **舌根沈下**の有無は？

■ まず最初にチェックすること

- すばやく患者の**全身状態**を把握し、生命に危険があるかを判断。
- **呼吸**と**循環**のバイタルサインを確認し、異常がある場合は優先的に対処。
- **舌根沈下**や**咽頭反射の減少**が認められた際は、ただちに気管挿管を考慮。

■ 原因毒物 推定ポイント

患者の**症状**や**徴候**から原因毒物を推定する**トキシドローム**が、急性中毒の診断では標準的に取り入れられている。**トキシドローム**はある特定の毒物群がもたらす症状や徴候のことを指し、治療を始めるうえで重要な手がかりとなる。

■ 救急対応の流れ

Step 1 ▶ 気道確保・呼吸管理
意識レベル低下には**気管挿管**を考慮。**低酸素血症**の場合、**高流量の酸素投与**を行う。

Step 2 ▶ 循環管理
低血圧、**高血圧**、**徐脈**、**心室性不整脈**など症状に応じた循環管理を行う。

Step 3 ▶ 意識レベルの異常に関する処置
意識レベル低下、**けいれん**、**神経毒**、**不穏・興奮**など症状に応じた処置を行う。

Step 4 ▶ 脱衣と体温評価
脱衣や洗浄により**毒物除去**を行い、体温評価に応じて**加温・冷却**の処置を行う。

■ 原因物質の特定

▶ **問診や観察**による特定、**血中濃度の測定**、胃管の挿入による**胃内容物の確認**、尿道留置カテーテルを挿入し、尿中薬物特定キット（トライエージ）を使った**尿中薬物の測定**などにより、中毒の原因物質を特定する。

■ 主な中毒性疾患

睡眠薬中毒、抗うつ薬中毒、循環器用薬中毒、覚醒剤・麻薬中毒 など

Basic Data

瞳孔所見からわかること

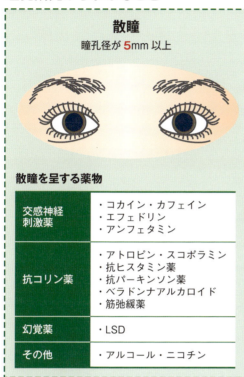

散瞳を呈する薬物

交感神経刺激薬	・コカイン・カフェイン ・エフェドリン ・アンフェタミン
抗コリン薬	・アトロピン・スコポラミン ・抗ヒスタミン薬 ・抗パーキンソン薬 ・ベラドンナアルカロイド ・筋弛緩薬
幻覚薬	・LSD
その他	・アルコール・ニコチン

縮瞳を呈する薬物

合成麻薬	・ヘロイン・モルヒネ ・コディン
鎮静・睡眠薬	・バルビツール酸 ・ベンゾジアゼピン ・アルコールによる深昏睡
コリン作動薬	・有機リン剤 ・神経剤（化学兵器） ・カーバメート農薬
その他	・クロニジン・抗精神病薬 ・フェンシクリジン

中枢神経症状からわかること

症状	疑われる薬物
けいれん	テオフィリン、グルホシネート、農薬、有機リン、コカイン、アモキサピン、四環系抗うつ剤、炭酸リチウム、イソニアジド、メタノール、アスピリン、エチレングリコール、抗ヒスタミン薬、フェノール、β遮断薬、フェニトイン、薬剤の離脱症状など
昏睡傾眠	抗コリン薬、一酸化炭素、抗ヒスタミン薬、ベンゾジアゼピン、バルビツール酸、青酸化合物、フェノチアジン、三環系抗うつ薬、麻薬、アルコール類など
興奮錯乱	アンフェタミン類、コカイン、LSD、抗コリン薬、抗ヒスタミン薬、リチウム、プロカイン、リドカイン、一酸化炭素、薬剤の離脱症状など

拮抗薬・解毒薬

中毒物質	解毒薬	中毒物質	解毒薬
一酸化炭素	酸素	水銀、ヒ素、鉛	ジメルカプロール
メタノール	エタノール	アセトアミノフェン	N-アセチルシステイン
青酸化合物（シアン）	チオ硫酸ナトリウム、亜硝酸ナトリウム、ヒドロキソコバラミン	麻薬（モルヒネ、ヘロイン、リン酸コデイン）	ナロキソン
有機リン化合物	硫酸アトロピン	ヘパリン	硫酸プロタミン
中枢性抗コリン剤	フィゾスチグミン	インスリン	ブドウ糖

外傷初期看護の流れ

Check Point

■ 受け入れ準備・第一印象

- M：[**受傷機転**]、I：[**主な損傷部位**]、S：[**ロード&ゴー適応のサイン**]、T：[**病院前救護処置**] と氏名・年齢・到着時間などの情報を集める。
- 収集した情報から、**必要なスタッフ**を確保するために連絡を行う。
- 救急処置室は日頃から**清潔**を保ち、**整理整頓**を心がけておく。
- 患者に接触したら **15** 秒以内で**第一印象**を把握し、**緊急度**をスタッフに周知する。

■ Primary Survey

[A. 気道]
- 患者が声を出せるか確認し、発声がない場合は、**胸郭**の挙上や**呼吸音**などを確かめる。
- 気道確保が必要な場合は、**頸椎**を保護しながら**用手的気道確保**を行う。
- 用手的気道確保では不十分な場合は、**気管挿管**・外科的気道確保を考慮する。

[B. 呼吸]
- 呼吸評価の最大目標は、呼吸障害の原因となっている**胸部外傷**の確認である。
- 胸部の観察は、**視診**、**聴診**、**触診**、**打診**の順で行う。
- **気道閉塞**、**フレイルチェスト**、**開放性気胸**、**緊張性気胸**、**大量血胸**、**心タンポナーデ** などの致命的な胸部外傷が発見されたら、ただちに蘇生と処置を行う。

[C. 循環]
- **血圧**、**皮膚**の状態、**脈拍**、**CRT**、**意識レベル**などから**ショック**の徴候を見逃さないようにする。
- **ショック**を認めた場合は迅速に処置対応し、原因を明らかにして治療方針を決める。

[D. 意識（中枢神経障害）]
- GCSによる**意識レベル**評価、瞳孔所見（**瞳孔不同・対光反射**）、**片麻痺**などの神経学的所見をとる。

〈GCSによる頭部外傷評価〉

3〜8点	重症頭部外傷（切迫するD）
9〜13点	中等症頭部外傷
14、15点	軽症頭部外傷

※ JATECの定義による

- 意識レベル評価により**切迫するD**と判断した場合は、速やかに医師に報告し**頭部CT**の準備を行う。

〈「切迫するD」の判断基準〉
① GCS合計 **8** 点以下
② 経過中にGCS合計点が **2以上**低下
③ **脳ヘルニア徴候**を伴う意識障害・片麻痺・瞳孔不同・クッシング現象

[E. 脱衣・体温管理]
- A・B・C・D と併行し、患者の衣服を脱がせて**活動性出血**や**開放創**がないかを確認。

■ Secondary Survey

[「切迫する D」の場合]
- 患者の ABC が安定しているか再度確認し、最初に**頭部 CT** を優先して行う。

[受傷機転・既往歴などの問診]
- AMPLE history（**アレルギー歴**、**服薬中の治療薬**、**既往歴**、**妊娠**、**最終の食事**、**受傷機転**、**現場の状況**）などを活用し、聴取する内容を聞き漏らさないように心がける。

[症候・身体所見]
- 身体**前面**を頭から足の爪先まで、その後に**背面**を観察する。

部位	検索すべき外傷・観察項目
頭部・顔面	体表損傷、陥没骨折、頭蓋底骨折、眼外傷、顔面骨折、口腔・咽頭外傷 など
頸部	体表損傷、喉頭・気管損傷、頸動脈損傷、食道損傷、腕神経叢損傷、頸椎・頸髄損傷 など
胸部	肺挫傷、大動脈損傷、気管・気管支損傷、鈍的心損傷、食道損傷、横隔膜損傷、単純気胸、血胸 など
腹部	実質臓器損傷など持続する出血、腹膜炎 など
骨盤・会陰	骨盤骨折、尿道損傷、直腸損傷、外性器損傷 など
四肢	主要動脈損傷、開放骨折、脱臼・関節内骨折、コンパートメント症候群、末梢神経損傷 など
背面	背面全体の創傷、出血や変形の有無 など
神経系	GCS による意識レベル、瞳孔所見、四肢の神経学的所見などを詳細に観察

症例 17　頭部外傷

Check Point

■ まずチェックすべきこと

Point 1 ▶ **意識**はあるか？
Point 2 ▶ **気道閉塞**がないか？
Point 3 ▶ **出血性ショック**の徴候は？
Point 4 ▶ **切迫するD**の危険性は？

■ Primary Survey での留意点

<気道確保と呼吸管理>
- まず**頸椎の安静**を保ち、呼吸補助により**低酸素血症**を防ぐ。
- 気道確保し、**気道閉塞**はないか呼吸を確認。

<循環管理>
- **出血性ショック**、**脳循環障害**のリスクを回避する。

<体温管理>
- **体温低下**を防ぎ、外傷による生体侵襲を最小限におさえる。

<切迫するD（脳ヘルニアの徴候）は？>
- 「GCS 合計 **8 点**以下」「経過中に GCS 合計点が **2 以上**低下」「**脳ヘルニア徴候**を伴う意識障害」から切迫する D を判断。

■ Secondary Survey での留意点

<切迫するDと判断した場合の対処>
- ただちに**頭部 CT 検査**を行い、**骨折**や**頭蓋内損傷**、**脳浮腫**、**正中構造偏位**の有無などを調べる。
- 脳ヘルニア徴候が進行している場合、**マニトール**を急速に点滴静注する。

<中・軽傷でも危険因子を見逃さない>
- 軽症で**一過性意識障害**、**健忘**、**頭痛**を訴えている場合にも頭部 CT が必要。
- 中等症状では入院し頭部 CT。**意識レベル**、**麻痺**や**瞳孔不同**の有無などの経過観察。

<出血の状態をチェック>
- **バトル徴候**や**パンダの目**は、外鼻・外耳孔から髄液が漏れ出した頭蓋骨骨折の特徴的徴候。

■ 頭部外傷 救急患者の傾向

- 頭部外傷の最たる原因は交通事故。
- 続いて多い原因は、転落、転倒、幼児虐待、スポーツなど。
- 交通事故や高所からの転落では、重症頭蓋内損傷を来たすことが多い。
- 頭以外の外傷（胸、腹、手足など）を伴うことも多い。

症例 18　脊椎・脊髄損傷

Check Point

■ まずチェックすべきこと

Point 1 ▶ **気道閉塞**がないか？
Point 2 ▶ **呼吸停止**がないか？
Point 3 ▶ **ショック症状**の徴候は？
Point 4 ▶ **切迫するD**の危険性は？

■ Primary Survey での留意点

＜搬送後の体位管理＞
- 常に**脊椎・脊髄損傷**が存在するものとして対処する。
- 患者を移動、体位変換を行う際は、**正中中間位固定法**で頭部をしっかりと保持する。

＜気道確保＞
- 口腔内を吸引しても**上気道閉塞**が続く場合は、気道確保のために気管挿管を行う。

＜呼吸管理＞
- **呼吸停止**や**横隔膜のみの腹式呼吸**、**低酸素血症**、**高二酸化炭素血症**の場合は、頸椎を保護しながら気管挿管を行う。

＜循環管理＞
- 外傷を原因とする様々な**ショック症状**に注意する。

＜中枢神経障害＞
- 意識レベルを評価し、**切迫するD**の判断を行う。

■ Secondary Survey での留意点

＜頸部・後頭部の観察＞
- 頸部・後頭部の観察により、**体表損傷**、**喉頭・気管損傷**、**頸動脈損傷**、**食道損傷**、**頸椎・頸髄損傷**などを検索する。

＜肛門括約筋の確認＞
- 肛門括約筋の状態で、**膀胱機能**や**直腸機能障害**をチェックする。
- 球海綿体反射を確認し、**脊髄ショック**離脱の指標とする。

＜四肢の観察＞
- 手足の**麻痺**、**感覚障害**、**深部腱反射**をチェックする。

■ 脊椎・脊髄損傷　救急患者の傾向

- 交通事故や転落が多い。
- 大半が脊髄ショックの状態。
- 横隔膜のみの呼吸となる場合が多い。
- 血圧低下とともに徐脈を伴う場合が多い。

症例 19　胸部外傷

Check Point

■ まずチェックすべきこと

Point 1 ▶ **気道閉塞**を起こしていないか？
Point 2 ▶ **呼吸**の異常は？
Point 3 ▶ **ショック**の徴候は？
Point 4 ▶ **胸郭・胸壁**に異常はないか？

■ Primary Survey での留意点

＜気道確保＞
- 患者の**全身**状態を迅速に観察し、第一印象により**気道**の状態を評価する。
- **上気道閉塞**の所見があれば、気管挿管の準備を行う。

＜呼吸管理＞
- **バイタルサイン**、**酸素飽和度**などをチェック。呼吸数、呼吸補助筋の動き（**努力呼吸**の有無）、胸郭（左右均等か？）、胸壁の動き（**フレイルチェスト**はないか？）に注意。

＜循環管理＞
- 脈拍、血圧などを評価し、**ショック**の徴候をチェックする。

＜検査＞
- **FAST** で心嚢、左右肋間、モリソン窩、ダグラス窩、脾臓周囲の臓器損傷を把握する。
- **胸部 X 線検査**で、**肺挫傷**、**多発肋骨骨折**、**気胸**などをチェック。

■ Secondary Survey での留意点

＜受傷機転＞
- 受傷機転から、**鈍的外傷**か**穿通性外傷**かを明らかにする。

＜視診、聴診、触診による身体所見＞
- **受傷時**の状態について、できるだけ詳細な**情報収集**を心がける。
- 問診では、**呼吸器や循環器疾患**の既往、**抗血小板薬**、**抗凝固薬**などの薬歴も聞く。

＜検査＞
- PATBED 2X（P：**肺挫傷**、A：**大動脈損傷**、T：**気管・気管支損傷**、B：**鈍的心損傷**、E：**食道損傷**、D：**横隔膜損傷**、X：**気胸**、X：**血胸**）に注意して、胸部単純 X 線、胸部 CT、FAST、心電図などの検査を行う。

■ 胸部外傷 救急患者の傾向

- 低酸素血症、ショックで致命的な病態となる。
- A・B・C・D いずれの異常も起こりうる。
- 85％が鈍的外傷、残りの 15％が穿通性外傷。
- 鈍的外傷では、交通事故が約 3/4 を占める。

症例 20　腹部外傷

Check Point

■ まずチェックすべきこと

Point 1 ▶ 外傷のみにとらわれず、**全身**をよく観察。
Point 2 ▶ **バイタルサイン**を確認。
Point 3 ▶ **意識レベル**を確認。
Point 4 ▶ 腹部の**打撲痕**を検索。

■ Primary Survey での留意点

＜ショック・意識障害を確認＞
- 緊急を要する腹部外傷には、循環異常（**出血性ショック**）と組織汚染（**腹膜炎**）がある。
- 大量の腹腔内出血により**出血性ショック**を呈した場合、早急に**根本的止血術**を施行。
- 意識障害がある場合は、**ショック**の有無によって対応を決定する。
- 理学所見で**自発痛**、**理学所見異常**、**蠕動音消失**のうち1つでも認めたら腹部外傷を疑う。

＜腹腔内出血の有無を確認＞
- FAST で**肝周囲**、**肝腎窩**、**脾周囲**、**ダグラス窩**をチェック。腹腔内出血の有無を確認する。

＜低体温・アシドーシス・凝固異常に注意＞
- **致死的三徴**が表れる前に、初期治療完了を目指す。
- 致死的三徴を回避できない場合は、**damage control** でその場をつなぐ。

■ Secondary Survey での留意点

＜受傷機転＞
- 受傷機転から、**鈍的外傷**か**穿通性外傷**かを明らかにする。

＜視診、聴診、触診による身体所見＞
- 腹腔内出血があると、**腹部膨満**が認められやすい。
- 聴診により腸雑音の減弱、消失がみられる場合は、**腸管麻痺**を疑う。
- 触診により反跳痛、腹部板状硬が確認される場合は、**内部臓器損傷**を疑う。

＜画像診断＞
- Secondary Survey の FAST では、**損傷臓器**の特定と**損傷形態**ならびに**重症度**を評価・診断する。

■ 腹部外傷 救急患者の傾向

- 出血（内外含む）と腹膜炎が多い。
- 鈍的外傷が約9割。
- 防ぎえた外傷死が高率にみられる。
- 鋭的外傷は包丁によるものが多い。

症例 21　骨盤外傷

Check Point

■ まずチェックすべきこと

Point 1 ▶ **出血性ショック**の有無。
Point 2 ▶ **意識障害**はないか？
Point 3 ▶ **骨盤骨折**はないか？
Point 4 ▶ **不安定型骨折**か？

■ Primary Survey での留意点

＜ショックまたは意識障害があるか？＞
- **出血性ショック**は、皮膚所見、X線単純撮影、CRT、脈拍、意識レベル、血圧等から総合的に判断する。
- GCSによって意識レベルを判定。**意識障害**がある場合も、骨盤の **X線撮影**を行う。

＜X線単純撮影＞
- **骨盤正面X線単純撮影**で、骨盤骨折がないかを確認。
- 骨盤輪の2カ所以上が骨折している**不安定型骨盤輪骨折**では、後腹膜腔出血が重篤な**出血性ショック**の原因となりやすい。

＜簡易固定＞
- 不安定型骨盤輪骨折の場合は、まず**シーツラッピング**で簡易固定する。

＜止血術、確実な固定＞
- 止血術や確実な固定方法として、**経カテーテル動脈塞栓術（TAE）**、**Pelvic c-clamp**、**骨盤ガーゼパッキング**、**創外固定**などを行う。

■ Secondary Survey での留意点

＜身体診察＞
- まず**骨盤内出血**と**尿道・膀胱損傷**を疑う。骨盤内の臓器が同時に損傷していれば、**腸骨動脈の損傷**も考慮する。

＜検査＞
- 骨盤内臓器の損傷や骨盤内出血を疑う場合、**骨盤CT**を撮影する。
- 動脈性骨盤内出血を疑う場合、**血管造影**と同時に**経カテーテル動脈塞栓術（TAE）**を行う。

■ 骨盤外傷　救急患者の傾向

- ほとんどが自動車事故によるもの。
- 続いて多いのが転落や墜落による骨折。
- しばしば後腹膜へ大量に出血する。
- 不安定型骨盤輪骨折では、ショック状態の危険が高い。

症例 22　四肢外傷

Check Point

■ まずチェックすべきこと

Point 1 ▶ **致死的外傷**の検索。
Point 2 ▶ **出血源**と**骨折部位**の検索。
Point 3 ▶ バイタルサイン（特に **6P 徴候**）の確認。
Point 4 ▶ **循環障害**の有無。

■ Primary Survey での留意点

<全身観察・バイタルサイン>
- **疼痛**、**感覚異常**、**蒼白**、**拍動喪失**、**麻痺**、**温度変化**の 6 P 徴候をチェック。P の数が多いほど、血管・神経損傷を合併している場合が多い。

<出血状態の確認>
- 出血性ショックの徴候が見られたら、**健常側の静脈路**を確保して輸血・輸液を開始する。
- **動脈性出血**はショックに陥りやすく、**開放創**は骨髄炎や敗血症を招きやすいので注意。
- 活動性の出血源を認めた場合は、出血性ショックを起こす前に緊急の**止血処置**が必要。

<骨折>
- 左右の**大腿骨骨折**は出血量が多く致死的外傷である。骨折が疑われる部位では 2 方向以上の **X 線撮影**で確認する。
- 骨折に伴う**血管損傷**と**神経損傷**にも目を配る。

<四肢外傷の特殊な病態>
- 四肢外傷の特殊な病態として、**クラッシュ症候群**と**コンパートメント症候群**がある。

■ Secondary Survey での留意点

<受傷機転・問診>
- 受傷機転に加えて、出血傾向の高い疾患（**肝硬変**、**血友病**など）の既往歴、抗凝固系薬品（**抗血小板薬**あるいは**血管拡張薬**など）の服用歴なども大切。

<四肢の観察>
- 開放創では、開放骨折の感染による**骨髄炎**に注意する。
- 神経損傷の徴候として、四肢の**知覚異常**や**運動障害**にも十分に注意する。
- **橈骨動脈**および**足背動脈**の触知、四肢末端の**皮膚色**、**温度**は必ず最初にチェックする。

■ 四肢外傷 救急患者の傾向

- ほとんどの重症例は出血性ショックを伴う。
- 致死性損傷を見逃さないように注意が必要。
- 創部の汚染から重篤な感染症が発生する。
- 機能障害（喪失）。

症例23　熱傷

Check Point

■ まずチェックすべきこと

Point 1 ▶ **気道熱傷**の可能性。
Point 2 ▶ 顔面・頸部の**浮腫**。
Point 3 ▶ **呼吸困難**がないか。
Point 4 ▶ **意識障害**がないか。

■ Primary Survey での留意点

[気道確保と呼吸管理]
- **気道熱傷**が疑われたら気管挿管。
- 顔面・頸部熱傷では**上気道の狭窄**に注意。
- **低酸素血症**では早期に人工呼吸器管理。

[循環管理]
- 初期輸液で**熱傷ショック**を防ぐ。

[意識状態]
- 意識障害があれば、**熱傷以外の原因**を検索。

[脱衣・体温管理]
- 流水での洗浄後は、**体温低下**に注意。

■ Secondary Survey での留意点

- **受傷機転**と受傷時の状況をしっかり把握。
  熱傷の受傷機転は、**火災・高温液体・化学物質・電撃**によるものに区別される。
- **外傷などの合併症**がないか確認。
  頭部から足先まで外傷を観察すると同時に、合併症がないかチェック。
- **創面保護**と**滲出液対策**を主体に局所処置。
  後で浮腫が生じる可能性があるので、**包帯はきつくなりすぎない**ように注意。
- 熱傷創の**面積**と**深度**をチェック。
  面積は、9の法則で大まかに測定、**Lund and Browderの図表**でより正確に把握する。
- **重症度評価**を行い治療の指針とする。
  重症度は、**アルツ（Artz）の基準**などで評価する。

■ 熱傷 救急患者の傾向

- 男女比は3：2、70歳以上では1：1。
- 受傷原因は火炎が50％、過熱液体が33％。
- 死亡率は火災23％、過熱液体7％。
- 年齢分布は10歳未満が最多。

Basic Data

熱創傷の面積測定法

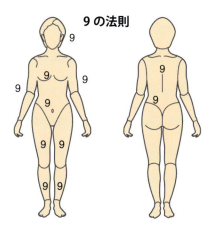

9の法則

熱傷深度

熱傷深度	症状	治療期間
Ⅰ度	紅斑、熱感、疼痛	数日
Ⅱ度（浅達性）	紅斑、水疱、ヒリヒリ痛い	約10日
Ⅱ度（深達性）	紅斑、水疱、知覚麻痺	3〜4週間
Ⅲ度	白色〜黒色、水疱なし、無痛	自然治癒困難、瘢痕拘縮

発赤しても水疱のないものがⅠ度、水疱ができているものがⅡ度、創部の弾力性が消失して白色化したものをⅢ度と大別。

重症度評価の基準

アルツ（Artz）の基準	1）重症熱傷	●熱傷専門施設での入院加療を要する ・Ⅱ度熱傷で30%以上のもの ・Ⅲ度熱傷で10%以上のもの ・顔面、手足のⅢ度熱傷 ・以下の合併症を有する熱傷 　⇒気道熱傷、軟部組織の損傷、骨折、電撃傷
	2）中等度熱傷	●一般病院での入院加療を要する ・Ⅱ度熱傷で15〜30%のもの ・Ⅲ度熱傷で10%未満（顔面、手足は除く）
	3）軽症熱傷	●外来通院でよいもの ・Ⅱ度熱傷で15%未満のもの ・Ⅲ度熱傷で2%未満のもの
Burn Index（BI）		●Ⅱ度熱傷面積（%）×1/2 ＋Ⅲ度熱傷面積（%） ・BI 10〜15以上であれば重症とする
Prognostic Burn Index（PBI）		● Burn Index ＋年齢 　120〜　　　　：致死的熱傷で救命はきわめてまれ 　100〜120：救命率20%程度 　80〜100：救命率50%程度 　〜80：重篤な合併症、基礎疾患がなければ救命可能